밤하늘의
별만큼이나
수많았던

의醫야기들

밤하늘의 별만큼이나 수많았던 의(醫)야기들
설준희 교수의 40년 의료 에세이

초판 2쇄 발행 2015년 12월 10일

지은이	설준희
펴낸이	황용철
편집총괄	최영태
편집	김금영
디자인	박현준, 최승태

펴낸곳	(주)CNB미디어
출판등록	1992년 8월 8일, 제 330-2005-00142호
주 소	서울시 서대문구 연희로 52-20 (연희동)
전 화	02-396-3737(영업부), 02-396-3733(편집부)
팩 스	02-396-7330
홈페이지	www.cnbnews.com

ISBN 978-89-966716-6-4 03810

ⓒ 설준희, 2015, Printed in Seoul, Korea

책값은 뒤표지에 있습니다.
파본이나 잘못된 책은 구입처에서 교환해 드립니다.
　* 이 책은 저작권법에 따라 보호받는 저작물이므로 무단 전재와 무단 복제를 금합니다.

밤하늘의 별만큼이나 수많았던 **의醫야기**들

설준희 지음

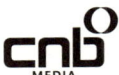

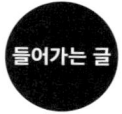

들어가는 글

병원에서 벌어지는 놀라운 일들
40여 년간 '막후'에서 본 병원 이야기를 시작하며

의학의 길에 들어서서 전공의 시절까지 합하면 벌써 40년이 넘는 세월을 보냈다. 조선 시대라면 벼슬에서 물러난다는 파과(64세)를 넘어선 나이다.

정신없이 지나갔던 전공의 시절, 그 시절만 해도 크게 뒤처져 있던 소아 심장학을 배우려고 일본, 미국 등으로 객지 생활을 하며 숨차게 지냈던 전임강사, 조교수 시절, 그리고 모든 것을 다 아는 체 거들먹거리며 환자들에게 퉁명하고 불친절하게 대했던 시절 등….

굽이굽이 고개를 넘으면서 연세의대 교수라는 자긍심을 갖고 달려 왔으나 세월이 갈수록 의학에 대해, 아니 내가 종사하는 분야에 대해 확신을 잃어가는 경우도 많아졌다. 같은 병이라도 환자에 따라 치료과정 중의 반응, 예후 등이 모두 달랐다. 마치 모든 사람의 손금이 다르듯이….

필자의 부친도 의사였는데 언젠가 환자에게서 죽음의 냄새가 날 때가 있다고 말씀한 적이 있다. 오랜 경험에서 생긴 육감일 것이다. 많은 환자를 대하다 보면 말로 표현할 수 없는 육감으로 환자의 상태를 느끼게 된다. 같은 심장병 환자지만 때로는 뭔가 불안한 요소가 보이는 환자가 필자에게도 나타난다.

의학은 수학처럼 하나 더하기 하나가 반드시 둘이 되지 않는 경우가 대부분이다. 그래서 경험이 더욱 중요한 분야이기도 하다.

요즈음 건강진단이 유행처럼 번지고 있다. 좋은 일이다. 그러나 건강진단에서 '이상 없음' 판정을 받았다고 해서 꼭 안심할 일도 아니다. '건강' 판정을 받은 사람이 몇 개월 뒤 암 진단을 받고 병원에 항의하는 사태가 벌어진다. 건강진단이 알아내는 것은 현대 의학의 한계 안에서다.

"현재 질병의 증거가 없다(No evidence of disease)"는 팩트를 "무병의 증거를 발견했다(Evidence of no disease)"로 의사가 잘못 말해서도 안 되고, 이렇게 잘못 알아들어도 곤란하다. 자동차 같은 기계도 정기점검을 받은 지 얼마 안 돼 이상이 생기기도 하는데, 훨씬 더 복잡하고 모르는 것 투성이인 인간의 몸에 어찌 '무병의 증거'가 있겠는가.

현대의학 발전했다지만 아직도 아는 것보다 모르는 게 더 많아.
의학 교과서가 '~이다'라고 단정 않고 '이럴 수가 있다'고 표현하는 이유 알아야

같은 질환이라도 환자마다 진행 과정, 증세, 결과가 모두 다르다. 의학 교과서에서도 이런 사실을 엿볼 수 있다. 질환을 설명할 때 '~이다'라는 말을 거의 쓰지 않고 '이럴 수가 있다'고 하는 데서다. 다 그런 건 아니지만, 의사가 환자를 치료할 때 100% 확신할 수 있는 경우는 거의 없다. 그래서 이 확신할 수 없는 나머지 부분을 하나님께 의지하는지도 모른다.

이처럼 아는 것보다 모르는 게 더 많은 분야가 의학이다. 마찬가지로 환자가 '앞에서' 보는 병원과, 의사가 '뒤에서' 보는 병원은 많이 다르다. 숨 가쁘게 움직이는 가운데 드라마가 펼쳐지는 병원의 희로애락 뒤안길을 이야기 해보고자 한다.

특히 운동 분야에서 의학의 길, 그리고 심장학 전공, 나이 50이 넘어서 운동치료분야를 또 다른 전공으로 선택해 연세의료원 사상 처음으로 두 분야의 전공을 할 수 있었던 행운에 감사하며 그 뒤안길의 이야기도 함께 하고자 한다.

2015년 5월
설준희

들어가는 글　4　병원에서 벌어지는 놀라운 일들

Chapter 01
철없던 소년의 초짜 의사되기 프로젝트

- 12　밤하늘의 별만큼이나 수많았던 우리의 '의(醫)야기'들
- 16　낚싯대만 잡으면 쏟아지던 허풍들
- 18　의대 선후배 사이, 서슬 퍼랬는데…
- 20　한 사람에게 2표를 주면 선거가 이렇게 달라지는데…
- 22　예과 시절 미팅에서 만난 그녀
- 25　'첫 인공호흡 키스'의 날카로운 추억
- 28　'안경에 연필 기둥'이면 감쪽같이 수업 잠
- 31　의대생들의 시험
- 34　50시간 가까운 강의 끝 무엇이 남았나
- 37　의대 강의실 창밖으로 날아간 통닭은 누구 입으로?
- 40　머리가 아주아주 좋으면 좋겠다구요?
- 43　공부 땐 고개 푹, 카드놀이 땐 눈 반짝
- 45　두개골을 베고 잠을 자다보면…
- 48　유명가수의 팬티 리사이틀과 군의관
- 50　아뿔싸, 번지수가 잘못됐네!
- 53　포경수술이 쉽다고? 잘못 자르면 찌그러지고 아프고…
- 55　'움직이는 결혼식' 사기친 양다리 의사
- 57　술과 병원…술병(病)도 참 가지가지
- 60　의대 선배는 영원한 선배? 아닐 때 있으니…
- 63　"모르면 묻는다"는 원칙이 무시되는 나라
- 66　"가면 또 때리려고?"로 끝난 코믹 구타사건
- 68　딸부자 집 외아들의 '딸 사냥'
- 70　의사와 간호사
- 73　내가 이렇게 열심히 공부하다니…
- 76　호랑이 은사 故 홍필훈 교수님을 회고하며
- 80　소아심장학의 스승, 조범구 선생님
- 83　내가 미국 간다니 후배들 '만세 파티'
- 86　평생을 괴롭힌 영어
- 89　의대생 절반이 미국으로 이민갔는데…
- 92　당신과 나 안의 '도박 유전자'
- 95　'무의촌' 진료 현장에 가보니…

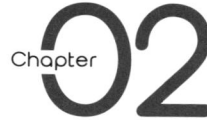
Chapter 02
의사로서 바라보고 겪은 현장 속에서…

- 98　유가족 횡포 무서워 도망간 의사들
- 101　일본 병원 로비에서 만난 한국말 "어쩌나"

103	안 빠진 남자와 엎어진 남자
106	장화 속에서 쏟아져 나온 돈다발
108	나살려 병원
111	"나이 드셔서 그렇다"는 무례한 처방
114	"남편 성욕 좀 줄여달라"던 친구 와이프
116	못알아 듣는다며 "녹음해 드릴까" 외친 의사
118	소통이 안 되니 치료 될 리가…
121	쌀쌀맞은 의사, 환자가 돼보니…
124	10km로 부딪쳐도 목부터 감싸니…
127	그 남자의 머리를 풀어보니 "허걱"
129	질질 끌려갔기에 살아난 남자
131	VIP 증후군
133	눈먼 환자에게 백내장 수술을 하다니
135	7억년 묵은 죽음의 추억
139	기생충과 함께 사는 인생
141	'달콤한 죽음' 복상사
143	우울증과 자살
146	만성 피로증후군이라지만 실은…
148	죽지 않을 병으로 왜 죽을 고생?
151	상상 초월하는 인간의 적응력
153	'문명 질병' 비만
156	기억력 너무 좋은 병에 걸린 공대생
159	잘못된 처방이 중환자를 만든다
161	늙은 의사 무시하는 미련한 환자들
163	피안성, 피정재 말고 산소외를 살려
166	'수술 명의'의 수술법
168	줄기세포로 모든 병 치료한다고?
170	입원하면 돈을 드려야 한다?
172	의사들이 '더 큰 병원' 추천하는 진짜 이유

Chapter 03

의료 인생을 되돌아보며 들려주고픈 이야기

176	의사 신랑감
179	군정 시대엔 병원에서도 '독재' 심해
182	한국의 '의사이시고 또 박사'에 미국인이 놀라는 이유
185	비코파 방에서 쏟아져나온 코파
188	박치질·김항문·김화상 의원의 공통점은?
191	맘에 드는 의견만 골라듣던 청와대
193	일본 가서 영어 함부로 했다가는…
196	휴일이나 밤에 아프면 곤란한 나라…
199	러브호텔만도 못한 병원 입원비
201	'완치시킨다'는 책, 정말 많지만…
204	레벌쿠바 박사와 메뚜기 뒷다리 복숭아뼈
207	한국이 '세계 유일'인 27가지

210 　세금 문제만 나오면 의사 욕하지만…
213 　근거 없는 희망을 만드는 의사들
216 　미·일 병원이 심장 5000개 갖고 있는 이유
218 　미국, 도대체 얼마나 망가지려고…
221 　일본인 느긋, 한국인 아등바등
223 　방송이 다루는 의학은 "너무 단편적"
226 　삼성병원은 있고 소니병원은 없는 이유
228 　'의료계 싸이' 나올 때 됐다
231 　한국 성병 40년사
235 　첫 국산양주 '조지드레이크' 아시나요?
238 　'만능' 의학 전문기자는 없다
241 　경찰이 매맞아 불구 되는 나라
244 　유난히 친절한 '미끼 진료' 주의보
246 　속마음 그대로 말하는 세상이라면 의사들이 이렇게 고압적일까
248 　미국에선 성추행 20%를 여자가 한다는데…
250 　기부입학제 하면? 반값등록금 된다
253 　시험 성적만으로 의대생을 뽑으니 이런 일이…
255 　뭐든 살리고 싶은 마음은 60살이 넘어야 비로소 생기나?

잊을 수 없는 '특별한' 에피소드

258 　전재산 줄테니 3년만 더 살게 해 달라며 울던 회장님
261 　살려달라고 애원하던 그 부모는 "차라리 그때…"라며 한숨 쉬고
264 　부모는 산에 묻고 자식은 마음에 묻는다는데…
266 　어떤 결정이 옳았을까?
268 　이 젊은이에게 왜 이런 시련을?
270 　네가 먼저 갈줄 알았더니 내가 먼저…
273 　의사도 포기한 환자가 90세 장수
276 　필리핀 캐디 데리고 찾아간 의사
279 　필리핀 며느리가 '병 원인'이라는 시어머니
281 　가족을 버리는 병, 가족이 떠나는 병
285 　세 살 버릇 여든 간다니 여든 꼭 넘겨보자
288 　왕진 가방은 마음까지 치료해줬는데…
291 　여행이 가져다 준 행복에 감사
294 　스토킹을 스토킹으로 갚은 의사
296 　한 그릇 더 먹었는데 보신탕이라는 "날벼락"
298 　필리핀에서 언양불고기 먹고 "얼음땡"

- 300 "도망가라" 환자 부추긴 의사
- 303 의사는 가족이, 검찰은 본인이 좋다?
- 305 차라리 수술을 안했더라면…
- 308 진찰대 위에 회칼 꽂은 남자
- 311 '맥주병 환자' 싣고 질주한 구급차
- 314 대통령 이야기
- 316 일주일 내리 잠못자면 이런 증세가…
- 319 의사 엉덩이 주무른 그녀
- 321 미국에서 수갑차고 횡재한 나
- 324 '노래하는 나체男'에 꽂은 일본女
- 327 의사 자신이라면 받지 않을 항암치료를 왜 환자에게 권하나?

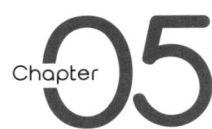

Chapter 05
운동 그리고 건강 이야기

- 332 연세대 농구부 전성기와 나
- 335 의대생들의 별난 체육 열기
- 337 한국 수영장, 요즘은 물 맑나?
- 340 몸은 늙어도 운동은 즐겨라
- 343 뇌가 함께 움직여야 근육이 쑥쑥
- 344 치매와 '운동 보약'
- 347 복면 쓴 한국인에 '햇볕정책' 필요한 이유
- 349 TV 보면서 운동하면 좋다는 헛소리
- 351 '운동'이라는 건강보험 들어 놓으셨나요?
- 354 외국출신 국가대표, 탁구 돼도 축구는 안 된다?
- 357 '운동천국 불신수술' 운동전도사
- 360 암 덕분에 프로급 골퍼 된 남자
- 363 생각하면 골프 안 되는 이유
- 365 한국인은 골프 운동신경 특별나다고?
- 368 "지금 골프를 하는 거냐" 미국인 질문에 당황
- 371 골프에 미치면 일어나는 별의별 현상들
- 373 골프는 컨트롤하는 운동인데…
- 376 '신체 리모델링'이 불러온 수많은 사연들

나오는 글 380 영차! 내 인생 4모작 향해 출발!

Chapter 01

철없던 소년의
초짜 의사되기
프로젝트

Episode 1

밤하늘의 별만큼이나
수많았던 우리의 '의(醫)야기'들

가장 찬란하고 빛났던 '의학에의 길' 첫 시작을 돌아보며

지금은 60대에 접어들었지만 우리가 의사를 꿈꾸면서 의예과에 입학했던 시절, 80명의 학생들 중 나는 몇 명의 친구들과 친해져서 함께 몰려다니곤 했다. '이상하고 특별한 연세 의대생'이라고 불리던 그 시절…. 지금 생각하면 유치한 것 같지만 한없이 그리워지는 명칭이다.

사귀던 여학생과 헤어지자 인생이 끝났다고 '북풍'이라는 시를 읊으며 헤어짐을 안타까워했던 친구. 지금은 없어진 교외선을 타고 놀러가면서 술에 잔뜩 취했던 친구는 최근 오랜 투병생활에도 지지 않고 하나님과 함께 하며 열심히 의술의 길을 걷고 있다.

항상 철학자 같은 인상으로 곱슬머리를 긁적이던 버릇이 있던 친구. 머리가 비상해 내가 항상 부러워했던 그는 같은 동기 여학생과 일생을 함께 하고 있다. 그가 보스턴에 있던 시절 그의 집을 방문해 밤늦도록 소주잔을 기울이며 흘러간 노래를 부르던 기억이 마치 어제 같다.

우리들 중 가장 뚱뚱해 "야, 돼지야"로 놀림받던 친구는 4학년 때 산부인과 임상실습 중 분만침대 위에서 자다가 바닥으로 떨어졌는데도 "욱" 하는 소리를 내고는 곧바로 "드르렁" 하는 것이었다. 그런데 미국에서도 지붕 고친다며 지붕에 올랐다가 떨어져 몇 달간 사경을 헤맸다니 버릇에도 내력이 있는 듯하다. 성이 변 씨인 그는 자기 아들을 변비라고, 설 씨인 내 딸을 설사라고 이름지어 둘을 결혼시키자고도 했다. 그러면 변비-설사로 궁합이 잘 맞는 부부가 될 거라고.

공부할 때 항상 "어, 허벌나다"를 연발하던 친구는 낚시에 관한 허풍이 대단했다. 최근에는 골프에 몰두해 동창회 골프 대회에서 부부가 상을 독차지하는 염치없는 행동을 하기도 했다. 이 친구, 나이 60 넘어서 얼굴에 있던 점 수백 개를 빼고 미남이 됐고, 지금은 귀국해 세브란스 체크업에서 상담교수로 일하고 있다.

고등학교 때부터 연애를 시작해 의예과 시절 결혼해 세 아들을 두었으며 이제 곧 증손자를 보게 될지 모르는 친구는 우리 무리 중 가장 애처가다. 나와 함께 같은 과를 지망했으나 내가 밀려나자 자신도 그만둔 의리 있는 친구인데 "가정의 평화를 위해 내 부인을 공경하고 있다"고 너스레를 떤다.

**아들딸 이름을 '변비와 설사'로 지어 궁합을 맞추자던 친구는
산부인과 임상 중 분만침대에 직접 올라 자다가 떨어지더니
미국에선 지붕에 오르다 또 떨어지고…**

미국에 갔다가 돌아와서 몇 년 전 재혼해 신혼의 단꿈을 꾸고 있는 친구는 그 덕인지 우리들 중 가장 젊어 보인다. 이 친구는 중학교 때 탁구 선수였으며 대학에 와서도 테니스 선수로 발군의 실력을 보였다. 요새는 골프에 빠져 있는데 늦게 결혼한 덕에 1년에 18번 정도 쿼터제로 허락을 받

아 골프를 치고 있다.

우리 중에서 가장 특이하게 이상 실천을 강조했던 친구는 자신의 의지를 그대로 실천해 의사의 길을 뒤로 하고 정외과로 전과했다. 전과 1년 만에 외무고시에 합격하는 기록을 세우고 외교관의 길을 걸어 유엔 사무차장, 유엔대사 등을 역임했다. 얼마 전 KBS TV의 '글로벌 성공시대'에 그의 일생이 방영돼 우리를 흐뭇하게 만들어줬다.

의과대학 4학년 때 마지막까지 우리 집에서 함께 공부했던 친구. 특히 당구, 골프 등에 재능이 있었는데 미국에서 산부인과 병원을 운영하고 있다. 그 친구의 부인이 암으로 생사를 넘나들고 있어 안타까운 심정이다. "하나님 쾌유시켜 주십시오."

이렇게 모두 삶의 길은 다르지만 우리들 중 절반은 미국에서, 나머지는 우리나라에서 대학 교수로 또 외교관으로 나름대로 열심히 살아가고 있다. 우리가 젊은 시절 함께 외치던 이상적 삶에는 못 미쳤을지 몰라도 자신들의 의지와 노력으로 어려운 세월을 헤쳐 나왔다는 사실은 부정할 수 없다.

우리가 의대에 입학할 무렵에는 중고교 시절에 테니스, 야구, 농구, 탁구 등 다양한 운동을 했던 학생들이 상당수 있었으며 음악에 전념했던 학생들도 있었다. 요즈음 복고풍이 불면서 다시 뜨고 있는 세시봉 핵심 멤버였던 친구도 같은 반에 다녔다. 성장기에 다양한 경험을 통해 얻은 자신감과 독립심이 우리들의 미래를 개척하는 데 큰 밑거름이 됐다고 생각된다.

세월이 흘러 휴대폰을 길거리, 엘리베이터, 학교, 교실 등 장소를 가리지 않고 들여다보는 것이 취미의 전부가 돼버린 요즘 세대. 공부에 치여 살아가는 우리의 미래들은 너무나도 나약하고 의존적이며 반항적이기도 해 앞날을 걱정스럽게 만든다.

너무나 극성스러운 학부모들에 부응못한 일부 젊은이들은 자살이라는 길을 택하기도, 부모에게 질책을 듣기 싫어서 성적표를 조작하기도 한다. 무슨 일을 하건 자신의 의지를 고집하며 노력하는 흔적을 별로 보이지 않고, 막연히 부에 집착하고 쉬운 일만 찾는 젊은이들…. 우리의 교육 현실과 부모들의 과한 욕심이 만들어낸 부작용이다.

졸업한 지 40년 가까이 지나면서 의업의 길이 바쁘기도 했지만 사는 곳도 태평양으로 갈려 있어 친구들을 만날 기회는 드물었다. 그래서 두 세 명이라도 모이면 밤새워 학생 때의 추억으로 함께 돌아간다.

어느덧 나도 2013년부로 정년을 맞이했다. 미국에 사는 친구들은 자신들이 미국으로 갈 때와 비교하면 지금은 한국이 몰라보게 발전해 오히려 미국보다 더 살기 좋은 나라가 된 것 같다고 말한다.

과거에는 좋은 삶을 찾아 미국으로 갔다. 요새는 또 교육 때문에 미국으로 간다고 한다. 교육 때문에 미국에 갔다면서도 또 그곳에서도 과외에 열을 올리는 한국 부모들이 있으니 조급하고 극성스러운 욕심이 계속 문제가 되는 듯싶다.

미국에 사는 친구들은 "교육 때문에 심각한 사회 문제가 발생하니 한국의 교육 환경이 시급히 개선돼야 한다"고 입을 모은다. 교육의 평준화, 대학 자율성의 축소 등이 한국 교육을 위축시킨 이유라는 지적도 그들은 빼놓지 않는다. +

Episode 2
낚싯대만 잡으면 쏟아지던 허풍들

팔뚝만한 고기 낚았다던 친구와 막상 낚시 가보니…

의과대학 시절 한때 낚시에 빠져있었다. 동기생인 김태환 군, 변상균 군 등과 함께…. 사람들은 성질이 급한 내가 한밤중 내내 칸데라 불에 비춰지는 낚시찌를 바라보고 앉아 있다는 말을 잘 믿으려하지 않았다. 한마디로 낚시는 내 성격에 맞지 않는다는 뜻이었다.

1970년 초 당시에는 서울 근교, 방농장, 대성농장 등 저수지와 북한강(남이섬 부근) 등이 인기 있는 낚시터였다. 토요일 오후에 떠나서 일요일 새벽까지 낚시를 하고 돌아오는 일정이 대부분이었다. 김태환 군은 낚시에 관한 허풍이 대단했다. 낚시터 입구에 들어가면서부터 "야! 오늘은 물빛이 누런 게 상당히 잡히겠다" 하며 너스레 떨기도 하고 자신의 팔뚝을 가리키며 "이만한 고기가 쉴 새 없이 올라온다"며 희망을 줬지만 대부분 피라미만 걷어내다가 돌아오곤 했다.

이 친구의 대표적 허풍이 있다. "야! 우리 매형이 휴전선 부근에서 사단장으로 있어 나를 초청해 그 근처의 저수지에서 낚시를 했는데 미끼로 지렁이, 떡밥을 끼워서 낚시를 해도 한 마리도 잡히지 않는 거야. 그래서 낚시를 포기하면서 미끼를 달지 않고 그냥 던졌더니 팔뚝만한 고기가 막 올라오지 뭐야. 이곳의 고기들은 낚시하는 사람들이 올 일이 없으니까 지렁이, 떡밥 맛을 몰랐던 거야. 그래서 물을 자세히 보니까 물 반, 고기 반이더라고. 그래서 부삽으로 막 건져냈지!"라며 우리들에게 말하곤 했다. 여러분 이 말 믿어지십니까?

이 친구, 미국으로 이민 가서 뉴욕에 있을 때도 여전했다. 내가 놀러 가면 "바다낚시 갈래? 이만한 것이 막 잡히는데" 하길래 내가 또 허풍이냐며 면박을 주곤 했던 기억이 난다.

덩치가 우리 중에 제일 큰 변상균 군은 임상실습 때 일반 침대보다 훨씬 높은 산모 침대에서 자다가 떨어져서도 "윽!" 하는 소리를 내고는 금방 코를 골던 친구다. 한 번은 낚시를 가서 월척급 붕어를 잡아서는 우리들에게 자랑을 하다가 붕어가 몸부림치는 바람에 놓쳐버려 물속으로 들어가자 그 거구도 붕어와 함께 물속으로 들어간 사건이 있었다.

기사회생의 기회를 붕어가 기다려 주겠는가? 이 친구, 밤새도록 젖은 옷을 불에 말리면서 추위에 떨던 모습이 지금도 눈에 선하다. 또 60세가 되던 해에는 미국에서 지붕 고친다고 사다리에 올라갔다가 떨어져서 몇 달간 의식 없이 지냈다고 한다. 어딘가에 빠지고 떨어지는 이 친구의 버릇은 여전한가 보다.

2014년 10월에 신체리모델링 센터 식구들과 심상열 교수와 함께 반나절 투어로 배를 타고 서해안 바다낚시를 갔다. 제일 먼저 고기를 잡은 건 심 교수였다. 손바닥 반만한 크기의 고기를 잡았는데 처음엔 큰소리치더니 나중에 하는 말, 하도 낚싯대가 잠잠해서 끌어올려보니 고기가 걸려 있었다나. 반나절 낚시를 하는 동안 신체리모델링 센터 식구들은 낚싯대 움직임에 일희일비하며 즐거운 시간을 보냈다.

가끔은 의료계의 바쁜 생활을 뒤로하고 세브란스 체크업 내 낚시 모임을 조직해 날씨가 풀리는 2, 3월에는 강원도로 2차 낚시원정을 떠날 생각이다. ✤

Episode 3

의대 선후배 사이, 서슬 퍼랬는데…

폭력 오리엔테이션 부활시킬까

대학의 신입생 오리엔테이션에 대한 기사를 본 일이 있다. 술판을 벌이다가 술을 못하는 학생이 술을 억지로 마신 뒤 사망한 이야기였다. 군대나 경찰이나 학교나 미리 들어온 선배들이 기득권을 행사하며 규율을 잡는 방법이라고나 할까?

필자가 의대에 다니던 시절에 우리 의대에도 오리엔테이션이 있었는데 그야말로 호된 신고식이라고 표현할 만 했다. 대대로 내려오는 전통으로, 어떻게 해서든 꼬투리를 잡아 매를 치곤하는 것이 오리엔테이션의 내용이었다. 대개 두 학년 위의 선배가 주도하는 것이 보통이었고, 우리가 본과 1학년 때는 당연히 3학년이 담당을 했다.

1학년 전원을 강당에 모이게 한 뒤 일장 연설이 시작된다. "의료원 내에서 가운 입은 사람들 중, 너희가 가장 쫄짜니까 가운 입은 사람을 보면 무조건 인사를 해라"로 연설은 시작됐다. 그러고 나서 여학생들(우리 학년엔 4명)은 나가라고 한 뒤 본격적인 시비(?)가 시작됐다.

당시 연세대학교는 단과대학마다 학생 배지에 구분이 돼 있었다. 바탕은 같지만 예를 들면 이과대학은 '이', 상대는 '상', 의대는 '의'자가 가운데

새겨져 있었다. 의예과는 이과대 소속이어서 '이' 자 배지를 달고 다녔다. 그런데 의예과생들 많은 숫자가 '이'자 대신 '의'자 배지를 달고 다녔다.

"이 중에서 작년 의예과 때 '의' 자 배지 달고 지나가다가 주의 받은 놈들 나와." 누가 선뜻 나서겠는가? 그러자 한 친구를 지목하며 "너 아니야? 이리 나와!" 그리고 야구 배트를 엉덩이에 두드린다.

"다음은 너! 우리가 규율을 잡는 게 못마땅하냐?"라고 묻고는 그 학생이 "아닙니다. 당연하신 처사라고 생각합니다"라고 대답하자 "야! 너 아부하냐?"며 또 몽둥이질.

"다음. 너는 어떻게 생각하냐?" "네. 잘못이 확실히 있는 경우에만 벌을 받아야 한다고 생각합니다." "어? 이놈이 반발하네." 그리고 몽둥이….

이런 오리엔테이션은 한 번에 끝나는 것이 아니다. 서너 번 계속된다. 그런데 이를 참지 못한 한 학생이 집에 가서 이야기했고 신문사 간부였던 아버지가 학교에 찾아와 항의하기에 이르렀다.

그런데 잘 먹히지 않자 그 아버지는 "언론에 공개하고 고소까지 하겠다"고 협박(?)까지 했다. 그러자 당시 학생지도를 맡던 교수님이 "마음대로 하시오. 우리는 이것이 전통이라고 생각하고 있고, 의사 사회에서는 명령을 지키지 못하면 생명에 지장을 주는 일도 있으니 어느 정도는 필요하다고 생각합니다. 그간 이보다 더 심한 제재도 있었는데 아무 불만도 없이 잘 돼가고 있소. 학생들 일에 부모가 나서는 경우도 처음이요"라며 일축해버린 사건도 있었다.

그 뒤 몇 년간 지속되다가 없어졌다. 지금 생각하면 어이없는 일 같다가도 그 시절 이야기만 나오면 선후배 간에 즐거운 안주거리가 된다. 요사이 젊은 의사들은 자신을 가르친 교수에게도 인사를 잘 하지 않는 시대가 됐으니 어느 친구의 말대로 "그때 그 식의 오리엔테이션을 부활시켜야 할까봐"도 말이 되긴 된다. +

Episode 4

한 사람에게 2표를 주면 선거가 이렇게 달라지는데…

의과대학 학생회장 선거 때 벌어진 일

미국의 코리아타운 중 10여 곳에는 한인회장이 2명씩 있다고 한다. 나는 우리나라의 각종 선거를 건국 때부터 봐왔다. 그런데 국민소득 2만 달러의 신흥경제국인 지금까지도 선거다운 선거를 본 일이 없다. 60, 70년대의 부정 선거만 없어지고 나머지 행태는 그대로 답습되고 있다. 부정한 돈을 주고받고, 없는 사실을 만들어 비방하고, 유언비어를 퍼뜨리며, 실행도 못할 공약을 남발하는 '밑져야 본전' 식의 행태다.

우리나라의 선거에서 더 큰 병폐는 파당을 만드는 것이다. 이조 시대의 노론과 소론, 남인과 북인 식의 파벌은 어느 사회에나 존재하지만 한국 선거에선 유독 이를 부추긴다. 고등학교, 대학 동문을 따지고, 고향을 중요시해 지방간의 갈등을 부추긴다. 이승만 전 대통령의 '뭉치면 살고 흩어지면 죽는다'고 했던 대목을 절실히 생각나게 한다.

언제부터인가 대학에서도 총장, 학장을 선거로 선출하는 방식이 도입됐다. 지금도 우리 대학병원에서는 학장과 의료원장을 선거로 선출한다. 다른 분야는 잘 모르겠지만 의사들은 개성과 자만심이 매우 강하다. 이 속에서의 선거도 규모만 작았지 정치인의 선거와 별로 다르지 않다는 데 문제가 있다. 출신 고등학교가 같은 의사들은 함께 뭉친다. 웃기는 일은 동창을 늘리기 위해 중학교 출신을 명예 고등학교 동창으로 만들기도 한다는 것이다.

의과대학 때 학생회장 선거가 있었다. 그 당시는 고등학교 평준화 전이라서 몇몇 고등학교 출신들이 주류를 이루고 있었다. 선거 때면 동창생 숫자가 많았던 두 고등학교가 서로 맞서고, 나처럼 사립 고등학교 출신들은 양쪽의 교섭 대상에 머무른 채 두 고교 출신 중 한 명이 당선되곤 했다.

자기 편 챙기느라 편갈이하는 선거판에서
여기도 찍고 저기도 찍게 1인당 2표씩을 주니
선거 결과가 완전히 달라져

우리가 3학년이 돼 선거를 앞에 뒀을 때 나는 위와 같은 선거의 문제점을 설명하고 한 사람이 두 표씩을 행사할 것을 제의해 수용됐다. 그러자 학생 수가 많았던 A고등학교 출신 학생들은 A고등학교 출신을 찍고, 우리가 내세운 후보도 찍었다. B고등학교도 마찬가지였다. 결과는 당연히 A고교도 아니고 B고교 출신도 아닌 우리가 내세운 후보가 당선됐다. 선거의 병폐를 보여주는 한 단면이었다.

의사들은 모두 똑똑해(?) 자신도 의료원장, 병원장이 될 자격이 있는데 시켜주지 않아서 못하고 있을 뿐이라고 생각한다. 환자만 보다가 이런 일이 가능할까? 어제까지는 수술만 하던 의사가 갑자기 수장이 돼서 수많은 직원을 거느리며 경영을 하는 일이 반복돼 왔다. 어떤 사람들은 말한다. "이 큰 병원이 무리 없이 잘 굴러가는 게 불가사의하다"고….

문제는 경영만이 아니다. 파벌이 생기고 반목이 생기는 등 선거의 이런 병폐는 환자에게까지 그 영향이 미칠 수 있다. 서로 머리를 맞대고 의논과 협진을 해도 부족한 마당에…. +

Episode 5
예과 시절 미팅에서 만난 그녀

눈치없는 의대생은 엇갈리기만 하고…

필자는 중고등학교 시절 운동부에 있었으므로 믿거나 말거나 여학생을 가까이서 대한 일조차 없었다. 의예과에 입학하자 여대생들과 미팅을 하게 됐다. 기대가 되는 것을 넘어서 가슴이 뛸 정도로 흥분이 됐다.

첫 미팅은 시청 앞 다방에서 있었다. 여자 의대생들과의 미팅이었다. 당시는 짝을 찾는 방법이 남자가 가슴에 번호표를 달고, 여학생들은 미리 번호를 정한 뒤 미팅 장소에서 자신의 번호와 같은 남학생의 자리에 가서 앉는 것이었다. 우리가 미리 다방에 가 앉아 있는데 여학생들이 들어오기 시작했다.

그런데 체중이 70kg은 나갈 것 같고 얼굴도 우악스럽게 생긴 여학생이 들어서고 있었다. 옆에 있던 내 친구가 나에게 "야, 너하고 딱 맞겠다"라고 하는데 나는 속으로 "웃기고 있네" 하며 상상조차 하지 않았다. 그런데 그 여학생이 내 앞에 오더니 "8번이시죠?" 하면서 앉는 것이었다.

어쨌든 처음 마주 앉은 여학생에게 말을 걸지 않고 애매한 성냥만 꺾다가 용기 내서 첫 마디를 던졌다. "음악 좋아하세요?" "네" 하는 대답. 잠시 시간이 흐른 후 이번에는 "영화 좋아하세요?"라고 물었다. 용기를 내서 그다지 마음에 들지 않는 파트너에게 말을 건넨 것인데, 그 후에 돌아오는 대답이 내게 찬물을 끼얹었다. "이상한 것만 물어 보시네요. 사람치고 음악, 영화 좋아하지 않는 사람도 있나요?"였다. 나는 아무 말도 나오지 않았다. 앞에서 사회를 보는 동료와 노래 부르는 사람들만 쳐다보다가 재빠르게 자리를 떠났다.

그 후 수많은 미팅에 가질 않았다. 용기가 없어서가 아니라 정말 재미없다고 생각했기 때문이다. 그런데 본과 2학년 때 친구들이 이번엔 여대 졸업기념 미팅에 가는데 한 친구가 급한 일로 빠지게 됐으니 나보고 한 번만 참석해 달라는 것이었다. 수영, 테니스가 미팅보다 더 좋아 미팅은 쳐다보지도 않던 나지만 친구들의 요청을 거절할 수 없었다.

목표 장소는 수유리였고 미리 다방에서 우리 몇 명과 상대방이 만나 함께 가는 방식으로 이뤄졌다. 1차 만남 장소에 갔는데 한 여학생이 나오지 않았다. 나는 잘 됐다고 생각하고 내가 빠지겠다고 하니 여학생 측에서 안 온 사람은 과대표인데 일을 주선하느라 늦는지도 모르니 조금만 기다려 달라는 것이었다. 먼저들 떠나고 한 10여분 있으려니까 여학생이 나타났다. 아! 그런데 너무도 지성적이고 예뻤고 나는 기다리기를 잘 했다고 생각했다.

따라오는 그녀를 또 뿌리친 무뚝뚝 의대생

그리고 며칠 후 토요일 오후 대학교 기숙사에 있다는 그 여학생을 만나기 위해 용기를 내 기숙사로 향했다. 시간 좀 내달라고 했으나 그날도 다음날도 시간이 없다는 것이었다. 나는 다음 주일은 어떠냐고 물었지만 그녀는 시험 때문에 시간이 없다고 했다. 내가 일어나 돌아서려니 그녀가 "이왕 오셨으니 나가서 차나 한 잔 하자"고 했는데도 참 눈치도 없던 나는 "됐어요. 시간도 없는데 그럴 필요 없습니다"고 하며 기숙사를 나섰다.

그리고 바로 옆에 있던 학교여서 그랬는지 며칠 후 길을 건너다가 그 여학생과 길 한가운데서 마주쳤다. 그녀는 내가 가는 방향으로 와서 "그간 잘 지냈느냐"고 물었다. 나는 "네"라는 대답과 "잘 가라"는 인사만 하고 그 자리를 떠났다. 그 후 그 여학생 친구에게 전해들은 이야기. 필자가 연애를 해서 장가를 가면 자기 손에 장을 지지겠다고 했다나?

나는 질병에 걸리는 것을 포함해 생사도 팔자소관이라는 표현을 쓴 일이 있다. 그런데 일생의 짝을 만나는 것 역시 팔자에 새겨져 있는 듯하다. +

Episode 6

'첫 인공호흡 키스'의 날카로운 추억

얕은 물에서 허우적거리는
여자를 꺼내 인공호흡을 해준 뒤…

나는 의예과 시절부터 수영 훈련을 받았다. YMCA에서 초급, 중급, 고급 인명 구조원 훈련을 받았고, 마지막에는 대한 적십자사에서 수영 강사 강습을 했고, 서울 운동장 수영장에서 수료했다. 이 당시 YMCA는 우리나라 수영의 산실이었다. 내가 지금은 고인이 된 조오련 선수를 만난 곳도 여기였고, 조 선수가 아시아의 물개로 도약하는 데도 YMCA 수영장이 기여했다.

인명구조원 동호회인 돌핀 클럽 회원이 있는데, 그는 강원도에 놀라 갔다가 여자가 물에 빠지니까 그녀의 애인인 군인이 구하러 들어갔다가 둘이 모두 익사 지경에 이른 광경을 목격했다. 이 회원이 들어가 양팔에 한 사람씩을 끼고 나오다가 큰 파도가 치는 바람에 한 명을 놓쳐 다시 들어갔지만 이미 늦어 남성이 익사했다는 안타까운 이야기를 했다. 그는 "주위에 사람들이 많이 있었는데도 허우적거리는 사람을 보기만 하고 도와주지를 않더라"고 얘기했다.

나는 본과 3학년 여름방학 때 타워 호텔에서 인명 구조원으로 아르바이트를 했다. 그 당시 타워 호텔 수영장은 우리나라에서 가장 좋은 수영장으로, 시내와 가까워 항상 많은 사람들이 넘쳐났다.

수영장에 세워진 사람 키 높이의 감시대에 올라가서 보면 가관이었다. 수영장은 인파로 발 디딜 틈이 없고, 여기저기서 노란 물이 퍼져나가는 것을 자주 볼 수 있었다. 수영장 안에서 오줌을 누고 있는 것이다. 남자 여자 구분도 없었다. 이 광경을 보면 수영장에 들어가고 싶은 생각이 싹 달아나 버렸다.

인명 구조원의 의무는 막대하다. 얕은 수영장이라도 자주 사고가 나기 때문이다. 주의 깊게 보고 있는데 한 쪽에서 허우적거리는 여성을 봤다. 가끔 장난을 치는 사람도 있지만 좀 심상치가 않았다. 바로 옆에 사람들이 있고, 물 깊이가 허리 높이보다 조금 더 높은 편이지만 위에서 보니 장난과는 확연히 달랐다. 급히 내려가 그 여성을 끌고 올라와 보니 물을 많이 먹은 상태였다.

살아난 여인은 고맙다는 소리는커녕 "귀걸이가 없어졌다"고.
괘씸한 생각에 수영장 바닥을 훑었더니 이게 웬걸,
귀금속-시계가 수두룩. 거금을 들고 술집으로 직행

다행히 인공호흡 끝에 살아났는데 원인을 알아보니 콜라를 먹고 물에 들어갔다가 트림을 하면서 사래가 들리고 그 틈에 물을 많이 먹은 것이었다. 깨어나서 일어나더니 자기 귀걸이가 없어졌다고 찾아달라는 것이다. 비싼 거라나? 살려준 사람에게 고맙다는 말은 안 하고 귀걸이 걱정이라니…. 사람도 많고, 찾기가 어렵다고 하고 돌려보냈다.

믿거나 말거나 인공호흡이긴 했지만 여성과 키스한 건 이때가 처음이었다. 그날 폐장 뒤 물속을 한 번 훑어보면 재밌겠다는 생각이 들어 대형 수영장에서 가끔 사용하는 진공 흡입기를 달고 물속을 훑어나갔다. 한 30분 작업 끝에 망 속을 보니 안경, 콘택트렌즈는 물론 반지, 시계, 귀걸이 등 각종 물건이 수북이 나왔다.

우리는 이것들을 들고 청계천에 나가 팔았는데 그 당시 50만원을 받았다. 당시 전공의 봉급이 5만원이었던 점을 감안하면 큰돈이었다. 우리는 생명을 구해준 대가라고 좋아하며 밤늦게까지 회식을 했다. 다음에도 가끔씩 수입을 올린 것은 물론이었다. 왜 그때는 주인에게 돌려줄 생각은 하지 못했을까? +

Episode 7

'안경에 연필 기둥'이면 감쪽같이 수업 잠

수업 오래 하면
공부 잘한다고 생각하는 무지막지 이제 그만

나는 중고등학교 시절 새벽에 농구를 하고 수업에 들어갔기 때문에 수업시간에 거의 졸곤 했다. 그것에서 유래됐는지는 몰라도 의과대학에 들어와서도 휴식시간에는 멀쩡하다가 수업만 시작되면 눈이 감겼으니….

점심시간만 빼고 아침 8시 30분부터 오후 4시 30분까지 꼬박 강의가 계속되는데 어떤 교수는 열심히 가르친다고 10분밖에 안 되는 휴식시간까지 점령을 해버렸다. 그러니 나 같은 학생은 수업시간에 앉아 있는 것이 결국 벌서는 것이나 마찬가지였다. 왜냐하면 대부분의 교수들이 수업시간에 졸고 있는 학생들을 보면 야단을 쳤고 심지어는 교실에 못 들어오게 했기 때문이다.

하지만 생리적인 현상을 어떻게 하겠는가? 하루 8시간씩 앉아 있으면서 졸지 않고 열심히 수업을 듣는 학생들도 많기는 했다만…. 나는 방법을 고안했다. 연필을 두 번째와 세 번째 손가락 사이에 끼고 안경을 아래로 내리고 있으면 연필도 움직이지를 않고 안경의 테가 눈을 가려 조는지를 잘 알아챌 수 없다는 데 착안한 것이다.

훗날 내가 교수가 돼 강의를 하는데 나의 수업시간이 점심식사 직후여서 가장 졸리는 시간이었다. 교실에 들어와서 학생들에게 "졸 사람은 누워서 자라! 억지로 깨어 있는다고 머리에 들어가겠냐"고 말하곤 했다.

"잘 사람은 누워 자"라니 오히려 말똥말똥

그런데 학생들 얘기가 자라고 하니까 오히려 잠이 안 오더란다. 또한 과거에는 슬라이드, 요즘은 파워포인트로 강의를 한다고 교실 불까지 꺼버리니 어두운 데서 편안히 자라는 것과 무엇이 다르겠는가? 내가 강의를 할 때 슬라이드나 파워포인트를 이용하지 않았던 것도 그런 이유에서였다.

교수가 되면 외국 학회에 참석하게 되는데 미국 등에 가면 시차 때문에 낮에는 앉아만 있어도 졸음이 왔다. 한 번은 샌디에이고에서 초음파 학회가 있어 한국 교수들 20~30명이 참석했다. 2시간 강의였는데 이상한 소리에 잠 깨어 보니 옆자리 동료 교수가 코를 고는 소리였다. 어두운 가운데서 살펴보니 우리 일행 거의 모두가 엎드려 졸고 있었다.

아무튼 학생 시절 강의시간에 졸다보니 나는 필기를 한 기억이 거의 없었다. 지금은 시대가 좋아져서 자료를 나눠주고 대대로 내려오는 강의록도 있고, 복사도 쉽게 되지만 당시는 달랐다.

시험이 가까워 오면 나는 노트를 빌려보곤 했는데 한 번은 강의 시간에 가장 앞에 앉아서 필기를 열심히 하는 친구의 노트를 빌렸다. 그런데 얼마나 자세히 썼는지 교수님의 숨소리까지 그 속에 있는 느낌이었다. 하지만 너무 깨알같이 자세히(?) 적어서 도통 무슨 소린지 알아보기가 어려웠다.

노트의 소유자에게 "네가 쓴 이 뜻이 뭐냐"고 물었더니 한참 보고나서 자신도 모르겠단다. 정신없이 필기를 했는데 자신도 모른다니…. 그래서 다른 친구의 노트를 빌려봤는데 이 친구는 대충 제목만 적어 놓고서는 자세한 내용은 잘 기억이 안 난단다.

사람들의 성격이 각양각색이듯이 수업을 듣는 방법도 다양하다. 사람은 한 가지를 보면 열 가지를 알 수 있다는 말이 있는데, 의대 졸업 뒤 직장을 구하고 안정이 되는 50대 초반쯤 돼서 보니 수업시간의 필기 습관이 의사 생활에도 그대로 나타나는 것 같았다.

미국의 의과대학에서는 최근에 강의를 대폭 축소하고 책에 있는 것은 학생 각자가 공부하고 수업 시간에는 책에 없는 부분 또는 이해하기 어려운 부분만 강의한다. 하루 종일 강의를 하는 모습이 없어지는 현상이다.

수업시간이 많다고 유능한 의사가 되는 것은 아니다. 짧은 시간이라도 학생들이 집중할 수 있게 하고 효율적인 실습제도를 도입, 개선하면서 앞으로 의학을 받아들일 수 있는 기본을 만들어줘야 기억에 남는 의대의 학창시절을 보낼 수 있을 것이다.

요즈음 동기-동창들과 만나서 학창시절 이야기를 하다보면 모두가 본과 시절은 시험에 치이고, 기억도 나지 않는 어려운 강의에 하루 종일 시달린 일 외에는 남는 것이 별로 없다고들 한다. 전문의가 돼서 보니 너무 쓸데없는 강의를 많이 들었던 것 같다는 의견통일이다. +

Episode 8

의대생들의 시험

고등학교보다 시험에 치여 살았던 의예과 시절

의예과 시절은 고등학교보다 더 수업 과목이 많았고 수업 시간도 길었다. 입학의 기쁨도 잠시, 이공대학의 모든 과목은 물론이고 인문계까지 공부하라니…. 시험 때면 하루에 세 과목씩 시험을 보는 게 예사였다.

당시 입학시험은 영어, 수학, 국어 그리고 자연과목, 화학, 물리 중 한 과목을 택하는 제도였다. 자연히 고등학교 때 이에 초점을 맞춰 공부하다보니 그렇지 않은 과목에 대해서는 기초가 거의 없었다.

우리 세대는 시험에 치여 살았다고 해도 과언이 아니다. 특히 고등학교 시절 공부가 부족했던 내게는 더욱 시험이 어려웠다. 매 시험마다 중간 이하 성적이어서, 힘들게 학점을 받는 것 자체에 감지덕지해야 했다.

중간시험 때로 기억하는데 화학공학과에 다니는 친구가 수학시험을 보고 내게 하는 말이, "얼핏 들은 얘긴데 우리가 시험을 본 문제가 그대로 내일 너희 수학시험에 나온대"라는 것이었다. 나는 밑져야 본전이라고 그 시험 문제를 받았고 그것만 공부했다.

그리고 친구에게 "이 문제가 내일 그대로 나온다는 소문이 있으니 공부해 보자"고 했다. 그러자 그는 "그런 게 어디 있냐"며 무시했다. 다음날 수학시험 시간에 문제를 받은 순간! 순서까지도 같았다. 어제 거부하던 그 친구, 시험장에서 나를 보며 찡그리던 얼굴 표정 하고는….

내가 어렵다고 생각하던 예과를 통과하고 본과 퀴즈를 포함해 일주일에 한두 번은 매주 시험을 봤다. 특이했던 시험은 해부학이었다. 거의 책 한 권이 될 만한 문제 더미를 나눠주고 4시간 동안 감독도 없이 알아서 보는 시험이었다.

우리는 "이건 쉽다"고 시시덕거리며 좋아했지만 문제 수가 하도 많아 의논할 시간도 없었다. 대충대충 답을 적고 휴게실로 나와 쉬면서 4시간을 때우는 것도 고역이었다. 100점 만점에 평균이 20점, 잘한 학생이나 못한 학생이나 그저 그런 부담 없는(?) 시험이었다.

3학년 초엔 임상과목을 주로 배웠다. 중간고사에서 정신과 시험지를 받아보니 약 200 문제가 전부 O, X로 답하는 것이었다. 당시 나는 43번, 내 뒤의 44번은 지금 미국에서 정신과를 전공하는 친구였다. 그는 당시 철학, 정신과 책을 많이 보고 있었고 정신과 과목은 단연 발군이었다.

나는 그에게 부탁했다. 만일 답이 O면 왼쪽 허리를, X면 오른쪽 허리를 볼펜으로 찔러 달라고. 모르는 문제라도 지나치지 말고 꼭 찔러줄 것을 당부했다. 시험을 보는 내내 양쪽 허리를 찔렸다. 200번이나.

그런데 문제는 시험 결과였다. 그 시험의 평균 점수가 40점 대였는데 나는 90점으로 1등, 나를 도와준 친구는 2등이었다. 아마도 그 친구가 나에게 정답을 찔러준 뒤 자기 답을 고친 게 틀린 것 같았다.

내가 처음으로 한 과목에서이지만 재시험을 벗어남은 물론 1등까지 차지한 것이다. 다른 학생들보다 너무나 탁월한 점수를 받아 교수님이 우리 두 사람은 일으켜 세우고 칭찬까지 해주셨다. 그러나 문제는 학기말 시험이었다.

또 O, X로 나올 리는 없고 보나마나 꼴찌에 가까운 성적일 텐데…. 고민 고민하다 알아보니 중간시험을 잘 봤기에 학기말 시험에 0점을 받아도 문제가 없다는 희소식을 들었다. 아프다는 핑계로 시험을 피해갔다. 부정행위까지 해서 1등을 했으니 즐겁기보다는 후회스러운 기억이다. 내가 쉽게 그리고 월등한 실력을 보인 시험은 한국과 미국에서 본 운전면허 시험뿐이었던 것 같다.

의대 학생 시절 정시, 재시, 삼시 시험을 모두 패스 못하면 방학도 없이 두세 번씩 시험을 보곤 했다. 이는 학생들을 괴롭혔을 뿐, 학업 증진에 도움이 되지 않았다. 내가 조교수가 돼 시험 담당을 맡았을 때 나는 재시험을 아예 없앴다. 그리고 학생들에게 자신이 공부한 사항만 충분히 발휘하고 성적을 위해 커닝 등 부정행위를 하지 말라고 당부했다. 그러면서 출석을 잘하고 큰 과오가 없는 학생은 낙제를 시키지 않겠다고 선언했다.

이 일로 당시 추궁(?)을 당하기도 했지만 지금도 나는 의대 수업이 학생들에게 너무 전문적이고 과도한 지식을 요구했었다는, 그리고 그 잔재가 아직도 남아 있다는 생각에는 변함이 없다. ✚

Episode 9
50시간 가까운 강의 끝 무엇이 남았나

철인 3종 경기에 버금갔던 '연세 의예 고등학교' 수업시간

천신만고 끝에 입학한 연세대 의예과는 당시 이공학부에 속해 있었다. 이공학부의 다른 과 즉, 수학과, 화학과, 생물과 등에서 배우는 거의 모든 과목과 철학 등 문과계 부문, 그리고 영어는 물론 독일어, 라틴어까지 일주일에 거의 50시간에 가까운 시간의 강의를 듣게 되는 강행군이 시작됐다.

오죽하면 '연세 의예 고등학교'라고까지 불렀겠는가. 예과 2년간 학점이 2개가 안 나오면 본과에 올라가지 못하는 제도여서 한 학년에 20여 명씩 탈락을 했는데, 거의 모든 학생들이 수단과 방법을 가리지 않고 학점 따기에 올인했다.

고등학교 때 운동반으로 시험에 크게 신경을 안 썼던 나는 학생들이 여러 가지 다양한 방법으로 커닝하는 것을 보고 놀랐다. 시험 시간에 같은 출신 학교 학생끼리 몰려 앉아 서로 보여 주거나, 커닝 페이퍼를 써갖고 와서 보기, 시험지 바꾸기 등 방법도 다양했다.

나하고 나중에 친해졌던 한 친구는 독일어를 커닝하려고 독일어 잘하는 친구의 뒤에 앉기로 한 적이 있다. 그런데 그의 고등학교 선배가 "나 이번에 독일어 학점 안 나오면 퇴교 당하니까 내가 그 자리에 앉고 네가 옆에 앉으면 내가 보고 쓴 것을 보여 줄게"라는 말에 할 수 없이 황금 자리를 양보했다. 대신 선배가 보고 쓴 것을 재커닝해도 되겠다고 생각했는데, 그 선배가 끝까지 자신의 시험지를 가리고 안 보여 주더라는 것이다.

시험이 끝나고 항의를 했더니 "야, 보고 쓰려고 했는데 감독이 나만 쳐다보는 것 같아서 하나도 못 보고 썼어. 그래서 안 보여 준거야"라고 했다는 것이다. 그 선배는 결국 퇴교를 당했는데 그럴 바에야 이판사판 그냥 보고 쓰지….

불필요한 과목 많아서 학생에 과중한 부담주니
여기저기서 커닝 하려고 잔머리만 늘어

커닝의 하이라이트는 라틴어 과목이었다. 당시 서울대 교수로 알려진 분이 강사로 와서 우리를 가르쳤는데 그 분이 쓴 안경은 도수가 높아서 곁에서 보기에도 렌즈가 여러 겹이 돌아가는 것이 보였다. 앞으로 지나가도 잘 인식을 못하는 정도였다. 우리는 서로 다투면서 맨 뒤 자리를 차지하고는 책을 내놓고 시험 답안을 작성했으니….

지금 생각해도 당시의 의예과 수업은 너무도 불필요한 과목이 많아서 학생들에게 과중한 부담을 주었음은 물론이고 커닝, 교수 집에 찾아가서 사정하는 등 나쁜 버릇만 키웠다. 의사의 길을 가는데 필요한 교양 등을 가르치고 여유 있는 대학 생활로 교양을 쌓게 하는 것이 더 좋은 교육이 아닌가 생각될 정도였다.

약리, 병리, 생화학 등 기초과목은 지금 생각해도 너무 어렵게 가르쳤다. 특히 해부학은 본과 1학년 때 가장 많은 시간을 차지하는 의학의 기본이 되는 시간이었는데, 당시 교수는 매우 기이한 분이었다. 배당된 시체를 해부하는데 학생들에게 임상과 관련된 부분을 가르치는 것이 아니라 외부의 신경부터 분리(임상에서는 거의 응용이 안 되는 부분)를 신경 쓰게 했다. 그 가느다란 신경이 끊어지기라도 하면 실험실에서 내쫓았다. 그 결과 정작 중요한 심장, 신장 등 내부구조는 배우지도 못하고 속된말로 직사하게 고생만 하다가 2학년을 맞았다.

임상 과목은 각 분야 전문의가 가르쳤는데, 학생에게는 힘겨운 부분까지 알게끔 강요했다. 일주일에 두세 번은 시험 그리고 시험을 못 보면 재시, 삼시까지 하게 했다.

다시 하라고 하면 나는 그 길을 가고 싶지 않다. 기초 학문에 전혀 지식이 없었고 원서 읽는 데 어려움이 있었던 나는 모든 재시험에 참여하게 됐다. 체중이 80kg에서 65kg으로 줄 만큼 본과의 과정은 큰 스트레스를 줬다. 우여곡절 끝에 의대를 졸업했다.

지금 70세를 바라보는 나이에 있는 우리 동기, 선후배들이 만나서 가끔 예과, 본과 시절의 공부 얘기를 한다. 쓸데없는 과목, 너무 과중하고 전문적인 지식의 요구, 불필요한 실습 등이 지금도 계속되고 있다면 바꿔야 한다고 항상 이야기한다. 이사로 재직하고 있는 나에게 학교에 건의해 시스템을 전면 개편하라고 권유하고 있다.

Episode 10
의대 강의실 창밖으로
날아간 통닭은 누구 입으로?

의예과 학생들의 통닭 빼돌리기 대작전

연세대 의예과에 입학해 고등학교 때보다 엄청나게 넓은 학교 캠퍼스와 수많은 학생들이 교정에서 함께 했지만 변하지 않은 것이 있었다. 의예과 학생들은 여전히 고등학교 때처럼 하루 8시간 수업을 받았던 것이다. 그래서 우리는 '연세 의예 고등학교'라고 불렀다.

의예과는 이공대학에 소속돼 있었는데 수학과, 물리학과, 화학과, 생물학과 등에서 배우는 과목들을 모두 배우게 했으니 오죽했겠는가. 그 중에 비교해부학이라는 과목이 있었다. 이는 인체 해부학을 배우기 전에 생물의 해부학을 배우는 게 목적이었다.

개구리, 닭, 개 등 왜 그렇게 다양한 동물들의 해부학을 모두 배워야 했는지는 지금도 이해되지 않는다. 수의사도 아니고, 생물학과도 아닌데…. 인간과 가장 가까운 동물의 해부학만으로 충분하지 않은가 생각도 했다. 어쨌든 실물을 구하는 데 많은 비용이 들어서인지 개구리와 닭의 해부를 주로 실습을 통해서 배운 기억이 난다.

개구리 실습은 우리를 괴롭혔다. 개구리를 잡아서 뼈만 다 연결해서 가져 오라는 것이다. 우리는 지금의 연희동 근처(당시는 그곳이 개천가로 집은 하나도 없었다)에서 개구리를 여러 마리 잡아 한 친구의 집에서 개구리를 삶았다. 누군가 "개구리탕 한 번 먹어보면 어떨까" 하고 농담도 했었다.

개구리가 푹 익으니 살은 저절로 떨어져 나가고 뼈만 남는데 문제는 뼈를 연결하는 일이었다. 워낙 작아서 실과 바늘 그리고 접착제를 사용했는데 이게 무척 어려웠다. 요사이는 이런 것을 대신 만들어 주는 곳도 있지만 당시엔 없었다. 밤늦게까지 몇 번을 실패하고 다시 만들기를 여러 번 해서 다음날 실습시간에 제출하면 조교는 잘 보지도 않고 한 쪽에 우르르 밀어 놓고는 책을 읽으라며 나가 버린다. 허무하기도 하고 약도 올랐다. 밤새 고생했는데….

비교해부학 시간에 교재로 사용된 통닭은 항상 '교수님 입으로'.
어느날 의예과생들은 통닭 빼돌리기 작전에 성공해 맛있게 한 잔 했지만…

다음에 닭으로 실습을 할 때 선배로부터 들은 이야기다. 학생 몇 명당 닭을 한 마리씩 주고 깨끗이 해부를 하라고 시키고는 실습이 끝나면 모두 걷어 간다. 그런데 교수와 조교 집으로 몇 마리 가져가고 남은 것은 그들의 회식에 쓰는데, 학교 근처의 중국집으로 가져가 라조기를 만들어 먹는다는 것이었다(지금은 닭이 매우 싼 축에 들지만 그 당시는 제법 비쌌다). 역시나 닭 해부학 시간이 끝나가자 조교가 통을 주며 "끝나면 이 통에 닭들을 넣어서 조교실에 제출하라"고 했다.

나는 친구 두 명을 건물 밖에 대기시키고 실습실에서 창밖으로 해부학 실습용 닭 몇 마리를 던져서 빼돌렸다. 나머지는 조교실로 보내졌는데 얼마 뒤 닭 몇 마리가 없어진 것을 발견하고는 우리에게 와서 "닭을 훔쳐간 학생들은 이번 한 번은 용서해줄 테니까 제 자리에 돌려놓으라"면서 "만일 반환하지 않으면 실습 점수는 없을 테니 각오하라"고 협박하는 것이었다.

나는 밖으로 나가는 조교에게 "선생님, 닭들은 우리 등록금에 포함된 실습비로 구입한 거 아닌가요? 그렇다면 누가 가져갔는지는 모르지만 우리에게 책임을 지울 일이 아니며, 듣자 하니 선생님들이 그 닭을 모두 드신다는데 그런가요?"라고 물었다. 이 질문 때문인지 내 비교해부학 점수는 엉망이었다.

그 다음 후배들 경우에는 어떻게 했는지 확인하지 못했지만 그 닭들, 학생들과 함께 회식하는 데 써야 올바르지 않았을까? 아무튼 릴레이식으로 진행한 닭 빼돌리기 작전에 성공했다는 통쾌함에 그날 저녁 닭을 안주 삼아 신나게 한 잔 했던 기억이 지금도 새롭다. ✚

Episode 11
머리가 아주아주 좋으면 좋겠다구요?

천재라서 정신병원에 입원하는 사람들

의과대학 4학년은 임상실습과목이 없다. 각 과를 돌면서 직접 임상 공부를 한다. 과에 따라서 다르지만 대개 4~8명이 한 조가 된다. 초여름 우리 조는 정신과에서 임상 실습을 하게 됐다. 그 시절(70년대)에는 정신과 병동은 격리 병동으로 돼 있어서 병동 전체의 앞에 들어가는 문이 있고 그 안에 각 방이 있으며 가운데는 휴게실, 탁구대 등이 있었다.

처음으로 중증 정신과 환자들을 대하는 우리는 다소 긴장돼 있었다. 대개의 환자들은 책도 읽고 탁구도 하며 별다른 이상 행동을 찾아보기가 힘들었다. 그런데 한 20대 여성이 우리들 중 한 명을 자주 멍하게 바라봐서 나는 그 친구에게 농담으로 "네가 좋은 모양"이라고 놀리곤 했다.

일주일에 한 번씩은 가족 면회가 있었다. 어느 날인가 면회 시간이었는데 그 여성이 과일이 든 상자를 들고 우리 앞으로 와서 내 친구에게 과일을 내밀었다. 그러자 내 친구는 "됐습니다. 가져다 드세요"라고 사양했으나 그녀는 다시 한 번 상자를 앞으로 말없이 내밀었다. 친구가 "됐다니까요. 가져다 드세요"라고 말하자 그녀는 상자를 옆에다 놓더니 갑자기 친구의 따귀를 때리면서 "내 속을 그렇게 몰라" 하면서 뛰어나가는 것이었다. 좋다는 표시를 했는데 거부한 것이 내 친구의 죄였다고 우리는 그 얘기를 두고두고 했다.

그 여성은 항상 공부만 하는 대학생인데, 한 번 보면 외우는 천재인 것까지는 좋은데 문제는 지난 모든 일을 마치 오늘 일어난 것처럼 기억하고 있다는 것이었다. 보통 사람들은 지난 일을 잊고 살아간다. 수치스럽던 일도, 자랑스러웠던 일도, 그리고 공부한 내용도 나 같은 경우는 곧 잊어버린다. 그런데 그녀는 모든 것이 뇌 속에 남아 있어서 괴로웠던 것이다. 그래서 친구도, 사회생활 경험도 없었는데 병원에 입원했다가 마음에 드는 남자를 봤고 생전 처음 표시를 했다가 거절당하자 폭발했던 것이다.

머리가 너무 좋아서, 즉 어려서부터 천재라고 불리는 사람들이 성공하지 못하고 정신과 신세를 지는 일을 우리는 가끔 본다. 입원 중인 두 대학생이 서로 언쟁을 하고 있었는데 한 학생은 영문과를 다녔고, 다른 학생은 경영학과였다.

영어 단어를 누가 더 많이 외우냐를 놓고 다투는데 경영학과 학생이 "영어 사전 5장을 내가 2분 동안 볼 테니 네가 물어봐라. 내가 얼마나 기억하고 있는지를" 하는 것이었다. 경영학도는 영문학도가 무작위로 내준 영어 사전 5장을 2분 동안 다 보더니 영문학도에게 돌려주면서 "물어보라"고 했다. 영문과 학생이 한 단어를 말하자 그 단어부터 아래로 10개의 단어를 순서대로 대며 그 뜻까지 줄줄 맞히는 것이 아닌가?

1970년대 초로 기억되는데 어느 신동이 서너 살에 한글과 한문을 다 익혔고 일곱 살 때 영어를 고등학생 수준으로 했으며 중학교 때 대학교에 입학했다는 얘기를 들은 일이 있다. 그리고 약 10년 후 우연히 본 잡지에서 그가 정신병원에 입원해 있다는 기사를 봤다. 너무 많은 것이 머릿속에 있어서 스트레스도 많았겠지만 중학생 나이에 대학에 가서 적응이 잘 안됐을 것이다.

　사람들의 IQ는 모두 다르다. 분명히 머리가 좋은 사람들이 있다. 내가 의과대학을 다닐 때 나는 하루 종일 읽어도 암기가 안 되는 내용을 한 두 시간에 끝내는 친구도 있었다. 이 정도는 개인 차이이며 큰 문제를 일으키지는 않는다. 그러나 너무 뛰어나면 문제가 되기도 한다. 평범함이 특별함보다 낫다는 말이 실감난다. +

Episode 12

공부 땐 고개 푹,
카드놀이 땐 눈 반짝

의사시험 공부하면서 카드놀이는 왜 그리들 했는지…

의과대학 4학년 시절 우리는 4~5명씩 그룹을 만들어 신촌 주변에서 하숙을 시작했다. 당시는 기숙사도 없었을 뿐 아니라 국내 의사 자격시험보다는 미국 의사시험(ECFMG)을 공부하던 시기였다. 몇 명씩 조를 짜 미국에서 출제됐던 문제집을 분담해 공부하고 발표하는 방식이었다.

그 당시 신촌 일대는 지금과는 전혀 다른 풍경이었다. 지금은 음식거리로 휘황찬란하게 변해버린 곳은, 당시엔 중앙에 큰 개천이 있었고 매우 지저분했다. 개천에는 쓰레기가 가득 차고 냄새도 지독했다. 그 개천가를 중심으로 양쪽으로 오래된 한옥이 즐비했는데 거기에 하숙집들이 많이 있었다.

또한 연세대와 의료원의 건너편 철길 아래에는 지금은 없어졌지만 당시는 작은 가게들과 한옥이 자리잡고 있었으며 이곳도 대부분 하숙집들이었다.

모두가 미국 의사시험을 목표로 모였고 책상에 모여 앉아 공부를 시작했는데 역시 여러 명이 함께 있다 보면 공부하는 시간보다 잡담시간이 더 길어지곤 했다. 선배들이 카드놀이를 좋아해 우리도 가끔 끼어들어 했었는데 막상 4학년이 돼 함께 모이니 카드놀이를 하고 싶은 마음이 너

나할 것 없었다.

누가 먼저 말했는지 기억이 나지 않지만 좀 쉬면서 머리도 식힐 겸 잠깐만 카드놀이를 하자는 제안이 나와 올마이티, 포커 게임 등을 시작했다. 점차 공부하는 시간보다 카드 하는 시간이 더 길어졌다.

한 일주일 쯤 카드놀이를 하다가 이러면 안 된다며 모두가 합의해 카드를 찢어버리고 다시 공부를 하기로 했다. 그러나 작심사흘, 다시 카드를 사다가 또 시작하고 찢기를 반복했다. 찢어버린 카드가 10상자는 됐던 듯하다.

드디어 하숙집 대항 카드 대회까지 열리고

그런데 알고 보니 우리 조만 그런 게 아니었다. 당시 왜 포커가 유행했는지는 기억나지 않지만 다른 조들도 마찬가지였다. 심지어 하숙집 대항 포커 게임이 열리고 각 조는 대표 선수를 내세워 돈 내기까지 했다. 공부할 때는 졸리다며 벽에 머리를 박고 있던 친구들이 카드를 할 때는 눈이 반짝반짝해졌으니….

지금 생각하면 공부한 시간보다 카드놀이를 한 시간이 더 많았던 것 같다. 졸업 후 군대에 가서 또 포커에 몰두해 한 번은 군의관들끼리 정신없이 포커를 하고 있는데 누가 문을 두드렸다. 우리 중 나보다도 더 성미가 급한 대위가 "누구야" 하면서 문을 여는데 앞에 떠 있는 별 3개! 혼비백산했던 기억도 새롭다.

내가 전임강사 임용 후 연수하러 미국 갔을 때 나를 맞아 뉴욕의 동기들이 해준 환영회 역시 포커판이었다. 밤새도록 "닭대가리"(실수해 피해를 준 친구를 탓하는 소리)를 연발하며 학창시절로 돌아갔던 기억은 지금도 잊히지 않는 추억이 됐다. +

Episode 13

두개골을 베고 잠을 자다보면…

의사 지망생들을 떨게 했던 해부학 시간

의사 지망생들에게 인체 해부는 가장 중요하다. 구조를 먼저 알아야 거기에 따른 기능도 이해가 되기 때문이다. 인체 해부학을 배우기 전 예과에서는 비교해부학이라고 해서 동물 해부를 먼저 배운다.

제일 먼저 시작된 뼈에 관한 실습. 지금도 왜 그런 수업을 시켰는지 이해가 되지 않는데 개구리를 잡아 살은 빼고 뼈만 추려서 원래의 구조대로 붙여 오라는 것이었다. 당시 신촌은 지금의 연희동 사거리 부분이 모두 개천가였다. 따라서 개구리를 잡는 일은 쉬웠다. 문제는 뼈를 추려서 붙이는 일.

동기들 몇 명이 개구리를 잡아서 솥에 넣고 끓여서 뼈는 쉽게 추려냈다. 문제는 복원. 아교까지 동원됐지만 쉬운 일이 아니었다. 밤늦도록 고생해서 다음날 제출하는데 조교는 보지도 않고 두고 가란다. '아무 공부도 안 되는데 왜 똥개훈련 시키나?' 하는 생각이 들었다.

다음이 닭 해부였다. 그런데 해부를 깨끗이 한 뒤 도로 반환하라는 지시였다. 지금은 싼 축에 속하는 달걀이나 닭이지만 당시에는 비싼 편이었다. 우리는 몇 명이 짜고 실습실 뒤 창문으로 닭을 빼돌려서 배불리 먹었다. 우리가 아니었다면 생물학과에서 중국집에 맡겨 라조기를 만들어 먹었겠지만 닭 값은 우리 등록금에서 지출된 것이니 정당하지 않은가? 나중에 진상을 조사한다고 난리가 났었지만…

본과 1학년에서 가장 힘들다고 소문난 해부학. 처음 해부학 실습실에 들어가니 우리 80명을 위해 시신 20구가 뚜껑이 덮인 채 기다리고 있었다. 기도가 끝나고 20구의 모습이 나타나자 여기저기서 흐느끼는 소리가 들렸다. 그러자 그 유명하신 해부학 교수님은 "울 사람들은 다 나가" 하신다. 아마도 이제부터는 시신으로 보지 말고 실습물로 보라는 의미였던 것 같다.

**해부학 첫 시간에는 시체를 보고 흐느꼈던 의대생들이
해부학 숙제에 시달리다 보면 시체 옆에서 밥을 먹고
어느덧 두개골을 베개 삼아 자는 자신을 발견하게 되니…**

결론부터 말하면 해부학 실습은 고생만 하다 끝났다. 피부 아래 있는 가는 신경을 해부하다 끊어 놓은 게 발각되면 실습실에서 쫓겨났다. 우리는 가는 실에 시신의 기름기를 묻혀서 넘어가려고도 했다.

그 당시 나는 저녁에 수영 훈련을 받고 있었는데 그 시간이 저녁 7시였다. 그런데 거의 매일 해부학 리포트를 그려서 내라고 하는데 한 번에 통과되는 법이 없고, 저녁 10시는 돼야 집에 보내주는 것이었다. 나는 점심을 해부학 실습실에서 해결하면서 어떻게 해서든 수영 훈련은 받으려고 했다. 시신 옆에 도시락을 놓고 졸리면 시신에 머리를 대고 자는 등 첫 시간에 숙연하기만 했던 마음은 이미 온데간데없었다. 인간의 대단한 적

응 능력을 보여주는 단면이다.

그러나 아무리 시간을 쪼개어 열심히 해서 제출해도 이른 저녁에는 무조건 퇴짜였다. 그래서 '에라, 모르겠다' 하는 마음에 그냥 보지 않을 때 책상에 던져 놓고 수영장으로…. 벌이 내려지는데 실습 시간에 들어오지 못하게 하는 것이었다. 나는 실습실에 참여했던 시간보다 쫓겨나 있던 시간이 더 많았던 것 같다. 지금 생각하면 그 당시 학생들은 무척 불행했다. 해부학은 임상, 즉 환자를 보는 데 도움이 될 수 있어야 하는데….

심장학을 전공한 나는 학생 때는 심장의 내부 모양을 배우지 못했다. 지금 의대생들이 받고 있는 3D 영상 등을 통한 최첨단 교육 방법은 꿈도 꾸지 못했던 시절이었다. ✢

Episode 14

유명가수의 팬티 리사이틀과 군의관

**신검 날에 건방떨며
군의관에게 악수를 청하던 유명가수는…**

　나는 3년간 공군에서 군의관으로 근무했으며 그 중 2년은 대전의 항공의전대에 있었다. 이곳에서는 주로 공군에 지원하는 사병, 장교의 신검을 담당했다. 육군보다 좋다는 인식이 있어서 그랬는지 당시 공군에 사병으로 입대하는 데도 경쟁률이 높았다. 그래서 공군 사병 신검은 떨어뜨리는 데 주안점을 두고 있었다. 몸에 문신, 담배로 지진 자국 등이 있어도 안 됐다.

　당시 우리는 소규모 병원 급이어서, 일반군의관 4명과 외과 전문의, 안과 전문의 그리고 이비인후과 전문의가 근무하고 있었다. 사병 신검을 할 때 가장 힘든 과가 이비인후과였다. 군의관 한 명이 수백 명의 귀를 좌, 우 들여다봐야 하니 고역이었을 것이다.

　그 당시 이비인후과 군의관은 필자의 학교 선배로 매우 재미있는 분이었다. 신병 신검을 할 때 이 선배는 책상에 올라가 앉아 귀보는 기계를 들고 있고, 신병들은 기구를 오른쪽 귀에 댔다가 재빨리 왼쪽 귀에 대도록 시켰다. 이 동작이 늦거나 기계를 건드리면 기합을 줬다. 그러자 이비인후과 담당 사병이 진료실 밖에서 작대기를 들고 이비인후과의 기계를 사용하는 것처럼 신병들이 귀에다 재빨리 갖다 대는 연습을 미리 시키는 우스운 장면이 펼쳐졌다.

어느 날 사령관실에서 연락이 왔다. '귀한 분'이 공군 입대 신검을 받으니 공군 작전사령관의 의뢰로 정규 신검일이 아닌 날에 따로 검사를 해주라는 지시였다. 한 사람을 위해 신체검사 시스템 전체를 가동하라는 말에 우리는 불쾌했지만 상부의 지시라 그대로 시행하기로 했다. 신검 당일 오전에 양복을 차려 입고 나타난 피신검인은 누구라도 알아볼 수 있는 유명 가수였다.

신검 날도 아닌데 윗선에 부탁해 '1인 단독 신검'을 펼쳤으니

그가 병원에 들어서는데 사방에서 군 간호사들이 사인을 해달라고 난리였다. 그때 이비인후과 군의관이 "뭐 하는 거야, 물러서! 그리고 자네 신체검사를 하러 왔는데 양복에 넥타이를 매고 있어? 당장 다 벗어"라고 호통을 쳤다. 이비인후과 군의관에게 악수를 청하려던 이 가수는 군의관의 난데없는 호통에 멈칫하면서 우물쭈물했다.

넓은 공간에 마련된 신검장의 가운데에 그가 서고 우리 군의관들은 그를 중심으로 책상과 의자를 놓고 앉아 있었다. 그는 주섬주섬 옷을 벗고 팬티만 입게 됐다. 그러자 군의관은 "너 지금은 연예인이 아니고 피신검자일 뿐이야! 건방떨지 말고 유명했던 일은 다 잊어"라면서 "가수라면 우선 노래 한 곡 불러봐라"고 지시했다. 그가 우물쭈물거리자 "노래 못하겠으면 그냥 돌아가라"고 또 호통을 치니 노래를 부르기 시작하는데, 속옷만 입고 유명 가수가 노래를 부르는 모양은 정말 가관이었다.

차라리 꼼수를 쓰지 말고 정식으로 들어왔다면 이런 수모는 당하지 않았을 텐데… 두고두고 이야기 거리가 됐다. 그 가수, 아마 이곳에서의 팬티 리사이틀을 영원히 잊지 못하리라. ✚

Episode 15
아뿔싸, 번지수가 잘못됐네!

커닝 잘못을 빌러 교수님 댁을 찾았는데…

의예과의 수업 시간은 너무 많았다. 모든 이과계 과목을 다 배우는 것 같았다. 월요일부터 금요일까지 하루 8시간 그리고 토요일엔 4시간 수업을 받는 등 고등학교 수업보다도 더했다.

우리는 당시 화학, 물리, 생물 중 한 과목을 선택하는 입시제도 아래서 고등학교 수업을 받았기 때문에 선택 과목이 아니면 매우 어려웠다. 그 밖에도 물리화학, 미적분 등 의예과 과목은 의학의 길을 가는 데 도움을 주기보다는 학생들을 지치게 하고, 공부에 정을 떼게 하는 것 아니냐는 생각을 나는 그 당시에 했다. 그래서 내가 교수가 된 뒤에는 학교 측에 건의했고 또 지금도 학장에게 의예과의 개혁을 말하고 있다.

물론 세월이 약이라고, 지금은 예과 수업 과목이 많이 변했지만 아직도 부족하다는 느낌이다. 이 많은 과목과 씨름하다가 입학 동기 중 20여 명이 예과 재수를 했으며, 그 중 상당수는 아예 학교를 그만뒀다.

물리, 화학 시험을 보던 중이었다. 강당에서 시험을 보는데 나와 내 친구는 과감히 시험지를 바꿨다. 나는 그 친구 시험지에 유유히 답을 달아 주는데 마음이 유난히 약했던 이 친구는 눈치만 보다가 그만 시험이 끝나버렸다. "연필 내려놓으라"는 말을 들은 다음에야 몇 자 더 적다가 감독관에게 시험지를 빼앗겼다.

**친구와 시험지를 바꿔 써넣기 하다가 걸려 시험지를 빼앗겨.
내가 그 친구로 변장하고 교수님 댁을 찾아갔더니
따귀 전문 교수님 왈, "오늘 난 시험감독 한 적 없는데?"**

누구에게 시험지를 빼앗겼냐고 물었지만 잘 모르겠다고 했다. 수소문 끝에 신학대학 교수라는 사실을 알아냈는데, 평소에 학생들에게 매우 엄격하며 담배 피우는 것만 봐도 따귀를 때리는 교수라는 것이다. 그러나 방법이 있으랴? 안경을 끼고 키도 비슷한 친구에게 "이제는 네가 나고, 내가 너다. 어차피 내 이름이 적힌 시험지를 빼앗겼으니…" 하고는 그날 저녁 수소문해 그 교수 댁을 찾아갔다.

나를 맞이하는 교수의 눈초리가 그날따라 더 맵게 느껴지는데 무슨 일로 왔냐고 하신다. "교수님, 죄송합니다. 아까 강당에서 시험 시간에 제가…" 하는데 "그런데 나는 오늘 원주 분교를 다녀왔는데…"라고 하신다. 그래서 '아차! 잘못 알았구나' 생각하고 "아닙니다. 제가 잘못 알고 온 것 같습니다" 하고 나오려는데 "학생, 들어와. 시험 볼 때 뭐가 어쨌단 말이야. 이왕 왔으면 자초지종은 말하고 가야지" 하면서 반 강제로 집안으로 들어가게 했다.

그래서 "사실은 시험 시간에 부정행위를 했다고 시험지를 빼앗겼는데 부정이라기보다 시험이 끝난 뒤 나오면서 몇 자 더 적어 넣다가 빼앗긴 겁니다. 그런데 시험지를 빼앗은 감독관을 교수님으로 잘못 알고 그만…"이라고 했다. 그러자 교수님이 "자네, 남의 시험지를 보고 쓴 것이 아니라 나오다 몇 자 더 적었다고 했는데, 지금 그 말 진실이라고 하나님 앞에 맹세할 수 있겠는가?" 하시는 것이었다.

급한 김에 "네" 하는 대답이 불쑥 튀어나왔다. 그 교수님, 전화를 걸어 담당 교수에게 "이 학생, 명확히 말해서 부정행위는 아니니 한 문제만 못 맞춘 걸로 하고 나머지 점수는 그대로 계산하는 것이 좋겠다"고 하시는 것이었다.

그 과목에 문제가 생기면 진학에 문제가 있었던 나는 하나님이 도와주신 것이라고 생각했는데, 사실 하나님을 속이면서 하나님의 도움을 받는 것이 가능할까? 아마도 모른 척 해주신 것일 거다. 용서해 주십시오, 하나님. +

Episode 16

포경수술이 쉽다고?
잘못 자르면 찌그러지고 아프고…

아찔했던 포경·맹장 수술의 기억

나는 소아과 의사라 수술할 기회는 거의 없었다. 그러나 4학년 때 원주 병원에 한 달 동안 임상실습을 나갔는데, 당시 외과 의사가 적어 매일 밤을 새면서 조수로서 간단한 수술을 도왔다.

의과대학을 졸업하자마자 입대했고, 공군 장교로 임관된 나는 대전에서 첫 근무를 시작했다. 몇 명 안됐지만 병원 단위였다. 학교 선배인 외과 전문의가 계셔서 가끔 수술 조수로 많은 것을 배우는 기회도 있었다.

그 당시 가장 많이 했던 수술은 포경 수술이었다. 병원을 가기엔 경제 형편이 어려운 사병들이 많았으므로 이 수술을 받으러 오는 병사가 이어졌다. 세상에 쉬운 수술이란 없다. 포경수술이 아무리 간단하다고 해도 문제가 많이 생기곤 했다. 한 쪽을 너무 짧게 해 성기가 한 쪽으로 기울어지게 되고, 발기 시 통증을 느끼는 경우까지 있었다.

맹장 수술을 간단한 수술이라고 생각할지 모르지만 외과 의사들은 맹장 수술을 완벽히 하면 외과 의사로서 자격을 갖추게 된다고 말할 정도로 단순한 수술이 아니다. 평소에는 외과 군의관이 있어서 우리는 단순히 조수만 서면 됐지만, 어느 휴일엔 전공 군의관이 서울로 올라가 자리를 비웠는데 급성 맹장 환자가 발생했다. 운 나쁘게도 당일 당직은 바로 나였다.

아니, 있어야 할 맹장이 왜 없지?

다른 곳으로 후송시킨다 해도 멀리 떨어진 조치원 육군 병원으로 보내야 했다. 지금은 미국에 거주하는 당시 동료와 상의한 결과 우리가 해보기로 결심했다. 척추 마취를 하고, 맹장 수술을 자신있게 시작했다. 피부를 절개하고 안으로 순조롭게 진행되는 듯 했는데 맹장이 있어야 할 자리에 맹장이 보이지를 않았다. 시간은 자꾸 지나고 맹장은 찾을 수 없어 당황스러웠다.

복부에 힘이 주어지니까 장이 외부로 삐져나오기 시작하는 것이었다. 아무리 장을 다시 넣으려고 해도 소용없었다. 우리는 조치원, 육군병원에 급히 연락을 했으나 외과 군의관이 없다고 했다. 수소문 끝에 선배 군의관 집에 연락이 돼 환자의 환부에 거즈를 물에 적셔서 대고 구급차로 그야말로 눈썹을 휘날리면서 달려갔다.

맹장은 뒤로 돌아가 있었다. 수술이 끝난 뒤 선배님으로부터 호된 꾸지람을 듣고 돌아왔다. 돌아와서 10시간 이상 잠을 잤으니 얼마나 긴장했었는지…. 지금도 그때 일을 생각하면 아찔하다. ✚

Episode 17

'움직이는 결혼식' 사기친 양다리 의사

한국인이 사기 잘 당하는 것은 순진해서? 욕심 많아서?

예로부터 재능이 너무 다방면으로 많은 사람은 잘 살지를 못하고 또 비교적 단명한다는 말이 있다. 즉 미인박명이다. 나의 친척 중 한 분은 정말 재능이 많았다. 글을 잘 써서 현수막을 쓰는 직업도 가졌었고, 영화 간판을 그렸으며 양복점을 경영한 일도 있었다. 바둑과 장기도 고수여서 나는 '그 분도 못하는 게 있을까?' 생각할 정도였다. 그런데 항상 가난에 쪼들렸고 급기야는 환갑 전에 돌아가셨다.

그런데 사기 치는 수법도 고수는 차원이 다르다. 이것도 타고난다는 말이 있다. 사회 각층 어느 분야에나 사기꾼은 있다. 사기꾼 의사를 만난 적도 있다. 학창 시절에는 친구들의 돈을 떼어 먹었고 인턴을 하면서는 끝날 때 회식한다고 돈을 걷어서는 가로챘다.

이 친구와 학생 시절부터 사귄 간호사는 결혼 신고까지 마치고 미국으로 먼저 건너가 생활비를 보내주기까지 했는데 웬걸, 이 녀석은 그새 다른 여자와 사귄다고 소문이 났다. 미국에 있던 '기혼' 간호사가 귀국하자 그는 "너와 언제 결혼신고를 했느냐"며 시침을 딱 뗐다. 여자가 "치사한 자식"이라며 미국으로 돌아간 후 이 친구는 결혼식을 올리려 했다.

이 소식을 들은 친구 간호사들이 벼르고 결혼식장으로 쳐들어갔지만 아뿔싸, 뛰는 놈 위에 나는 놈이라고 식장 앞에는 안내문만 덩그러니 남아 있었다. "양가의 사정으로 결혼식을 연기합니다"라고. 항의시위를 예상하고 작전을 썼으니 이 정도면 가히 귀재라고 하지 않을 수 없다.

**회식비를 거둬 착복하는 등 사기꾼 기질을 발휘하던 그 의사는
간호사와 결혼하고 돈까지 받아쓰다가
다른 여자와 몰래 결혼식 올리면서 양동작전을 펼쳤으니…**

사람인 이상 사귀다가 헤어질 수도 있고 요사이는 신혼여행 갔다가 돌아오면서 공항에서 바로 헤어지는 커플도 있다고 한다. 그러나 이것은 적어도 사기는 아니다. 사기를 잘 치는 사람들은 다양한 방면에서 그 재주(?)를 발휘하는 것 같다.

사기를 치는 사람이 있다는 것은 사기에 넘어가는 사람이 있다는 소리다. 우리나라 사람들은 순진해서 그런지 뻔한 사기에 잘도 넘어간다. "자본을 대면 1년 사이에 3배를 벌게 해준다" "반값에 판다" "이 약은 만병통치다" 등등….

요즈음은 전화사기도 극성이다. 한 번은 전화가 왔는데 "선생님이 300만 원 상당의 경품에 당첨됐다"고 한다. 나는 "인심 참 좋네. 나는 필요 없으니 당신이나 가지구려" 하니 욕설을 하면서 전화를 끊는다.

물론 남녀 간의 관계는 이런 사건과는 좀 다르다. 한 길 물 속은 알아도 사람 속은 알 수가 없다는 말대로 쉽게 변하고 바뀌는 점은 이해도 된다. 그러나 결혼식조차 연기할 정도로 사기를 칠 수 있다니…. +

Episode 18
술과 병원…술병(病)도 참 가지가지

한국이나 미국이나 술꾼들은 항상 위험천만

  병원에서 보면 알코올 중독 이외에도 술 탓에 병원 신세를 지는 사람들이 많다. 추운 날 술 마시고 길에서 자다가 동사 직전에 실려 온 사람, 술을 마시고 토하다가 위액이 호흡기로 들어가 치명적인 폐렴에 걸린 사람, 음주운전을 하다가 사고를 내 자신이 무슨 일을 한지도 모른 채 병원 신세를 지는 사람 등 '술병'의 종류도 다양하다.

  필자의 미국 보스턴 유학 시절, 살던 집에서 모퉁이를 돌아나가면 조그만 바가 하나 있었다. 묘한 것은 아침에도 가게 문이 열려 있었다는 점이다. 슬쩍 들여다보니 가관이었다. 몇 사람이 카운터에 앉아 술을 마시고 있는데 그 중 한두 명은 술병과 오른손을 넥타이로 묶고, 넥타이를 목에 둘러멘 뒤 왼손으로 다른 쪽 넥타이 끝을 잡아당겨 술병을 입 쪽으로 가져가 술을 마시고 있었다. 손이 너무 떨리기 때문이리라.

  대체로 알코올 중독이 되면 술 이외에 다른 음식은 잘 먹으려 들지 않는다. 알코올의 열량이 높기 때문에 다른 음식을 먹지 않아도 어느 정도까지는 그럭저럭 버틸 수 있기 때문이다.

군 생활을 마치고 모 병원에 인턴으로 근무했다. 인턴이었지만 중소 병원이었으므로 전공의 수준의 일을 다 했다.

하루는 40대 남성이 입원했는데 병명이 알코올 중독이었다. 중독 치료를 위해 단독 병실에 입원시키고 문을 밖에서 걸어 잠가 밖으로 나가지 못하게 했다. 알코올 중독을 치료하는 방법에서 제일 중요한 것은 알코올을 마시지 못하게 하는 것이기 때문이었다.

매일 아침 정신과 과장의 회진에 동행했는데 환자는 잘 견딘다고 생각될 정도로 멀쩡했다. 보통 알코올 중독 환자를 입원시키고 술을 끊게 하면 금단 증세가 나타나 환자가 안절부절 못하고 난동을 부린다.

술 마시려고 5층 병원 벽을 타고 내려간 기막힌 환자

그런데 입원한 지 열흘쯤 지났을 때 이 환자가 병원 마당에서 심한 부상을 입은 상태로 발견됐다. 병원 벽에서 떨어진 것이었다. 알고 보니 이 환자, 그동안 주로 밤중에 병실 창문을 통해 5층에서 홈통을 타고 내려가 술을 마시고 돌아오곤 했다는 것이다. 사고가 난 밤에도 역시 술을 마시고 병실로 올라가다 떨어진 것이었다. 목숨은 구했지만 다리와 팔이 부러져 잠시 동안이나마 완전히 술을 끊어야 하는 신세로 수감(?)이 됐다.

술 때문에 닭 모가지 같은 신세가 된 일화도 있다. 신촌의 병원 근처에서 자전거가 나뒹굴고 그 옆에 20대 남자가 쓰러져 있었다. 다행히 지나가던 행인이 경찰에 신고했고 병원 응급실에 실려 온 환자를 전공의가 들여다봤다. 숨을 못 쉬는 것 같아 호흡을 도와주는 튜브를 목에 넣으려고 했지만 저항이 심해 실패했다. 그러자 전공의는 목젖 아래 부분을 절개하고 튜브를 넣어 산소를 공급했다. 지금이라면 있을 수 없는 일이지만 20

년 전 전쟁터 같던 응급실, 그리고 아직 일천한 실력의 전공의가 '잘못된 진단'을 내려 생긴 일이었다.

이 환자, 술에서 깨어 보니 손은 침대에 묶여 있고 소리를 쳐 봤지만 목소리는 나오지 않았다. 몸짓으로 아우성을 치는 걸 내가 발견하고 목의 튜브 구멍을 막아주자 목소리가 튀어나왔다. "어느 놈이 내 목을 땄어?"

나도 20여 년 전 우리 병원 동료, 선배, 선생님과 술을 좀 과하게 마신 뒤 내가 운전해 병원으로 돌아오다가 길을 잘못 들어 골목길로 들어섰는데 기분이 이상했다. 브레이크를 밟고 보니 앞은 절벽이고 한 쪽 바퀴는 이미 절벽 밖으로 나가 있었다. 뒷좌석의 두 사람에게 이 사실을 말했지만 술에 취한 두 분 왈 "야, 운전하기 싫으면 싫다고 하지 왜 지금 딴 소리야?"

나는 술 취한 김에 기어를 후진으로 놓고 액셀러레이터를 밟았다. 다행히 우리는 살았지만 지금 생각해도 끔찍한 일이었다. 그 뒤로 나는 술을 마시면 절대로 운전하지 않는다. 지금 이 순간에도 음주운전을 하는 많은 사람들에게 나는 확실히 말할 수 있다. 음주운전을 하는 순간 시한부 인생을 선고받은 것과 마찬가지라고. '술 취한 개'라고 하지 않는가? ✚

Episode 19
의대 선배는 영원한 선배?
아닐 때 있으니…

인생은 짧고 선배는 영원하다고? 사라지는 예의

　지위가 사람을 전혀 다른 사람으로 만든다고 한다. 같은 동료로 있다가도 한 사람이 진급을 하면 달라진다. 함께 교수로 있던 후배가 총장이 되고 나면 총장이 되기 전에는 도와 달라고 요청했던 선배에게 함부로 대하기도 하는 것이 지금의 세태다.
　의사 사회는 대학 시절 선후배의 질서가 엄격하다. 한 학년만 위라도 깍듯이 대해야 한다. 그런데 전공의가 되면 이 질서가 또 바뀐다. 전공의를 군대 가기 전에 시작하는 사람도 있고, 다녀와서 시작하는 사람도 있다. 이렇게 되면 학교 때 후배가 전공의에서는 연차를 따질 때 역전될 수도 있는 것이다. 물론 이럴 경우 전공의 선후배일 뿐 의사 생활 전반에 걸쳐서는 학교 선배가 항상 선배다.
　그런데 불과 4년 동안의 전공의 생활에서 선배를 막 대하는 의사들이 종종 있었다. 이런 현상이 심하기로 이름난 외과계. 수술할 때 학교 선배에게 "야. 똑바로 해. 정신 어디 두고 있는 거야"라고 면박을 주기 일쑤.

심지어는 "야! 너 뭐 하는 거야!"라고까지 하면서 모욕을 주는 경우도 있었다.

내가 군대를 전역하고 소아과 전공으로 처음 시작하는 당직 때 일이다. 그 당시 산부인과에서 수술로 출산을 시킬 때는 소아과 의사가 분만실에 들어가서 출산 아기의 상태를 살펴야 했다. 분만실에서 연락이 왔고 나는 어정쩡한 상태로 분만실에 들어갔다. 그런데 산부인과 의사가 나의 졸업 동기였다. 그런데 아기가 출산되고 내가 아기를 살펴보고 있는데 갑자기 소리를 친다. "소아과에서 왔냐? 왜 보고가 없어?" 나는 처음에는 무슨 영문인지 몰라서 가만히 있었다. 이미 들어올 때 그 친구도 나를 봤기 때문이다.

**의대생들은 평생 관계를 가지므로 선후배 관계가
엄격하지만 이런 관계가 깨질 때도 있어,
후배가 전공의 먼저 되면 선배에게 반말하기도**

그런데 다시 "소아과 의사 왔냐? 아기 상태 보고해! 뭐 하는 거야!" 하고 소리를 친다. 어이가 없어서 쳐다보고 있자니 그 친구, 돌아보면서 "잘 모르냐?" 하면서 고개를 다시 돌린다. 나는 아기가 정상인 것을 확인하고는 "야! 그렇게 답답하면 네가 와서 봐라!"고 하면서 분만실을 나와 버렸다. 이런 일을 나만 당한 것은 아니었다. 물론 이런 친구들이 일부이긴 했지만 불과 4년 앞을 내다보지 못하는 졸속한 행동이라고 생각한다.

일할 수 있는 기간이 긴 것은 의사라는 직업이 지닌 큰 장점이다. 의과대학 병원에서는 65세에 정년퇴임을 하고 나서도 대부분이 의사 생활을 계속 한다. 일부는 개업을 하고 일부는 다른 종합 병원에 취직을 하고⋯. 그런데 까마득한 후배가 운영하는 종합 병원에 취직한 사람 중 분노를 표출하는 의사들도 적지 않다. 일단 병원에 들어가면 후배인 병원주가 대하는 태도 때문이다.

　물론 아무리 후배라 하더라도 직장에서는 상사이므로 그만한 대접을 해줄 수 있고, 또 그것이 당연하다고 생각한다. 그런데 말을 막 하고 핀잔을 주거나 간섭하지 않아도 될 부분까지 손을 뻗치는 후배… '인생은 짧고 선배는 영원하다'가 진리는 아닐지라도 기본적인 예의는 갖춰야하지 않을까? +

Episode 20
"모르면 묻는다"는 원칙이 무시되는 나라

후배 가르치기보다 폼 잡기 바빴던 선임 전공의

의대 시절 3학년 2학기부터 수업은 없고 임상 실습이 임상 각 과에서 4학년이 끝날 때까지 시행된다. 강의만 받다가 청진기를 들고 나오니 이제 정말 의사가 되는가 싶어 우쭐한 기분도 들었다. 환자를 배당 받고 환자 노트를 작성하는 것으로 실습이 시작되는데, 학생 신분으로 환자를 인터뷰 하는 것이 쑥스러워서 전공의가 이미 해놓은 것을 베꼈다가 혼이 나서야 용기를 내 환자에게 다가갔다.

그러나 어떤 환자들은 노골적으로 무시하기도 했다. 이와 달리 우리가 학생이라는 것을 알고도 친절히 응해 주는 환자도 많았다. 어떤 친구는 수술실에 들어가는데 덧신을 모자로 잘못 알고 머리에 쓰고 들어가서 웃음거리가 되기도 하고, 소독된 장갑을 끼고는 무심코 코를 만졌다가 혼이 나기도 했다. 이런 해프닝을 거치며 환자들을 보는 첫 걸음이 시작됐다.

아침 회진은 교수들이 도는데 교수들은 회진 후 바로 외래를 보거나 수술실에 들어가는 경우가 많다. 학생 교육은 전공의가 저녁 회진에서 담당

한다. 주로 선임 전공의가 학생 교육을 담당하는데 순수하게 교육을 할 뜻이 있는지 의심이 갈 정도였다.

의사 사회가 군대 못지않게 아래위 질서를 강조했던 것은 명령 체계가 무너지면 환자 관리에 문제가 생길 수 있기 때문인데, 이를 너무 심하게 행사하는 의사들이 있었다. 인턴이나 전공의나 밤새면서 환자를 지켜야 하는 일을 학생들에게 시키고 정작 학생들이 배울 수 있는 과정은 시켜주지 않는 경우도 많았다.

저녁 회진은 환자들 옆에서 학생들에게 실제 상황을 교육하는 장인데, 이를 주관하는 선임 전공의들은 교육을 시킨다기보다는 선임 전공의로서 폼을 잡고 자신을 과시하는 일도 자주 있었다. 회진을 돌 때 환자 앞에서 질문을 하는데 대답을 못하면 "야. 4학년이 되도록 뭐 했냐"고 핀잔을 줬고, 대답을 하면 또 하나를 물어 결국 핀잔 거리를 만들어내곤 했다. 나는 키가 커서 손해를 보는 편이었다. 키가 작으면 뒤에 섰을 때 보이지 않는데 나는 어디서나 잘 걸리곤 했다.

질문을 하면 "그것도 모르냐"고 핀잔을 주는 선임 의사들도 있지만, 알면 왜 학생이겠는가? 모를 때 물어야 알게 되는 게 이치인데, 묻지 못하게 만드는 한국의 풍토는 정말…

회진을 돌면서 핀잔 듣는 것도 익숙할 무렵, 어떤 과에서 회진을 도는데 또 걸렸다. 이 소문난 선임 전공의, 내가 질문에 대답을 못하자 "몰라? 야! 이건 기초야. 네 부모가 불쌍하다. 의사가 될지 말지도 모르는 놈에게 비싼 등록금을 내주다니!" 한다. 부모님까지 들먹이는데 나도 모르게 화가 치밀어서 "그게 우리 부모님하고 무슨 상관입니까? 내가 그런 것 다 알면 왜 학생입니까? 모르니까 등록금 내고 배우는 거 아닙니까? 학생들 물 먹이면 쾌감을 느낍니까? 모르는 걸 가르쳐 주면 어디가 덧납니까?"라고 했다.

불의의 일격을 당한 선임 전공의는 상당히 당황해하며 잠시 머뭇거리다 화를 내기 시작했다. "어디서 말대꾸야! 건방진 놈." 나는 내친김에 한마디 더했다. "학생밖에 만만한 사람이 없나 보네요" 하면서 자리를 떠 버렸다.

내가 선임 전공의가 됐을 때 학생들에게 나의 그 사건(?)을 말해주곤 했다. 우리 학생들은 항상 주눅이 들어 있다. 지금도 모른다고 핀잔을 주는 의사가 있고, 더구나 우리나라 사람들이 활동적으로 질문하고 대답하는 자세가 부족하기 때문에 강의 때나 실습 때나 질문도 거의 없고 교수가 질문을 할까봐 피하는 기색이 역력하다.

나는 학생들에게 말한다. "너희들이 다 알면 왜 등록금 내고 다니겠느냐? 모르는 게 당연하니 모르는 것은 물어라. 의학에서 기초적인 것을 모르는 데도 질문하면 핀잔을 들을까봐 지나가면 영원히 모르게 된다. 질문을 했는데 '그 쉬운 것도 모르냐'고 핀잔을 준다면 그 의사의 자질에 문제가 있는 것이다."

전문의가 되고 나서 절실하게 느끼는 것은 학생이나 전공의 때 기초를 다져야 한다는 사실이다. 그 시절에 모르는 사실을 그냥 넘어가면 영원히 모르고 가게 되기 때문이다. ✚

Episode 21

"가면 또 때리려고?"로 끝난 코믹 구타사건

'기강 잡기' 대단한 의사 사회였는데 요즘 왕자·공주님들은…

이제는 군대가 많이 민주화 됐다고 하는데도 폭행 등의 사건이 간간이 일어나고 있다. 40년 전에는 군대 생활을 하면서 구타당하는 것을 당연하게 여겼다. 학교에서도 체벌이 심했다. 고등학교 때 나는 농구부를 나오면서 야구 방망이로 이틀 동안 50대를 맞았다. 엉덩이가 심하게 까져서 거의 일주일을 눕지도 못하고 엎어져 있어야 했다. 학생 시절 오리엔테이션은 매 맞는 시간이었고, 전공의 1년차 때는 과에 따라 다르지만 일부 과에서는 일을 못한다고 때리기도 했다.

최근 중고등학교 심지어는 대학 운동부의 구타 사건이 말썽이 되기도 한다. 내가 연세대학교 농구부장 시절 각 학교에 가보면 아이스하키 스틱, 야구 방망이, 맨 주먹 등 닥치는 대로 때리는 장면을 수없이 목격했다. 왜 때렸을까? 운동을 못 한다는 이유인데 때린다고 잘 할 수 있을까?

전공의도 마찬가지 이유로 기합을 주곤 했다. 전공의에 대한 기합은 교수 급이 하는 게 아니라 상급 전공의 소행이었다. 개인적으로 기합을 주는 경우도 있지만 단체로 체벌을 내릴 때도 많았다. 환자에게 문제가 생기거나 교수 앞에서 환자 보고를 잘못해 꾸지람을 들으면 그 후유증은 반드시 연차가 적은 전공의에게로 넘어갔다.

때린 선배와 도망간 후배 의사의 코믹 대화 한판
선배 "당장 들어오지 않으면 죽는다."
후배 "들어가면 또 때리려고요? 싫어요."
선배 "……야! 안 때리고 잘 해줄 테니 당장 들어와."

내가 4학년일 때 산부인과는 그 기강(?)이 무서웠다. 연차가 적은 전공의가 집에 가지 못하는 것은 당연했고 허구한 날 기합의 연속이었다. 지독한 시어머니 밑에서 당하며 산 며느리가 시어머니가 되면 더 심하게 괴롭힌다는 말이 실감날 정도로 날이 갈수록 정도가 심해졌다.

어느 1년 차 전공의가 기합을 받다가 그대로 도망을 쳐버렸다. 그런데 곧 잘못했다고 빌며 들어올 줄 알았는데 사흘이 지나도록 안 들어오자 기합을 준 전공의가 당황하기 시작했다. 교수가 알면 "어떻게 했기에 도망갈 정도로 기합을 줬느냐"고 문책을 당할 수 있기 때문이다. 휴대폰이 없던 그 시절, 어렵게 통화가 됐는데 그 대화가 우리를 웃겼다.

선배 전공의 왈 "야! 너 안 돌아올 거야? 당장 들어오지 않으면 죽을 줄 알아."

후배 "싫어요. 들어가면 또 때리려고요?"

선배 "야! 안 때리고 잘 해줄 테니까 오늘 들어와."

무슨 코미디 같아서 우리는 밖에 나와서 웃었다. 그래도 그 당시에는 전공의가 힘들어서 아주 그만두는 경우는 거의 없었다. 그러나 최근엔 옛날 같은 기합이 없는데도 그만두는 전공의를 자주 본다. 집집마다 왕자님, 공주님만 길러서 인내심이 부족해진 탓이리라. ✢

Episode 22

딸부자 집 외아들의 '딸 사냥'

겉으론 숙맥, 뒤로는 간호사 기숙사를 쑥대밭 만드니

    옛날에는 아들 선호 사상이 심했다. 오죽하면 칠거지악이라고 해서 며느리가 아들을 못 낳으면 죄인 취급을 했고 씨받이, 업둥이로라도 대를 이어야 한다는 생각이 지배적이었다.

    내가 소아와 전공의 시절(1970년대 중후반)만 하더라도 며느리가 딸을 낳았다는 소식에 한숨을 쉬며 태어난 손녀의 얼굴조차 보려 하지 않고 발길을 돌리는 시어머니가 한두 명이 아니었다. 아들도 아니고 딸을 낳았는데 선천성 심장 기형이라도 발견되면 "아들 못 낳은 것도 모자라서 병신을 낳아?"라며 며느리 집안의 혈통이 나빠서 그렇다고 공공연히 말하는 시어머니도 봤다.

    아들을 낳고 싶어 딸을 9명 내리 낳고 마지막에 아들을 얻으니 큰누나가 어머니 노릇을 하는 집안도 봤다. 막내아들이 태어났을 때 큰 누나는 30대 중반이었다. 이런 일로 옛날에는 삼촌보다 나이 많은 조카도 흔했다고 하지 않는가. 아마 당시에 인구가 많았던 것도 아들을 보려고 딸을 계속 낳았기 때문으로 생각된다.

내가 제대 후 근무하던 종합병원에 치과 전공의가 새로 들어왔다. 그는 누나가 위로 6명인 막둥이로 바로 위의 누나 이름이 막순이(마지막 딸이라는 의미)라고 했다. 얼마나 귀하게 키웠겠는가. 한 번은 무교동의 한식집에 이어 당시 성황이던 나이트클럽에 자리를 잡았다. 그런데 호스티스가 옆에 앉자 이 친구, 어쩔 줄을 몰라 한다. 두 손을 모으고 앉아서 무슨 새신랑이 처갓집에 결혼 승낙 받으러 온 친구처럼 다소곳했다.

술을 권하자 아직 못한다는 것이다. 이 친구, 26살이 되도록 뭘 했단 말인가? 알고 보니 귀한 아들이라 매일 학교도 데리고 다니고, 나쁜 친구 사귈까봐 통금시간은 8시, 여자는 늦게 알아도 된다며 미팅도 나가지 말라고 했다는데 참 순하고 착한 막내였다. 가만히 보니 병원에서도 간호사들과 눈도 못 마주치고, 항상 최상의 존댓말만 썼다. 우리는 그를 보고 천연기념물이라고 놀리곤 했다.

한 6~7개월 쯤 지나서 내가 당직으로 있는데 근처 파출소에서 연락이 왔다. 우리 병원 의사가 통금에 걸려 있는데 와서 신분확인을 하고 데려가라는 것이다. 놀랄 일은 바로 그 친구였다는 것. 그런데 동반자는 우리 병원 간호사였다.

며칠 지나지 않아 기숙사 통금시간(10시)을 어긴 게 문제가 되면서 일이 알려졌는데 이 친구, 여자친구가 한두 명이 아니었다. 그와 연계됐던 간호사들은 모두 자신이 애인이라고 생각했는데 자신만이 아니라는 것을 알고 문제가 커졌다. 늦게 배운 사랑이 날 샌다고 단시간에 이렇게 변할 수가 있을까?

나중에 안 일이지만 술집에서도 우리와 있을 때만 얌전했지, 그 일대를 휘저었다는 얘기에 우리는 혀를 내둘렀다. 이 친구, 결국 병원을 그만두고 군대 행을 택했다. ✚

Episode 23

의사와 간호사

실과 바늘처럼 밀접한 의사와 간호사의 관계

의사와 간호사는 학창시절부터 가까이 접하며, 의사가 돼서도 실과 바늘처럼 항상 함께 하는 직업이다. 이런 이유로 적지 않은 의사들이 간호사들과 결혼해 가정을 꾸렸는데 반면 직업상 갈등도 자주 발생한다.

내가 모 종합병원에서 인턴으로 근무할 당시 외과 과장의 파워가 대단했는데 외래의 주임 간호사가 그 파워를 믿고 의사, 특히 인턴들을 무시하는 행동을 일삼았다. 입원 환자의 리스트를 아침마다 외래 과장 방에 있는 게시판에 업데이트를 시켜야 하는데 조금만 늦어도 인턴에게 전화해 야단치듯이 해 인턴들 사이에서 매우 원성이 높았다. 내가 외과 인턴이 됐을 때 아침 회진을 도는데 그 간호사로부터 전화가 왔다. "인턴이에요? 왜 말을 안 들어요. 빨리 내려와요!"

완전히 하인에게 명령하는 어조였다. 나는 당장 외래로 내려가서 환자 명단을 줬다. 그러자 그 간호사가 "이제부터 귀찮게 전화하게 하지 말고 정신 똑바로 차려요" 하는 것이었다.

나는 그 간호사에게 "잠시 조용히 드릴 말씀이 있습니다" 하고 겉으로는 웃는 얼굴로 귀에 대고 "야, 까불지마. 더 난리치면 땅 속에 묻어버릴 거야"라며 한 3~4미터 옆에 있는 보조 간호사가 못 듣게 말했다. 그랬더니 난리가 났다. "뭐라고? 당신 지금 뭐라고 했어? 뭐? 묻어버려? 이 인턴이 정신이 나갔나?" 나는 웃는 얼굴로 "무슨 말씀이세요? 저는 아무 말도 안했는데요" 하고 "내일 뵐게요" 하며 외래를 나오는데 보조 간호사는 무슨 영문인지 모르고 어리둥절해 했다.

주임 간호사는 분에 못 이겨 외과 과장에게 이야기했고 과장은 나를 불러 자초지종을 물었다. 그러나 증거가 없는 상황, 나는 아무 말도 안했다고 했으니…. 그 후로 그 간호사의 태도가 달라졌다.

**의사 파워 믿고 무례하던 간호사의 귀에 조용히 건넨 한 마디,
권위적 태도 버리고 공생 노력 필요**

이 경우는 특별한 경우였고 대부분의 간호사들과 의사들은 매우 친했다. 세브란스 소아과에서 전공의를 하는 동안 간호사들이 분주히 움직이면서 작은 실수를 하는 점은 웃음으로 넘겨 버리곤 했고, 내 습성대로 농담을 주고받으니 간호사들도 싫지는 않은 모양이었다.

아침 일찍 회진을 돌기 전에 내가 해야 할 일은 아기들의 머리에 주사를 놓거나 유지해야 하는데 이게 보통 일이 아니었다. 적어도 회진 전 1시간 이상의 시간이 필요한 일이었는데 나의 경우는 간호사들이 미리 주사를 다 놔주고 점검해줘서 무척 편했다. 그런데 내 동료 중에 까칠한 친구, 성격이 나빠서가 아니라 깐깐하고 원칙대로 지키는 친구는 간호사가 조금만 소홀히 해도 그냥 지나침이 없이 막 나무라니…. 그 친구 아침마다 아기들 주사 놓느라고 동분서주하던 모습이 눈에 선하다.

전공의나 전문의 중에는 간호사를 폭행해 병원을 그만둔 경우도 있었는데, 감정 통제 불능, 분노조절 장애가 있는 의사들의 경우가 아닌가 생각이 든다.

얼마 전 '미생'이라는 드라마가 큰 인기를 끌었다. 나의 바둑 기력은 아마 초단, 어렴풋이나마 바둑을 느끼는 정도의 실력이다. 바둑에서 말하는 미생마란 '완전하게 살아있지 못한 말'을 뜻하는데 아직 두 집을 내고 살지 못한 바둑알들이다.

프로기사나 고수들은 미생마를 바로 잡지 않고 자꾸 살라고 종용하면서 자기의 집을 키워간다. 미생마를 가진 입장에서는 괴롭기 그지없다. 바로 살아버리자니 집이 부족하고, 그렇다고 죽일 수도 없는 노릇이다.

의사들이 간호사를 미생마 몰듯이 몰아가서는 안 된다. 함께 공생하며 도와야 환자들의 상태를 정확히 전달받고 치료함은 물론, 즐거운 의료생활이 가능하기 때문이다. ✚

Episode 24

내가 이렇게 열심히 공부하다니…

얼떨결에 전임강사 되니 책임감은 밀려오고…

내가 전공의 4년차 될 즈음, 심장학을 담당하던 교수가 외국으로 1년간 연수를 떠났다. 소아심장 환자의 정밀검사를 담당할 교수가 없자 과에서는 당시 심장학 과정에 있던 나에게 4년차 전공의 동안 내내 심장학을 담당해 정밀 검사를 하도록 시켰다. 다른 4년차 전공의들도 신생아학, 혈액학, 내분비학 등에 배속됐다.

나는 심장 환자들을 담당하기는 했지만 전공의 신분으로 환자를 입원시키고 치료할 수 없어 당시 미국에서 돌아오신 다른 분야의 교수 밑에서 일하는 형식을 취했다. 그런데 그 교수님은 모든 일에 철저하신 분이어서 보통 4년차 10월이 지나면 모든 일손을 놓고 전문의 시험을 준비하도록 봐 주는데 그 교수님은 유독 1주일에 3일은 정밀검사, 나머지 날은 외래환자를 보도록 계속 시켰다. 동기 4년차들은 모두 밖에 모여서 하루 종일 전문의 시험 준비에 여념이 없는데….

12월에 병원에서 마주친 외과 교수가 나를 보더니 "자네 지금 4년차 아닌가? 공부 안 하고 뭐 하나? 허허, 이번에 전문의 시험에서 확실히 떨어질 사람이 하나 있군" 하신다. 1월 첫째 주에 필기시험이 있는데 12월이 되자 나도 내심 불안해지기 시작했다. 이즈음 미국에 계시던 흉부외과학 홍필훈 교수님이 귀국하셔서 심장외과의 책임을 맡으셨는데 당시 학장보다도 훨씬 선배로 의학계에서 존경받는 분이셨다. 심장외과와 매주 수술할 환자들을 검사해 토의하는 회의를 열고, 소아 심장환자 수술 때 가끔 수술방에도 들어가곤 했던 나는 자연히 홍 교수님과 자주 대면했다.

홍 교수님은 매일 병원에 출근하는 나를 보고 내가 전임강사쯤 되는 것으로 여기셨다고 한다. 전문의 시험을 보기 2주 전 일본 심장혈압연구소에서 외과 교수들이 우리 병원을 방문했다. 나는 이들이 수술할 수 있도록 심장 기형이 있는 환자들을 정밀검사 하고 회의에서 설명했다. 일본 교수들과의 식사 자리에서 내가 전임강사가 아니라 4년차 전공의임을 처음 확인한 교수님은 내게 "전공의가 끝난 뒤 교수 요원으로 남으라"고 권하셨다.

그러나 당시 문제가 있었다. 우리 과 주임교수와 학장의 사이가 아주 나빠 지난 4년간 우리 과에 교수 요원이 한 명도 들어오지 못했던 것이다. 교수님과 상의하니 "밑져야 본전이니 주임교수에게 말이나 해보라"고 하셨다. 주임교수를 찾아가 이런 말을 하니 그는 어이없다는 듯 나를 쳐다보며 "내가 추천해도 안 된다"고 하셨다. 나중에 안 일이지만 "교수직으로 남게 해달라"며 주임교수를 찾아간 전공의는 과거에 전혀 없었으며, 그 당시 개념으로는 도저히 있을 수 없는 일이었다고 한다. 내 부탁에 어이없어 하신 것도 무리가 아니었다.

어쨌든 내가 재차 요청하자 주임교수는 "정 네가 소원이라면 한 번 요청은 해보겠지만 큰 기대는 말라"고 대답하셨다. 하지만 나는 홍필훈 교수님의 도움으로 교수직에 임용됐고, 이를 안 주임교수도 놀랐다고 한다.

어쨌든 소아심장학 전문 전임강사로서 밀려오는 책임감이 막중했다. 시험을 봐야 하는 것도 아니지만 타 학교와 경쟁해야 하고, 학회에서 논문 발표가 탁월해야 한다는 책임감! 아마도 내 자신이 절실해 공부를 시작한 첫 번째가 아닌가 생각된다. 토요일, 일요일, 휴일도 없었다. 지나간 20년간의 외국 논문, 책 등을 보고 연구할 대상을 찾고…. 내 자식이 아파서 소아과에 입원하는 것조차 모르고 공부에 몰두했던 시절. 지금 생각하면 내 일생에서 가장 소중했던 시기가 아니었나 생각된다. +

Episode 25

호랑이 은사
故 홍필훈 교수님을 회고하며

한 번이라도 멘토 만났다면 당신은 행복한 사람

요즘 '멘토'란 말을 많이 쓰지만, 이는 그리스 신화에서 유래된 단어다. 오디세이가 트로이 전쟁에 나가면서 그의 친구 멘토에게 아들을 맡긴다. 오디세이가 돌아오기까지 10년 동안 멘토는 왕자의 스승으로, 아버지로, 때로는 친구도 돼 주며 왕자를 이끈다. 그 후 멘토는 지혜와 신뢰로 한 사람의 인생을 이끌어주는 지도자를 일컫는 말로 쓰인다.

사람들은 멘토 같은 사람을 진정한 스승이라고 말해 왔다. 지식만 전해주는 게 아니라 마음속에 나를 이끌어준 사람, 내가 인생을 살아가면서 그 사람 특유의 체취를 항상 생각나게 하는 사람… 멘토 같은 사람이 지금 있거나 과거에 있었다면 당신은 행복한 사람이다.

소아과 전공의 4년차 시절 심장 담당 교수님이 독일로 유학을 떠나시는 관계로 내가 직접 환자를 담당하고 심장 검사를 하게 됐다. 그런데 그 해에 미국에서 흉부외과학을 전공하신 홍필훈 교수님이 귀국해 우리 병원에 교수로 돌아오셨다.

소문이 무성했다. 학문적으로 매우 학식이 높을 뿐 아니라, 잘못된 지식이나 의사로서의 지식을 못 갖춘 사람에게는 가차 없이 혼을 내는 무서운 분으로, 과거 우리 병원에 계셨을 때 내과 교수 한 분은 하도 혼이 나서 얼굴에 경련까지 생겼다는 것이다.

홍 교수님은 응급환자가 내원해 수술방에 환자를 데리고 가셨는데 늦은 시간이라 수술방 문이 잠겨 있자 응급 환자 앞에서 "왜 문을 안 열어 놨느냐"며 발로 문을 차서 열고 들어가셨다는 일화도 유명하다.

그 해 12월 마침 일본 심장혈관센터의 외과 교수가 방한했는데 그 분과 함께 수술할 환자들에 대해 정확하게 심장검사를 준비해 놓으라는 지시가 떨어졌다. 그때가 전문의 시험공부 과정이었지만 나는 병원에 나와 환자를 검사하고 회의에서 환자의 상태를 설명했다.

1월 초 수술을 잘 마치고 일본 의사는 돌아갔고 나는 전문의 시험이 끝나고 병원으로 일단 돌아왔다. 전공의가 끝나면 이제 떠나야 할 입장이었다. 당시는 소아과에서 교수 요원을 뽑을 수 있는 상황이 안 됐기 때문이다.

불가능했던 교수 자리에 오르게 된 사연

그런데 복도에서 우연히 홍 교수님을 뵙게 됐는데 교수님이 다음에 수술할 환자에 대해 말씀하시는 것이었다. "저는 이제 전공의를 마치고 나가야 한다"고 말씀드렸더니, "그래? 나는 자네가 전임강사인줄 알았어. 아니, 다른 4년차들은 전공의 시험공부 한다고 병원에 나오지 않았는데 자네는 끝까지 일을 해서 말이야" 하시면서 "왜, 여기 교수 요원으로 남아있지 그러나?"라고 말씀하셨다. 나는 소아과의 사정을 말씀드렸고 교수님은 고개를 끄덕이시며 그냥 지나치셨다.

그리고 며칠 후 홍 교수님으로부터 만나자는 연락이 왔다. 교수님이 학장에게 "꼭 필요한 사람"이라고 주장하셔서 나는 전임강사가 될 수 있었다.

심장 컨퍼런스는 주로 심장수술을 위해 검사한 환자에 대해 수술 방법과 이미 수술한 환자들의 결과, 예후 등을 토의하는 시간으로, 매주 한 번씩 소아과-심장외과 합동으로 열렸다. 홍 교수님이 오신 후에는 컨퍼런스 분위기가 더욱 살벌했다.

질문에 하나라도 대답을 못하면 "수술할 자격이 없다며 다른 교수가 수술하라"고 질책하셨기 때문이다.

한 번은 수술 후에 환자가 사망했는데, 그 원인이 소아심장과에서 진단을 잘못했기 때문이라는 질책이 나왔다. 홍 교수님을 비롯한 외과 교수들이 소아심장과를 질타했다. 나는 이에 대해 "그 환자의 진단을 제가 했습니다. 부검을 해보시고 진단 잘못을 지적하시는 겁니까? 만일 진단이 잘못됐다면 제가 사표를 내겠습니다. 왜 매번 수술이 잘못되면 확실한 증거도 없이 진단 잘못 때문이라고 하는 겁니까?" 하고 방을 나와 버렸다.

그 분의 학문에 대한 열정 물려받아야

다음날 홍 교수님이 나를 부르셨다. "내가 큰 실수를 했어, 근거 없이 진단의 문제를 거론했으니 내가 사과하네." 나의 아버지와 같은 연세이시고 또 모든 의사들에게 존경 받는 분이 새파란 제자에게 사과하는 말씀을 듣고, '학문 세계를 제대로 이끌어가시는 분'이라는 생각에 진심으로 존경심을 가지게 됐다.

홍 교수님은 그 후 의료원장에 취임하셨는데 내가 한 번도 찾아뵙지를 않자 나를 부르셨다. 그 자리에서 앞으로 새 세브란스 병원 건립을 추진하시겠다며 설계도를 보여 주시던 기억이 새롭다. 교수님은 내게 "내가 의료원장이 됐는데 평이 어때?" 하고 물으셨다. 나는 "다 말씀드려도 됩니까? 다른 교수 분들의 평이 어떤지는 모르지만 저는 선생님이 의료원장을 안하셨으면 했습니다. 왜냐하면 저는 선생님이 영원한 학문을 중요시하는 교수님으로 남아 계셨으면 했기 때문입니다"라고 말씀을 드렸다.

홍 교수님이 정년퇴임 하고 하와이에 정착하셨을 때 나는 가족과 함께 카와이 섬에 여행을 갔고, 홍 교수님 부부께 비행기 표와 호텔을 제공해 카와이로 오시게 한 뒤 함께 지낸 일이 있었다. 그때 홍 교수님 말씀. "자네 말대로 의료원장은 하지 않는 것이 좋을 뻔했어. 의료원장 할 때는 그렇게 찾아오던 사람들이 끝나니까 전화 한 통 없더라고. 학문에 전념하는 게 나을 뻔 했어. 그래도 하와이까지 나를 찾아준 자네가 정말 고맙네."

홍 교수님이 돌아가시기 6개월 전 전화를 드렸는데 "나 자네가 보고 싶어. 빨리 한 번 볼 수 있을까?"라고 말씀하셨고, 나는 돌아가시기 2개월 전 미국 학회에 가는 길에 홍 교수님을 뵈었다. 죽음에 대한 공포가 없는 얼굴로 반갑게 맞아 주시던 모습이 지금도 눈에 선하다. 홍 교수님에 대한 기억은 많은 의대 교수들 가슴 속에 남아 있을 것이라고 생각된다. 그분이 의학을 대하던 그 모습이 후배들에게 그대로 전해졌으면 하는 바람이다. +

Episode 26

소아심장학의 스승, 조범구 선생님

인생을 살아가며 만났던 진정한 스승

인생을 살아가는 동안 진정한 친구와 스승이 있다고 생각한다면 행복한 사람이라고 했다. 조범구 선생님(심장외과)은 내가 어려웠던 의대 생활을 끝내고 전공의를 거쳐서 의과대학 교수가 될 수 있도록 이끌어주셨던 분이다.

선생님과의 인연은 내가 4년 차 전공의 때 시작됐다. 당시 심장 소아과 교수였던 이승규 선생님이 외국으로 유학을 가서 내가 대신 전공의의 신분으로 심장 검사를 한 적이 있다. 전문의 시험기간 동안, 일본 심장 혈압 연구소 외과 교수가 방한했는데, 시험 막바지에 병원에 나와서 검사를 하고 조범구 선생님과 컨퍼런스를 함께 했던 것이 인연이 됐다.

선생님은 매우 원칙적이고 엄격한 분이셨다. 그 과의 교수, 전공의들에게는 무서움의 대상이었고 컨퍼런스에서 모른다는 대답은 용납되지 않았다. 물론 초창기에는 나를 잘 믿지 않으셨다. 워낙 심장검사(심장소아과)가 발돋움하는 시기였고, 검사기기 및 방법이 열악해서 정확한 진단이 어려운 시기이기도 했기 때문이다. 자연 소아심장 환자 사망률도 높았으니 집도를 하는 선생님 입장에서는 예민하실 만도 했다.

나는 처음에는 오기로 온갖 방법을 다해 정확한 진단을 하려고 애썼다. 신장내과에서 쓰던 초음파기를 내 돈으로 사서 활용했고, 외국 논문에 나오는 검사법을 나름대로 모방해 사용하기도 했다. 특히 1978년경에 논문에 발표된 진단(axial angiography) 방법의 경우, 우리나라에 그런 기계가 없었으므로 원래의 기계를 사용해 환자의 위치를 바꾸어 주는 방법으로 사용하기도 했다.

이런 과정을 거치면서 조범구 선생님은 나를 믿기 시작했고, 1980년 후반부터는 심도자 검사 없이 심실중격결손을 초음파 검사만으로 수술하게 됐다. 그 결과 우리나라에서는 최초로 생후 6개월 이전의 활로 4징(선천성 심장병의 종류로 심실중격결손, 폐동맥협착, 우심실 비대, 대동맥기승이 동반됨) 환자에게 수술을 시행해 좋은 결과를 얻었다.

소아 심장학에 대단한 열정 보였던 선생님, 그 열정 본받아 의학의 길 걸어

조범구 선생님의 소아 심장학에 대한 열정은 대단했다. 매주 부산 등을 방문하며 무료 진료를 하셨고, 온종일 수술을 강행하는 열정은 보는 사람을 감탄케 했다.

소아심장 환자를 진단하는 나, 그 환자를 수술하는 조범구 선생님. 실과 바늘 같은 관계는 30년 간 지속됐다. 나는 진단에 의구심이 드는 환자의 경우, 수술실에 들어가서 수술하는 선생님에게 의견을 묻고 배우는 등 선생님으로부터 심장학 교수로서 갖춰야 할 것도 많이 배웠다. 때로는 매일 계속되는 수술에 지쳐 짜증도 내셨지만, 그 시간에 내가 수술방에 들어가면 금방 웃으며 좋아하시던 모습이 지금도 눈에 선하다.

우리나라 선천성 심장질환의 수술을 한 단계 높이신 분. 아니, 선진국 수준으로 높이는 데 큰 기둥 역할을 하신 분이라고 나는 자신한다. 또한 故 홍필훈 교수님과 함께 혼신의 노력을 보여주시던 모습은 후배 교수들이 배워야 할 모습이라고 단언한다.

선생님은 우리나라 최초의 심장혈관병원 건립에 앞장섰고, 초대 심장혈관 병원장을 역임하셨다. 그 시절 하루에 입원하고 있던 소아 심장 환자가 70명 가까이 돼서 외국에서 다녀간 소아 심장학 의사들을 놀라게 했다. 아마 그 당시 소아심장환자 수가 세계적으로도 가장 많았던 시기가 아니었나 싶다.

선생님이 심장혈관 병원장을 그만둘 무렵 나에게 이제는 우리 둘이서 그동안 수술한 소아심장 환자들을 정리하며 후배에게 남겨주자고 하셨다. 그런데 이후 선생님이 세브란스 병원장으로 임명되면서 그 일은 중단돼 지금도 아쉬움이 크다. 그리고 그 후 나도 점차 소아심장학 일을 후배에게 넘겨주다가 50대 중반에 운동치료를 공부하게 됐다.

선생님이 퇴직하고 떠나신 후 자주 뵙지는 못하고 있다. 하지만 지금도 수술모자와 마스크 사이에서 빛나던 눈초리는 내 뇌리에서 사라지지 않고 있다. +

Episode 27
내가 미국 간다니 후배들 '만세 파티'

나 역시 '성질 급한 호랑이 선배'였나?

전임강사가 돼 심장학을 본격적으로 전공하게 되자 나는 무거운 책임감을 느끼기 시작했다. 학회 발표 자료도 내가 책임져야 하고, 다른 대학 병원과 경쟁도 해야 했기에 평일에는 밤늦게 귀가하고 휴일에도 병원에서 살다시피 했다. 그러니 힘든 건 전공의들이었다.

당시는 현재보다 중한 질환이 많아 응급실은 늘 중환자로 넘쳐났다. 어느 날 아침 응급실의 소아과 영역을 둘러보는데 살펴보니 환자는 많은데 돌보는 의사가 없었다. 간호사에게 물어보니 이미 전공의를 불렀는데 회의(매일 아침 일찍 소아과 전체 교수와 전공의들이 모여 환자들의 방사선 사진을 보는 회의)가 끝나야 내려온다고 했다는 것이다.

나는 회의실에 올라가서 문을 열자마자 전공의들에게 "여기서 방사선 사진 보고 있으면 환자는 자동으로 치료되냐?"고 소리쳤다. 놀라서 쳐다보는 전공의들에게 "빨리 안 내려가?" 하고 소리를 쳤다. 전공의들이 우르르 나가고 나자 갑작스런 큰 소리에 회의 중이던 소아과 교수들을 비롯한 20~30명이나 되는 사람들이 크게 놀란 건 물론이고 그곳에 계시던 주임교수는 "이 사람아, 나 애 떨어지는 줄 알았다"라며 어이없다는 듯 웃으셨다.

의사가 환자를 볼 때 "대충"이라는 말은 있을 수 없다. 작은 실수가 환자의 목숨을 좌지우지하기 때문이다. 요즈음은 거의 없어졌지만 80년대 초만 해도 세균성 뇌막염이 많았다. 이 경우 항생제를 쓰는데 항생제를 쓰면서 척수액 검사를 해 정상이 되면 퇴원시키는 것이 원칙이었다.

한 환자를 치료하고 척수액 검사를 시행한 후 그날 오후 회진을 가서 그 결과를 물어봤다. 그런데 담당 전공의가 척수액 검사에 실패(잘못해서 척수액에 혈액이 섞이면 판정이 불가능)했는데 야단맞을 것을 우려해 이상이 없다고 내게 말했고 그에 따라 환자가 퇴원했는데 한 열흘이 지나 그 환자가 경련을 일으켜 다시 입원했다. 뇌종양이 생긴 것이었다. 어이가 없었다. 내가 주치의였으니 내 책임인데…. 그 후로 중요한 데이터는 내 눈으로 직접 확인했다.

교수-전공의 회의 박차고 들어가 고함지르니

그 전공의에게도 책임을 물어 2주일간 당직을 시키고는 한 사나흘이 지나 확인차 휴일에 그 전공의를 불렀는데 나타나지를 않았다. 계속해서 찾았더니 2시간 정도 지나 나타나서는 변명을 하는 것이었다. 당직의사가 얼마나 중요한가? 응급실에 오는 환자, 병실 입원환자를 모두 돌봐야 하는데 이 친구, 벌로 당직을 서고 있음에도 고년차 전공의라고 저년차에게 모두 맡기고 밖으로 나갔던 것이었다. 나는 그에게 앞으로 한 달간 더 계속해서 당직을 서라고 했다.

그런데 며칠 후 선배 교수가 나를 부르고는 어렵게 말을 꺼내는데, 그 친구에게 너무 과한 벌을 준 것이 아니냐는 것이었다. 알고 보니 전공의는 그 교수와 사돈 관계에 있었다. 나는 그 전공의를 다시 불러서 "앞으로 3개월간 당직을 더 서라. 의사로서 너는 있을 수 없는 잘못을 했는데 전공의를 그만두게 하지 않은 것을 다행으로 생각하고 앞으로는 꾀부리지 말라"고 나무랐다.

내가 미국에 연수를 떠난다는 소식이 전해지자 전공의들이 이제 살았다며 파티를 열었다고 들었다. 그리고 내 밑에서 교수를 하다 지금은 개원을 한 친구가 내가 미국에서 돌아올 때 자신이 내 파트의 전공의로 지명이 된 걸 알고는 '이제 나는 죽었구나'라고 생각했다고 한다. 나의 급한 성격이 전공의를 대하는 데 그대로 나타났고, 따라서 내 밑에서 일한 사람들 모두 숨차게 지냈으리라고 생각된다.

집사람은 나에게 좀 편안하게 늙어 가라고 하지만… 세월이 지나고 나이가 들면서 변하려고 노력은 하고 있지만 지금도 나는 생각과 행동이 남보다 한 발짝 빠르며, 맘에 들지 않으면 그 자리에서 바로 쏘는 건 여전하다. 나이 들어 노년기를 보내는 사람들 중 느긋하고 남을 편하게 해주는 사람들이 부러운 건 나 혼자뿐일까? +

Episode 28

평생을 괴롭힌 영어

듣고 또 듣고 용감하게 말하니 말문이 트이고…

고등학교 1학년까지 농구를 하다가 그만뒀다. 당시 연세대학교 체육부장이시고 농구계의 대부이신 이성구 선생님의 조언에 따른 것이었다. 고등학교 2학년 때부터 공부를 시작했다. 그러나 공부는 마치 고입을 준비하는 학생처럼 중학교 3학년 과정부터 시작해야 했다. 아무도 모르는 사실이지만 나는 고등학교 2학년 말에 모 고등학교 입학시험까지 봤지만 떨어졌다. 입학하기 위한 건 아니었고 나를 테스트하기 위함이었지만….

어쨌든 재수 끝에 재수가 좋아 연세대학교 의대에 합격했다. 하지만 기쁨은 잠시. 기초가 없이 입시공부만 했던 나는 기초과학 과목과 영어 능력이 엄청나게 모자랐다. 주로 원서로 공부하는 의대에서 보통 다른 친구가 10장을 읽을 때 나는 2장 정도 읽는 편이었다.

몇 번이나 학교를 그만두려고 생각했는지. 재시험이란 재시험은 다 보고, 미국 의사시험 영어 부분도 낙제였다. 졸업할 당시 내 체중이 68kg(키 180cm)이었으니…. 졸업 후 바로 군대에 가자 20일 만에 체중이 80kg으로 늘었다.

역시 운동 체질이었다. 1981년 일본에 약 1년간 연수를 갔다. 일본어를 하나도 공부하지 않고 갑자기 가게 됐는데 한국에서 가져간 회화책과 일본 TV를 보니까 5개월쯤 지났을 때부터 일본어가 들리기 시작했다. 그런데 미국에서 온 사람들은 1년이 넘었어도 그 수준이 초보 단계를 넘지 못하고 있었다. 이유는 어순 때문이었다.

영어의 경우도 어순이 같은 스페인 사람들은 쉽게 터득한다. 1984년 미국 보스턴에서 소아 심장학을 연수했다. 연수 기간 동안 변화가 있었다면 미국인이 말을 걸 때 두려움이 없어진 정도이지, 영어 실력 자체는 크게 늘어나지 않았다고 생각한다.

**미국 산다고 무조건 영어를 잘하게 되지는 않는다.
드라마-영화를 보고 또 보고, 수집한 DVD가 3000장 정도나 되니
어느덧 귀와 입이 트이고 겁 없어져**

한국으로 돌아와서도 영어 회화에 별 관심을 보이지 않았다. 그러나 7년 전 운동치료클리닉을 맡으면서 사정이 달라졌다. 일상 회화가 통하지 않으면 공부가 불가능한 상황…. 처음엔 중학교 3학년 영어 교과서를 그대로 암기했다. 다음은 영화 보기. 미국 드라마 비디오, 즉 '컴뱃' '맥가이버' '형사 콜롬보' 등을 무조건 보고 들었다. 그때부터 시작해 지금 내가 보유하고 있는 DVD가 3000장이나 되니…. 한 2년 지나자 들리기 시작했다. 이어서 뉴스 공부, 즉 CNN에 도전했다.

미국에 있으면서 한 대학병원을 방문했다가 서울에서 연수차 와 있는 젊은 교수를 만났다. 그의 지도교수에게 나도 저런 시절이 있었으니 좀 자상하게 대해주라고 말했다. 그러자 그 미국 의사 교수 왈. "의학에 관계

된 말은 조금 알아듣는데 그 외의 말은 전혀 못 알아듣는 것 같고, 말을 거의 안 하니 어떻게 하면 좋느냐"는 하소연이었다.

어떤 의학자들은 우리말을 중요시 한다고 우리말로만 의학을 강의하는 경우를 봤다. 우리말을 사용해야 한다는 데는 나도 적극 찬성이다. 그러나 우리말로만 가르친다면 영어로 된 책을 읽는 데 많은 불편이 따른다. 영어 때문에 의대 시절 고생했던 나지만 세계를 보면서 이런 생각이 든다. '우리말과 영어를 함께 가르쳐야 하지 않을까?'

이제 국제화 시대다. 외국의 환자들이 한국에 치료받으러 올 정도로 우리 의학은 발전했다. 이들과 자유롭게 대화가 가능해야 의사가 충분히 치료할 수 있다. 말없이 약이나 메스로만 치료하는 것이 의술이 아니기 때문이다.

영어를 어려서부터 배운다고 우리말을 버리는 것은 아니라고 생각한다. 영어권 나라에 가서 연수를 받아야만 잘 배울 수 있다고 생각하지도 않는다. 잘못하면 생소한 문화에 적응하지 못한 아이들에게 해가 될 수도 있기 때문이다. 한국 교재로도 어학 공부는 충분하다고 확신한다. 우리나라가 발전하기 위해서는 의학계뿐 아니라 모든 분야에서도 국제공용어가 된 영어 습득은 필수라고 본다. +

Episode 29

의대생 절반이
미국으로 이민갔는데…

미국으로 가면 모두 성공? 가시밭길 거쳐야

나는 1973년에 의과 대학을 졸업했는데 이때는 우리 의학계가 변화하는 전환기이기도 했다. 의사 부족 현상으로 미국의 외국 의사들을 받아들이던 정책이 바뀐 시점이기 때문이다. 필자의 동기 졸업생 70여 명 중 30여 명이 미국으로 이민의 길을 떠났지만, 선배들의 경우는 보통 절반 이상이 미국을 삶의 정착지로 택했다.

따라서 우리 때만 해도 한국의 의사 국가시험은 모두 통과하는 것으로 보고 미국 의사 시험 준비에 열중했다. 미국으로 줄지어 떠난 이유는 그 당시만 해도 삶의 질에 있어서 미국과 한국 사이에 엄청난 차이가 있었기 때문이다.

졸업한 지 10년이 지나 내가 교수직을 받고 미국에 연수를 갔을 때 미국에 사는 동기들이 뉴욕 공항으로 마중 나왔다. 그때 처음 타본 캐딜락, 벤츠 같은 고급 차들, 그리고 영화에서나 볼 수 있었던 숲속의 저택 등 나를 놀라게 하는 게 한두 가지가 아니었다.

그러나 그들이 쉽게 부유한 생활을 영위할 수 있었던 것은 아니다. 우선 미국은 그들이 처음 도착했을 때 쉽게 일자리를 얻을 수 있었던 곳이 아니었다. 어떤 친구는 직장을 구하지 못하고 묵을 곳도 없어 뉴욕의 센트럴 공원에서 벤치에 신문지를 깔고 잠을 자는데 자신의 신세가 처량해 눈물이 나더라는 것이다.

취직이 된 뒤에도 영어가 잘 안 들려 병원 안에서 찾는 전화가 오면 잠깐 기다리라고 해 놓고는 단숨에 뛰어가곤 했다고 한 친구는 말했다. 한번은 간호사가 전화를 해와 단숨에 10여 층을 달려서 내려갔다고 한다. 그랬더니 간호사 왈, "왜 여기까지 왔느냐. 난 그저 이제 할 일이 없으니 잠이나 한숨 자 두라고 말하려 전화했다"고 말하더란다.

한국에서 대학까지 나온 사람이 미국 사회에 적응-흡수되는 일은 보통 힘든 게 아니다. 그러다보니 고생도 하고, 다시 돌아오기도 하고

미국 사회의 경쟁이 치열하다 보니 미국에 간 의사 모두가 잘 된 것도 아니다. 어렵게 생활하며 살아가는 의사들도 적지 않다. 또 외로움 탓에 다시 한국으로 돌아온 의사들도 많다. 특히 1990년대 들어서 한국 경제가 발전하면서 귀국 의사들이 많아졌다.

미국이 아직까지 한국보다 생활의 질이 높은 것은 사실이다. 그러나 미국 생활은 한국인 의사들에게 그다지 녹록지 않다. 의사라는 신분 덕분에 사회적으로 어느 정도 대접을 받는 것은 사실이지만 그 사회에 동화되는 것은 쉬운 일이 아니었다.

인종 차별도 있지만 대학을 졸업할 때까지 한국에서 살았던 사람들이 문화·사회적으로 미국 사회에 흡수되는 것은 쉬운 일이 아니었다. 이제는 미국으로 이민 가는 의사들이 거의 없다. 미국에 가는 일이 힘들기도 하지만 간다고 해서 놀랄만한 혜택이 기다리고 있지도 않기 때문이다.

   내가 미국에 있을 때 지도교수가 "한 4년 정식으로 자기 밑에서 일하라"고 제의한 적이 있다. 지역 의사 면허를 주고 4년이 지나면 대학병원 교수직도 보장하겠다는 것이었다. 그때의 결정이 나의 일생을 좌우할 수도 있었다. 그러나 나는 한국에서 살아야 하는 팔자였던 것 같다. +

Episode 30

당신과 나 안의 '도박 유전자'

폐가망신 해도 도박만 보면 손떨리는 사람들

왜 사람들은 도박에 중독되는 것일까? 최근 들어 마약이나 알코올 중독처럼 도박도 뇌의 도파민(dopamine)이라는 물질과 관련 있다는 사실이 밝혀지고 있다. 예전에는 3대 도박 하면 화투, 마작 그리고 포커 게임을 들었다. 그러나 최근에는 경륜, 경마 거기에 각종 인터넷 도박까지 기승을 부리고 있다.

인터넷 불법 도박 수익금 110억 원을 마늘밭에 묻었다가 발굴된 사건은 충격적이었다. 제주도에서는 택시 영업을 하는 사람들이 경마에 미쳐서 폐가망신을 해서 제주 전체가 떠들썩한 일도 있었다. 서울의 경마장에서는 자동차를 맡기고 돈을 빌려 경마 내기를 하는데 아무리 좋은 차라도 몇 푼 돈을 못 받고, 돈을 빌려간 뒤 몇 달 안에 차를 찾아가는 비율이 60% 이상이나 된다고 한다.

내가 잘 아는 사람의 부인이 밤중에 다급히 전화를 걸어 "남편이 죽으려고 약을 먹었다"고 했다. 급히 치료해 살아났는데 그 친구 왈. "나는 살아서는 안 돼. 사채업자들이 나를 가만두지 않을 거다."

요즈음 유명 연예인들이 동남아시아에서 대형 도박을 하다 돈은 돈대로 탕진하고 외화 반출 도박 혐의로 구속되는 사태가 가끔 발생하지만 이것은 빙산의 일각이다. 강원도에 가면 아침 일찍부터 줄을 서서 좋은 자리를 맡으려고 대기한다고 한다.

멍하니 도박판 바라보다 칩 몇 개 생기자
바로 도박판으로 달려가는 사람들

나는 미국에서 라스베이거스, 애틀랜틱 시티, 리노 등 대형 도박 도시에 가본 적이 있다. 어느 곳에서나 동양인 특히 중국인과 한국인들이 극성이었다. 돈을 다 잃고 빚을 져서 카지노장에서 청소부로 일하는 사람들 중에 동양계가 대부분이었다. 청소를 하다가도 도박이 하고 싶은지 멍하니 도박판만 쳐다보는가 하면 같은 동족임이 확인되면 다가와서 칩을 몇 개만 달라고 하는 경우도 많다. 어떤 할아버지가 하도 부탁해서 몇 개를 주자 청소하던 손을 놓고 바로 도박판으로 달려가는 것이었다.

그곳에서 그런 처지에 놓인 한국 사람의 하소연을 들은 일이 있다. "아무리 돈을 잃어도 돈이 조금만 더 있으면 금방 만회될 것 같은 생각이 든다"는 것이었다. 미국에서 카지노는 떼돈을 버는 사업이며, 이 권리를 따내는 것이 하늘의 별 따기라고 한다. 한때는 인디언 거주지에 카지노 시설을 허용해 자립을 유도했다고도 한다.

중국 사람에게 들은 이야기인데, 어떤 사람이 너무 도박에 미쳐 부인까지 팔아먹어서 아버지가 오른 손목을 잘라내고 본인도 절대로 도박을 하지 않겠다고 맹세했는데, 몇 달 뒤에는 왼손으로 능숙하게 마작을 하고 있더라는 것이다.

도박을 한다고 해서 누구나 중독이 되는 것은 아니다. 뇌의 이상에 의한 유전적 경향이 크다고 한다. 도파민 운반 유전자 등 도파민 분비에 관계하는 유전자들이 밝혀지고 있다. 그러므로 많은 중독증들이 유전자와 환경적 요인의 복합적인 작용에 의한 것이라고 할 수 있다.

미국에 거주할 때 가까운 거리에 카지노가 있어 처음에는 자주 가서 블랙잭 등을 해봤는데 시간이 지남에 따라 점점 재미가 없어지는 것이었다. 내게는 이런 유전인자가 없기 때문일 것이다. +

Episode 31

'무의촌' 진료 현장에 가보니…

의학 실습과 농촌의 향기 어우러진 추억들

지금은 우리나라가 선진국 대열에 들어섰지만 40년 전에는 "우리도 한 번 잘살아 보세"라는 구호 아래 경제 발전에 박차를 가하는 시기였다. 서울에서 멀지 않은 곳에 의사들이 없어 진료를 못 받는 곳이 많았다.

우리는 이를 '무의촌'이라고 부르고 매년 소위 무의촌 진료를 다녔다. 내가 4학년 때 간곳은 충남 연기군이었다. 당시 무의촌 진료는 지도교수 1명, 전공의 1~2명, 인턴 1~2명 그리고 의대, 치대, 간호대 학생들로 구성되는 것이 보통이었다. 기간은 대략 방학기간에 1주일 정도.

아침부터 저녁 늦게까지 줄을 서서 기다리는 환자를 보느라 모두 눈코 뜰 새가 없었다. 학생들은 주로 환자 안내, 기록, 정리, 약배급 등을 했고, 전공의와 인턴, 그리고 지도 교수들이 환자진료를 맡았다. 하루 일과가 끝나면 마을의 각 집마다 굴뚝에서 연기가 모락모락 피어나고 조용하고 적막한 산속 마을에 땅거미가 지면서 도심에서는 볼 수 없는 큰 달이 떠올랐다. 그 그림 같은 풍경 속에서 저녁을 마치고 모닥불 주위에 둘러 앉아 '끝이 없는 우리들의 이야기'로 꽃을 피우면서 막걸리와 소주 한 잔의 즐거움 속에서 낭만을 불태웠다.

　어느 날 저녁 친구 중 한 명이 술에 취해서 횡설수설하는 것을 보고 장난기가 발동한 나는 그가 나를 쫓아오도록 약을 올리며 도망치기 시작했다. 화가 난 그는 술 취한 가운데서도 나를 쫓아왔는데 내가 인분 저장고(당시 땅에 4~5m 직경으로 파서 인분을 저장하는데, 밤에는 구분이 안 됐다) 옆을 지나 뛰니까 따라오던 그 친구, 인분 속으로 사라졌다.

　나는 친구들과 함께 그 친구를 세탁하느라 몇 시간 고생했는데 오래된 인분냄새는 가실 줄 몰랐고 몇 시간 눈을 붙여 보려했지만 인분냄새는 우리를 뜬 눈으로 밤을 지새우게 했다.

　장난이라고 해도 좀 심했나? 아무튼 무의촌 진료는 우리에게 의학 실습은 물론 농촌의 향기도 함께 느낄 수 있는 기회를 주었을 뿐만 아니라 가끔 낭만적인 환경 속에서 맺어지는 간호 학생들과 의-치대 학생 간의 짝(?)을 만드는 계기가 되기도 했다.

　내가 전임강사가 돼 무의촌 지도 교수로 가게 됐다. 마을에 도착해 7일간의 진료를 마치고 돌아오기 전날 저녁 막걸리 파티가 시작됐다. 바가지에 막걸리를 부어서 한 번에 마시자고 해서 나는 학생들이 건네준 막걸리 한 바가지를 마셨는데 정신을 차려보니 다음날 아침이었다. 학생들이 막걸리 속에 소주 한 병을 섞었던 것이다.

　요즈음 학생들이 술을 먹고 간혹 사고가 발생하는데 주량이 안 되는 친구들에게서 생기는 일인 듯하다. 나도 주량이 세지는 않는데 그날의 술이 수면제 역할로 끝난 것이 그나마 다행이라고 생각한다. ✛

Chapter 02

의사로서 바라보고 겪은 현장 속에서…

Episode 32

유가족 횡포 무서워 도망간 의사들

의사 태도에 따라 달라지는 유가족 태도

병원은 그 어느 장소보다 희로애락이 매순간 교차하는 곳이다. 병이 다 나았다고 "고맙습니다"를 연발하는 사람, 가족이 생과 사의 갈림길을 오가는 것을 지켜보면서 애태우는 사람, 방금 전까지 멀쩡하게 옆에 있던 가까운 가족을 보내고 실신하는 사람….

의사 생활 40년 동안 기뻐서, 슬퍼서 함께 웃고 눈물을 흘린 일도 많다. 그간의 사정을 보면 환자의 죽음이 의사의 과실인 경우도 있고, 어쩔 수 없는 죽음도 있으며, 왜 사망했는지 이유를 모르는 경우도 있었다. 인간의 육체를 과학적으로 다 설명할 수가 없기 때문이다. 20~30년 전에는 의사들의 확실한 과실일지라도 숨기고 넘어가려는 시도도 많았고, 왜 사망했는지 항의하는 보호자가 무서워 도피하는 바람에 보호자들의 분노를 더욱 증폭시키는 경우도 있었다.

내가 조교수 때 일이다. 산부인과 외래 앞을 지나가는데 병원 경비원들과 웬 남자 간에 고성이 오가고 있었다. 외래 간호사에게 물어보니 산모가 아기를 낳고 갑자기 사망했는데 보호자가 나타나서 난리라는 것이었다. 그냥 지나치려다 보니 나와 군대 시절을 함께 했고 대학 시절에는 유도 선수였던 후배였다. 내가 다가가서 이름을 불렀더니 한참 흥분해 있던 그 친구는 나를 보고는 "이 병원에 계셨어요?"라며 놀란다.

내 방으로 온 이 친구, 형수가 아기를 낳자마자 사망했는데 "이유가 뭐냐"고 물으니 전공의는 "죽을 만 했으니까 그랬다"고 한다. 주치의를 보자고 하니 만나주지 않아 소리를 쳤다고 했다. "최소한 주치의가 왜 사망했는지 이유는 직접 얘기해줘야 하지 않느냐"는 게 그의 말이었다.

이 사건은 출산 후 아주 드물게 나타날 수 있는 패혈증으로 생각되는데 마음 약한 주치의가 무서워서 피한 사건이었다. 내 주선으로 주치의를 만나서 설명을 다 듣고 나서 그 후배는 "전공의는 무조건 덮으려고 하고 주치의는 도망가고…. 이래서 되겠습니까? 최소한 양심이나 용기가 있다면 주치의로서 진심에서 나오는 설명은 해줘야 하지 않겠습니까?"라면서 병원을 떠났다.

의사의 태도에 따라 유가족의 태도도 달라진다.
"죽을 만하니 죽었다"고 말해 분노를 폭발시킨 의사가 있는가 하면,
사고 뒤에도 "수고했다"는 말 듣는 의사가 있으니…

다른 사례도 있다. 지금은 은퇴한 한 심장 전공 교수는 심도자 검사를 하다가 조영제 쇼크(10만 명 중 1명에게 생길 수 있다고 함)로 환자가 의식 불명 상태에 빠지자 이 환자가 사망하기까지 일주일 동안 거의 환자와 함께 했다. 오죽하면 환자 보호자가 이젠 좀 가서 쉬라고 했을까? 환자가 사망한 뒤 환자 가족들은 주치의에게 "수고하셨다"고 하면서 장례식장으로 발걸음을 돌렸다.

과거에는 의사의 실수가 분명하더라도 감출 수가 있었다. 그러나 현재는 불가능하다. 함께 환자를 돌보는 간호사나 전공의 그리고 테크니션들이 이를 용납하지 않기 때문이다. 알아야할 사실은 의사도 확인할 수 없는 부분이 많으며 또 수술 등을 할 경우에는 직접 집도를 하는 의사만이 알 수 있는 부분도 있다는 사실이다.

그러나 우리 사회 전반을 보면 순수함이 빠진 슬픔도 많다. 지금은 조금 상황이 다르지만 과거에는 사망만 하면 시신을 둘러업고 병원에 나타나서 큰 대가(?)를 받아낼 때까지 농성을 하는 사람들도 꽤 있었다.

잘 아는 개원의로부터 다급한 전화가 왔다. 응급 환자라고 중년의 남자가 내원해 대낮이니 큰 병원으로 보내려 했지만 증세가 심한 것 같아 주사를 놓고 지켜보고 있는데 30분 만에 사망했다는 것이다. 그런데 가족들이 나타나서 "멀쩡한 사람에게 주사 잘못 놓아서 죽였으니 책임을 지라"며 기구 등을 던지고 난리를 쳐서 법적으로 처리하라며 경찰을 불렀으나 소용이 없더라는 말이었다.

나는 그 병원을 찾아가 환자의 신상을 알아보고, 지푸라기라도 잡는 심정으로 죽은 사람이 사는 집 근처의 종합병원 몇 군데에서 진료 기록을 찾아봤다. 다행히 내가 의사라서 병원들이 협조를 잘 해줬고 한 병원에서 진료 기록을 찾았는데 수개월 전에 심장 관상동맥 질환으로 중재술을 하라고 했으나 차일피일 미뤄 오고 있었다는 사실을 알아냈다. 이런데도 모두가 의사 책임이라니… ✛

Episode 33

일본 병원 로비에서 만난 한국말 "어쩌나"

일본에서 맺은 소중한 인연

내 나이 37살 연세대 조교수 시절, 소아 심장학 연수 차 일본을 찾았다. 일본 심장혈압 연구소, 도쿄여자의대 소속으로 당시 일본은 물론 세계적으로도 이름을 날리던 심장 센터였다. 나는 병원에서 마련해준 직원 숙소에 묵었다.

1983년 이때만 해도 일본은 한국을 저개발 국가쯤으로 생각했다. 일본이 한국을 점령했던 역사를 생각하고 있어서가 아니라 지금의 동남아 사람들이나 중국 사람들이 결사적으로 한국으로 입국하려 들 듯 당시는 한국 사람들이 일본을 동경하고 있던 때였기 때문이다. 이미 1970년대부터 많은 노동자와 여종업원들이 불법입국 등을 포함한 여러 방법으로 일본에 들어가 살고 있었다.

나중에 들은 이야기지만 그 사람들 중 대부분이 의료 보험이 없어 그렇지 않아도 비싼 물가의 일본에서 몸이 아파도 병원에 가는 것은 생각도 못했다고 한다. 도쿄여자의대는 3류 병원이었다가 심장병원, 신경병원, 위장관 병원을 세우고 육성하면서 1류 병원으로 올라선 곳이었다. 따라서 많은 중환자들이 이 병원으로 이송돼 치료를 받았다.

어느 날 심장혈압센터 로비를 지나고 있는데 옆에서 한숨 소리와 함께 "이를 어쩌지" 하는 소리가 들렸다. 무심코 지나다가 "아! 우리나라 말이

101

구나" 하며 뒤를 돌아다보니 50대 아주머니였다. 일본에 살다 보면 멀리서도 인파 중에 한국 사람을 구별해낼 수가 있다. 우리나라 사람이라서가 아니라 대부분의 경우 외모가 뛰어나다는 점이 크게 다르기 때문이다.

신주쿠에서 한식을 팔아 고국의 가족을 부양하던 그 식당 아줌마

나는 일본 입국 3개월 만에 처음 만나는 우리나라 사람에게 다가가서 "한국분이시군요" 하고 말을 건넸다. 그 아주머니는 심장 판막 질환을 갖고 있었다. 젊어서 일본에 와서 살다가 10년 전부터 신주쿠에서 한식집을 운영하고 있는데, 2, 3년 전부터 숨이 찼지만 병원에 올 생각을 못했단다.

그런데 너무 숨이 차서 근처의 이 병원을 찾았는데 수술을 해야 된다고 했다는 것이었다. 보험이 없으면 가게와 전 재산을 내놔도 안 되고, 지금 고국으로 돌아가도 뾰족한 수가 없으니 신세가 한탄스러워 진찰 뒤 로비 의자에 앉아 한숨만 쉬고 있었다는 것이었다.

당시 심장병원 원장은 다카오 선생님으로, 나를 일본에 보내주신 지금은 고인이 된 홍필훈 교수님과 가까운 분이었다. 참으로 인자하고 인정이 많은 분이었다. 나는 다카오 선생님에게 상의를 드렸고 그분은 흔쾌히 받아들여 한 후원 단체의 도움으로 수술을 해줄 수 있었다.

일본에 혼자 살면서 한국의 가족에게 돈을 보내주며 힘들게 산다는 그 아주머니가 퇴원하던 날 내 손을 잡고 흘리던 눈물을 나는 지금도 못 잊는다. 나는 그 후 가끔 그 아주머니의 가게에 들르곤 했는데 갈 때마다 은인이라며 음식 값을 안 받았다.

귀국 후 한 5년 지나서 학회 일로 일본을 방문했을 때 찾아보니 그 아주머니의 가게는 없어졌다. 나는 일본에 들를 때마다 그때 일이 생각나는데 그 아주머니, 어디서든 건강하게 잘 사시면 좋겠다. +

Episode 34

안 빠진 남자와 엎어진 남자

성병 아니면서도 병원에 실려온 남자들의 기막힌 이야기

로마에 갔을 때였다. 가이드가 작은 공간으로 나뉜 구조물을 가리키면서 매춘 장소인 집창촌이라고 설명했다. "아줌마들은 보지 말라"는 말과 함께. 아마도 성매매는 인간의 역사와 함께 시작됐을 것이다. 만국 공통으로 화대는 그 나라 구두 한 켤레 값이라는 말도 있다.

요즘 성범죄, 성폭행 사건이 자주 보도되고 성매매를 근절하려는 정부의 노력이 지속되고 있지만 세계 여느 나라와 마찬가지로 근절은 불가능해 보인다. 후진국일수록 성문화가 문란하며, 선진국들은 그나마 어느 정도 질서(콘돔 사용 등)를 갖추긴 했어도 근본적으로 상황은 비슷할 것이다.

사람마다 성격이 다르듯이 성에 관한 능력, 집착력도 다 다르다. 성기능의 저하로 병원을 찾아 그 원인을 찾고 치료를 받는가 하면 비아그라, 시알리스 등 성기능을 일시적으로 향상시키는 약의 수요도 날로 증가하고 있다.

반면에 성기능을 자제하지 못해 성폭행을 하는 사람들도 적지 않은데, 많은 경우 이들은 스스로 통제가 안 된다고 한다. 모두 그런 건 아니지만 성폭행은 그 자체가 병이다. 특히 어린아이를 성추행하는 소아성애증(pedophilia)은 어린아이에게 성적 매력을 느끼는 성적 도착증이다.

성기능이 너무 왕성해 이를 견디지 못한 상대방이 이혼을 청구하는 경우도 봤다. 한 주간지에서 섹스는 몸으로 하는 게 아니라 머리로 하는 거라는 칼럼을 본 적이 있다. 즉 쾌감을 느끼는 것은 육체가 아니라 우리의 뇌라는 주장이다.

우리의 뇌는 현대의학도 극히 일부밖에 밝혀내지 못했을 정도로 아직 미지의 세계다. 뇌에서 성을 담당하는 부분의 기능 차이에 따라 다양한 패턴으로 개개인의 성 표현 역시 달라지는 것이다.

1970년대와 80년대 초에는 병원에서 매독, 임질 등의 성병 환자들을 많이 봤다. 매독도 창궐해 태아가 매독에 감염된 경우도 드물지 않았다. 그러나 위생 환경이 좋아지면서 이 같은 질환이 줄어드는 듯하더니 80년대에는 에이즈라는 재앙적 질환이 출현했다.

**택시 타고 오라고 하니 "곤란하다" 답하던 남녀,
기묘한 자세로 담요를 몸에 둘둘 말고 온 까닭이…**

에이즈 출현 초기에 감염학자들의 가장 큰 걱정은 만일 이 병이 말라리아처럼 모기 등을 통해 전염되면 인류에 대재앙이 되리라는 점이었다. 다행히 에이즈 바이러스 양성인 어머니로부터 태아에게로, 또는 동성애자 사이의 성관계나 주사바늘로 감염될 뿐 모기를 통해서는 옮겨지지 않는 것으로 밝혀져 인류 전체가 안도의 한숨을 쉴 수 있었다. 그래도 이 병의 파문은 무척 컸으며 지금도 아프리카 등에서는 많은 사람들이 이 병으로 사망하고 있다.

성에 관한 얘기는 병원에도 많다. 그 중에서도 특히 기억에 남는 것은 성병이 아니면서도 병원 응급실 신세를 져야 했던 50대 남자와 20대 여자 이야기다.

80년대 초로 기억되는데, 당시만 해도 119 등 응급환자를 돕는 시스템이 거의 없었다. 아주 급한 경우에만 병원 구급차가 이용됐지만 잦은 일은 아니었다. 병원에서 멀지 않은 곳에서 연락이 왔는데 꼭 구급차를 보내줘야 한다는 것이었다. 마침 구급차가 출동 중으로 없어서 "택시를 타고 오라"고 했더니 "그건 곤란하다"는 것이었다.

잠시 뒤 삼륜차(지금의 트럭과 비슷하지만 앞바퀴가 하나고, 뒷바퀴가 두 개)가 '짐'을 싣고 왔다. 남녀 환자가 기묘한 자세로 서로 마주보고 실린 데다가 온몸이 담요로 둘둘 말려 있었다.

두 사람을 싣고 온 여관 주인은 "참, 별일을 다 본다. 재수가 없으려니 원…"이라고 혀를 차면서 "차비는 이 사람들이 알아서 낼 것"이라며 두 사람의 소지품을 남기고는 뒤도 돌아보지 않고 가버렸다.

마주보고 붙어 있는 두 남녀. 태어나면서부터 기형으로 두 아기가 붙어서 나온다는 샴 쌍둥이 얘기는 들어 봤지만 멀쩡한 남녀가 붙어 있는 모습을 대낮에 보기는 처음이었다.

남자는 50대, 여자는 20대로 보였다. 사정인 즉 여관에서 섹스를 하던 중 남성의 성기가 빠지지 않더라는 것이었다. 얼마나 당황스러웠을까. 처음에는 힘으로 빼내려고 했지만 전혀 반응이 없고 통증이 심해지더라는 대답이었다.

의사들도 생전 처음 보는 상황에 당황스럽기는 마찬가지였다. 여러 의사가 모여 궁리를 했는데 마취과 의사가 "여성을 전신마취 해보자"고 제안했다. 여자를 전신마취 시키니 그제야 남녀가 겨우 분리됐다. 여성이 마취로 이완되면서 겨우 분리가 가능했던 것이다.

빠져나온 남성의 성기는 그 끝부분이 정말 놀라울 정도로 부풀어 있었다. 일단 분리가 되자 이 남자는 지갑에 있는 돈을 모두 꺼내 놓고는 걸음아 날 살리라는 듯 허겁지겁 달아나 버렸다. 여관에서 함께 실려 온 옷을 황급히 걸친 채….

그 남자, 그 뒤에도 외도를 했을까? +

Episode 35

장화 속에서 쏟아져 나온 돈다발

교통경찰에게 돈 일상적으로 주던 80년대

1980년대 초반만 해도 '교통지옥'이란 말은 우리나라에 없었다. 고속도로는 한산했고 서울 어디를 가도 길이 막혀 늦는 일은 없었다. 그러나 고속도로를 건설한다는 정책이 발표되면서 야당을 중심으로 국고의 쓸데없는 낭비라며 격렬하게 반대 데모를 한 지 불과 10여년 밖에 지나지 않은 1980년대 중반부터 자동차 수가 급증하기 시작했다. 급기야 서울올림픽 때에는 자동차를 통제하게 된다. 이 시기는 운전 문화가 형편없던 시기이기도 했다. 안전벨트를 하는 운전자가 거의 없는가 하면 신호를 무시하는 것은 다반사였다. 아무데나 주차하고 운전자들의 욕설과 폭행도 낯설지 않았다.

이렇다 보니 교통 단속도 강화되기 시작했다. 10년 전 연세대학교 농구팀 단장으로 인도네시아에 갔을 때 나는 세 가지 놀라운 사실을 발견했다. 서울의 교통난이 무색할 정도로 인도네시아 현지 역시 교통지옥이라는 것, 그리고 그야말로 무법 상태 같은 교통 상황에 교통경찰의 무질서 등….

교통이 막히지 않으면 30분 거리지만 정체 때문에 2시간이 걸린다는 곳을 가기 위해서 자카르타에서 길을 나서려는데 우리를 경호하던 경찰이 기다리라며 시간이 되면 자기들이 호송하겠다고 했다. 그런데 약속 시간 약 25분 전에야 나타나서 가자는 것이었다. 호텔 문을 나서니 길은 그야말로 주차장을 방불케 하고 있었다.

그런데 우리를 안내하는 오토바이 경찰 중 한 명은 10m쯤 앞에서 길을 틀고 다른 한 명은 우리 차 바로 앞에서 막아서는 차들을 옆으로 밀어내면서 나갔다. 그리고 회전 구간도 아닌데 지나가는 차들을 강제로 세우고 우리를 회전하게 했다. 고맙긴 했지만 마치 우리가 횡포를 부린 것 같아 씁쓸하기도 했다.

우리의 과거는 이보다는 덜 했어도 불법은 역시 판을 쳤다. 1980년대에는 교통경찰의 단속에 걸리면 대개 돈으로 해결을 했다. 경찰관이 다가오면 면허증 밑에 돈을 끼워서 주는 것이 보통이었다.

요사이는 잘못 돈을 줬다간 뇌물죄에 걸리지만 그 시절은 달랐다. 1983년도였다고 기억이 되는데 승용차와 경찰 오토바이가 충돌해 경찰관이 부상당해 응급실로 내원했다. 경찰관들이 2인 1조로 활동하던 때였다고 기억된다. 진료를 하기 위해 옷을 벗기려는데 함께 온 경찰이 다리를 다친 것은 아니니 긴 장화를 벗기지 말라는 것이었다.

그러나 몸 전체를 확인해야 했기에 장화를 벗기자 돈 뭉치가 양쪽 장화 사이에서 쏟아져 나오는 게 아닌가. 하루에 받은 뇌물이 이 정도라니. 그 경찰관을 보낸 후 "의사보다 교통경찰을 하면 더 많이 벌 수 있겠다"고 농담을 했던 기억이 난다. ✢

Episode 36

나살려 병원

직원들이 수술하고 의사는 뒷짐지는 꼴이라니…

1970년대 지방의 병원은 매우 열악했다. 대부분의 종합병원은 각 과마다 의사가 부족해 중환자들이나 수술 환자들을 제대로 치료할 수 없는 형편이었다.

1977년 나는 제주시 보건소 의사(당시는 레지던트가 의무적으로 6개월간 지방병원에 근무하는 제도가 있었다)로 있었다. 보건소 의사가 하는 일은 고작해야 유흥업소 종사자들을 검진하는 정도였다. 신제주시가 막 건설되는 시기라서 나는 신제주에 제 1호로 생긴 아파트에 거주하면서 무료한 날을 보내고 있었다. 그러면서 한 병원에서 야간 당직을 1주일에 서너번 해달라는 부탁을 받았다.

저녁을 먹고 7시 경에 병원에 도착하니 환자는 하나도 안 보이고 조용했다. 응급실을 돌아봐도 환자는 없었다. 원장님께 인사하고 내려오니 총무과장이 맞아준다. 나는 내가 묵을 방이 어디냐고 안내를 부탁했다. 방에 가방을 두고 TV를 보고 있는데, 남자 직원이 들어와서 "응급실에 작은 방이 있는데 그 곳에 계시는 것이 편할 텐데요"라고 한다. 4층 방에서 내려와서 응급실에 딸린 방에 가보니 침대도 없이 책상과 의자만 있는 것이 아닌가?

나는 그 직원이 환자가 오면 4층까지 연락하기가 귀찮아서 그런 모양이라고 생각하고 다시 4층으로 올라와서 편하게 자리 잡고 TV를 보고 있었다. 8시가 조금 넘자 소아 환자가 왔다고 한다. 내려가서 환자를 보고 있는데 연속해서 환자들이 들어오는 것이었다. 그리고 11시 경 이제 좀 조용한가 싶어 위로 올라가려고 하는데 직원이 급하게 내게 와서 하는 말이 "제주 남단 20km 해상에서 배의 스크루에 팔을 다친 환자가 오고 있다"는 것이었다.

나는 눈앞이 캄캄해졌다. 수술이라고는 맹장 수술밖에, 그것도 딱 한 번 해봤는데 팔이 잘린 환자를 어떻게 치료하란 말인가? 2시간 쯤 지나자 그 환자가 병원에 도착했다. 수술실로 옮기고 소독을 하고 마취를 하는데 이 모든 것을 의사가 아닌 40대 중반의 직원들이 하는 것이었다. 그리고 수술을 시작하면서 "선생님은 그냥 앞에 서 계시기만 하면 된다"고 한다.

이 사람들은 그야말로 수술하는 기계였다. 능숙하게 찢어진 부분을 꿰매가며 1시간 여 만에 수술을 끝낸 뒤 다음 치료는 서울에서 받으면 된다고 말했다. 나는 의사라는 신분이 창피할 정도였다. 물론 내가 외과 의사는 아니지만 다른 한편으로 생각해보면 저 사람들은 의사도 아닌데 얼마나 오랜 기간 보고 실제로 수술을 했으면 웬만한 베테랑 의사보다 더 수술을 잘한단 말인가?

이 일을 계기로 알게 된 사실은 제주도 뿐 아니라 서울, 부산 등 큰 도시를 제외한 곳의 병원에는 소위 조수라고 하는 사람들이 대부분 응급처치를 하고 있는 실정이라는 것이었다.

또 한 번은 개인 산부인과 병원에서 환자가 이송됐다. 이송된 환자는 낙태 수술을 받다가 의사의 미숙으로 자궁에 손상을 받은 상태였다. 그 병원에서는 낮에만 산부인과 전문의가 근무하는 탓에 직원들이 술집에 있는 전문의를 찾아서 병원으로 데려 왔다. 이 분은 40대 중반인데 거의 매일 술을 마시는 분이었다. 수술을 하는데 역시 산부인과 의사는 앞에 서서 농담을 하고 있고 수술은 일반 직원이 하는 것이었다. 무사히 수술을 마치고 산부인과 의사는 집으로 돌아갔다.

**의사는 구경만 하고 수술은 일반 직원들이 능숙하게 하는 희한한 병원이 있던 시절도.
열악했던 지방병원 형편, 지금은 좋아졌어야 할텐데…**

다음날 아침 나는 잠시도 쉬지 못하고 몰려드는 환자를 치료(?)한 뒤 지친 몸으로 병원을 나오다 그 산부인과 의사와 마주쳤다. "선생님, 어제 그 환자 괜찮겠지요?" 하고 묻자 그는 이상하다는 모습으로 나를 보며 "무슨 환자?"라고 하는 것이었다. 내가 "어젯밤 자궁 수술한 환자 기억 안 나세요?"라고 말하자 그는 한심하다는 투로 "나 어제 친구들과 한 잔 했거든" 하면서 그냥 지나쳐 간다.

내가 하도 어이없이 바라보니까 그는 돌아서면서 "어이, 닥터 설. 자네가 그렇게 말하니까 어젯밤 수술대 앞에 서 있었던 것 같기도 한데…" 하면서 방으로 들어간다. 그야말로 요지경이요, 웃기는 곳이었다. 환자들이 불쌍하고 나 자신의 미미한 능력을 확인하는 계기가 됐다.

어쨌든 제주도 근방에 유일한 종합병원으로 교통사고부터 감기까지 모든 환자가 나를 살려달라고 몰려드는 곳. 그래서 '나살려 병원'이라는 이름이 붙었다고 한다. 그나마 이곳에서 많은 생명이 구해질 수 있어서라는 것이다. ✚

Episode 37

"나이 드셔서 그렇다"는 무례한 처방

노인도 사람이다…의사는 성실히 치료하라!

　2000년대를 넘어서면서 우리나라 사람들의 수명은 눈에 띄게 증가하고 있고 이제 남녀의 차이는 있지만 평균 수명이 80세를 넘어서고 있다.
　의학의 발전도 한 요인이지만 사람들이 건강에 관심을 갖게 돼 몸 관리를 잘하고 있으며 건강진단을 통해 미리 질병을 발견하고 대처해 나가기 때문이기도 하다. 옛날에는 '만갑'이라고 해서 40살을 넘어 사는 것을 기념했고, 70년대까지만 해도 환갑에는 잔치를 베풀어 축하했음을 생각하면 참 격세지감이 아닐 수 없다.
　20년 전쯤의 일이다. 미국에서 온 사촌형님이 필자의 아버지께 "환갑이라서 나왔습니다"라고 하자 아버지께서 "이 친구야, 요새 환갑을 찾는 사람이 어디 있나. 어른들 앞에서 행여 그런 소리 말게"라고 면박을 주신 일이 생각난다.
　갑작스런 수명의 증가는 여러 문제를 일으킨다. 수명은 늘지만 삶의 질이 따라가지 못하고, 노화에 따라 만성 생활습관병이 생기면서 심각한 병은 없을지라도 신체 각 부위에 통증을 느끼고 불면증에 시달리는 등 고통을 받을 수 있기 때문이다. 미국의 통계를 보면 통증 없이 운동을 하는 사람들이 15%밖에 안 된다고 하는 것도 이런 이유 탓이다.

노인 인구가 늘어나는 데도 의료계에는 이에 대한 대처가 부족하다. 고령자들이 통증이 있거나 소화가 안 돼 병원을 찾으면 거의 모든 의사들이 "나이가 드셔서 그렇다"는 인식을 갖고 대수롭지 않게 대처한다는 것이다. 의사들의 이런 태도는 고령자들에게 불만과 허탈감을 안기면서 더욱 많은 건강 장애를 일으키는 계기가 될 수 있으니 정말 문제다.

지인 중 75세에 당뇨 합병증으로 신장 부전을 가진 분이 있다. 이 분이 발에 상처가 생겨 병원에 갔더니 의사가 "당분간 움직이지 말라"는 처방을 내렸다고 한다. 당뇨병엔 운동이 필수인데 움직이지 말라니!

운동해야 하는 당뇨 환자에 "움직이지 말라" 처방한 의사.
이 말 따랐더니 몇 개월 뒤 일어서지도 못하고 우울증이…

물론 당뇨가 심한 환자는 발 관리를 잘해야 한다. 당뇨 환자의 발에 염증이 생기면 보통 사람과 달리 염증이 급속도로 확산되고 간혹 발을 절단해야 하는 경우도 생긴다. 그렇지만 관리를 잘하는 것과, 움직이지 않는 것은 완전히 다른 얘기다.

이 환자는 의사의 처방을 순진하게 따라 3~4개월 정도 기동을 않고 집에 얌전히 누워 있었다. 그러자 가뜩이나 약했던 근력이 더 약해져 일어서는 일도 불가능해졌고 곧이어 이에 따라 우울증이 왔다. 여기에 더해 부축을 받고 일어서다가 어깨에 통증이 생겨 식사도 혼자서 못하는 지경에 이르렀다.

40대 후반 의사의 눈에는 고령 환자가 '이제 그만 활동해도 되는 나이'

로 비쳤기 때문에 이렇게 엉터리 처방을 내렸을까? 의사 자신은 영원히 젊게 살 거라고 생각하고 있단 말인가?

　이 세상에서 가장 큰 거짓말이 늙은이가 하는 "이제 살만큼 살았으니 지금 죽어도 여한이 없다"는 말이라고 한다. 말은 이렇게 해도 고령자의 마음도 젊은이와 다를 바 없고, 그래서 아무리 늙었어도 사랑 소재의 드라마를 보면 함께 울고 웃는 것이다. 어느 60대 여배우가 그랬다지 않는가. "언제까지나 여자로서 늙어가고 싶다"고.

　의사는 환자의 나이에 상관없이 최선을 다해 치료해야 한다. 뿐만 아니라 의료계도 노인학에 좀 더 관심을 갖고 이를 전문화시키고 확대해 나가야 한다. 누구에게나 닥쳐올 노후 인생에서 질 높은 삶을 살아갈 수 있게 하려면.

　인간의 생리적 수명 한계는 120세라고 한다. 그러나 이는 지금의 잣대로 말하는 것이지 '120세'가 절대적 한계라고 말할 수는 없다. 중세 시대 30세 미만이었던 평균 수명이 21세기 들어 100세 시대로 바뀌고 있는 것을 보면 알 수 있다. '구구팔팔이삼사'(99세까지 팔팔하게 살다 이삼일만 앓다 숨을 거둔다)가 노인들의 희망이라는 말에서 고령자들도 마지막 순간까지 얼마나 멋진 삶을 살고 싶어하는지 알 수 있지 않은가? ✢

Episode 38

"남편 성욕 좀 줄여달라"던
친구 와이프

성 문제 조용히 상담하러 온 부부 이야기

하나님이 인간을 만드실 때 먹고 마시는 것 다음으로 성을 중요시했던 것 같다. 단순히 자손을 번영시키는 방법 이외에 인생에 즐거움을 주는 한 수단이기도 하다. 요사이 마약이 성보다 더 황홀함을 준다고도 하지만 정상적 인간사에서는 성이 매우 중요해 극히 일부를 제외한다면 성생활의 뒷받침 없이 사랑은 없다고 단언하는 사람도 있다.

정상적인 상태를 벗어난 성, 특히 요즘 문제가 되고 있는 강간 등 성범죄 문제로 온 나라가 떠들썩하다. 특히 어린이에 대한 성범죄가 연이어 일어나고 있어 모든 사람들을 분노케 한다.

한 20년 전 쯤 미국에서 한국인 조종사가 길을 지나다 옆을 지나가던 6세 정도 어린 여자아이의 뺨을 어루만지며 예쁘다고 했다가 이 일로 구속됐다. 죄명은 어린이 성추행이었다. 한국과 미국의 문화적 차이라고 해명해 겨우 풀려나기는 했지만 미국에서 성 범죄가 얼마나 예민하게 다뤄지는지를 보여주는 일화다.

내가 병원에서 본 바에 따르면 성범죄는 한 사람의 일생 속에 남아 있으면서 고통과 괴로움의 나날을 보내게 한다. 미국에는 성 피해자들의 모임이 있어서 그 공포에서 빠져 나오려고 애쓰는데, 그 피해자들의 공통된 무서움은 매일 꿈에 그 당시의 일이 재현돼 나타나면서 대인 기피증이 생긴다는 것이었다.

성 문제는 정상적인 부부 관계에서도 다양한 문제를 일으킨다. 내 친구 부인이 나를 찾아 왔다. 부끄러워서 어디 가서 말도 못하는데 그래도 내가 의사라고 조언을 구한다는 것이었다. 이야기인즉 결혼하고 나서 남편이 수시로 성관계를 요구했고, 좀 과할 뿐이라고 생각했는데 날이 갈수록 심해져 저녁에 퇴근해 옷도 갈아입기 전, 자신이 식사 준비를 하고 있어도 달려들어 방으로 끌고 가 성관계를 요구하는 등 견디기 힘들 정도라는 하소연이었다.

"밖에서 바람을 피워도 상관하지 않을 테니 차라리 다른 여자와 관계를 하라"고 애원했지만 소용이 없었다며 치료방법이 없는지 알아봐달라는 부탁이었다.

당시 판사로 있던 친구의 경험담도 있다. 어떤 부부의 이혼 소송을 담당했는데 결혼하고 나서 한 5년쯤 지나면서 남편이 부부 관계를 피하기 시작했다고 한다. 그러던 어느 날 술이 취해 들어온 남편이 자신을 껴안고 애무를 하는데 그 중간에 모르는 여자 이름을 불러 대서 남편을 밀쳐 깨우자 자기 부인임을 알고는 휙 돌아눕더라는 것이다. 부인은 자신을 다른 여자로 착각하고 성관계를 시도하는 남편이 미워 깨운 것인데 정신이 든 남편은 상대가 부인인 걸 확인하고는 돌아 누워버린 것이었다.

다양한 사람들이 있다. 성기능이 나빠 고생하는 사람이 있는가 하면, 성기능이 왕성해 걱정인 사람을 지나 성 도착증 환자까지 있다. 하나님이 조금만 공평하게 만들었으면 좋았을 텐데…. ✢

Episode 39

못알아 듣는다며
"녹음해 드릴까" 외친 의사

건강보험 수가도 문제지만
의사의 서비스 정신 실종도 큰일

지금은 많이 좋아졌지만 20년 전만 하더라도 우리나라에는 서비스 정신이라는 개념이 거의 없었다. 아침 일찍 물건을 사러 갔다가 그냥 나오면 주인으로부터 "아침부터 재수 없다"는 말을 들을까봐 오후에 상가를 들러보는 게 거의 상식이었다. 호텔이나 백화점에서는 고급 승용차를 타고 들어가는 사람에게는 90도 인사를 하며 반갑게 맞았고, 작고 낡은 차를 타고 가면 차를 빨리 빼라고 손가락질하기 일쑤였다.

내가 1980년대 일본에 있을 때 오사카의 모 백화점 10층에 물건을 사러 갔는데 마침 찾는 물건이 없었다. 그러자 그 층 담당원이 나더러 따라오라고 한다. 그는 엘리베이터를 타고 내려와 밖으로 나와서 길 건너에 있는 백화점으로 가서 그 물건을 파는 곳까지 안내한 뒤 내가 찾는 물건임을 확인하자 "저희 백화점에 없어서 미안하다"며 정중히 인사하고 다시 돌아갔다. 나는 그때 '아! 이런 힘이 오늘의 일본을 만들었구나' 하고 절실히 느꼈다.

1980년대보다는 나아졌지만 지금도 한국의 서비스 정신은 여전히 부족하다. 필자의 누나는 샌프란시스코에서 분자 생물학교수를 한다. 꽤 유명한 의사인데도 늘 청바지, 운동화에 단발머리 차림으로 다닌다.

한국 영사관에 간단한 일을 처리하러 갔는데 영사관 직원이 "두고 가시면 연락드리겠다"고 퉁명스럽게 말하더란다. 할 수 없이 돌아서려는데 그 직원이 밖에까지 쫓아 나오면서 "○○대 교수님이시죠? 진작 말씀해주셔야죠. 안으로 들어가 기다리시면 바로 해드리겠습니다"라고 하더라는 것이었다.

병원을 찾는 환자를 대하는 의사들의 태도도 크게 변해야 한다고 본다. 환자가 자세히 물어볼 시간을 안 줄뿐 아니라 두 번만 물으면 퉁명스러운 대답이 돌아온다.

내가 시골의 한 할머니를 외래에 접수시킨 일이 있었다. 상태를 알아보려고 그 외래에 들어서려는데 담당 의사의 말이 들린다. "제가 여러 번 말씀 드렸지 않습니까! 못 알아들으시겠어요? 녹음해드릴까요?"

요즘엔 의사 한 사람이 많으면 한 나절에 150여 명씩 환자를 봐야 한다 (의료보험상 이 정도는 돼야 병원 운영이 가능하다). 그러다보니 자세히 설명할 시간이 부족하므로 환자에게 설명해주는 간호사를 채용하는 병원도 늘고 있다. 그러나 환자가 돼보라. 그들은 담당의사에게 직접 설명을 들어야 안심이 되기 마련이다.

의사들의 태도도, 의료보험 수가도 모두 바꿔야 한다. 미국은 상담만 받아도 상담료를 지불해야 한다. 우리나라도 이에 상응하는 조치가 취해져야 할 것이다. 변화하는 시대에 맞게 제도와 태도 모두 진화해야 한다. +

Episode 40
소통이 안 되니 치료 될 리가…

말 잘해야 하는 건 정치인만이 아니다

　의사들이 환자를 보는 태도는 그 사람의 성격, 근무 장소 등에 따라 각양각색이다. 대학병원에 근무하는 의사들은 대부분 권위 의식이 강하고 다소 고압적으로 환자를 대하는 경우가 많다. 나도 젊은 시절 같은 길을 걸었으니까.

　또 환자가 많은 의사는 자신이 유명해 환자들이 몰리는 것으로 착각하며 자랑하는 경우도 많다. 예전에 우리 병원에서 유명세를 타면서 외래 환자의 진료 예약이 어려운 것으로 알려졌던 선배 의사 한 분이 외부 개인 병원으로 나가면서 내게 한 마디 왈. "내가 나가면 환자가 줄어서 타격을 입을 거야." 그러나 환자 수가 줄어든 건 잠시뿐이었다. 한두 달이 지나자 다시 환자수가 많아졌다. 착각은 자유지요.

　개인 종합병원에서는 환자를 많이 보는 의사에게 그에 따른 수당이 지급된다. 그러니 의사들도 노력하는 경우가 많다. 모 개인 종합병원에서 인턴을 하던 시절 유난히 환자가 많았던 내과 의사 한 분의 비결이 있다. 병원 복도에서 환자가 인사를 하면 그는 반드시 "아, ○○○이시죠. 작년에 3층에 입원하셨는데 지금은 괜찮으십니까?"라고 묻는다. '어떻게 기억력이 저렇게 좋을 수가 있을까' 하고 부러워했는데 알고 보니 이 의사 분, 방에 혼자 있을 때는 환자의 얼굴부터 상세 자료를 공부한다는 것이었다.

지금은 출생률이 크게 떨어져서 소아 환자가 적지만 20여 년 전만 해도 소아과가 그래도 인기 과였다. 지방 도시의 선배가 학회 참석 관계로 한 2주 동안 자리를 비워 내가 대신 진료를 맡은 적이 있었다. 첫날 아침 9시부터 진료를 시작해 한 시간이 조금 지났는데 사무장이 "잠시 쉬면서 커피나 한 잔 하시죠"라고 한다.

커피를 들고 대기실로 나갔더니 벌어진 광경! 환자로 발 디딜 틈이 없을 정도였다. 황당해 하는 나를 보고 사무장이 "저희 식을 따르면 된다"고 한다. 옆으로 의자 3개를 놓고 환자를 보는데, 한 명에 1분씩이다. 끝나면 옆에 바퀴 달린 의자가 자동으로 앞으로 온다. 왜 이렇게 환자가 많았을까? 나중에 안 일이지만 그 당시만 해도 지방 소도시에서 서울보다 아이를 많이 낳았지만 병원 수는 매우 부족한 것이 원인이었다. 지역적 이점이 있었던 것이다.

목 좋고, 배후 인구 많아야 하지만…

개인병원을 개업하는 데도 몇 가지 유의사항이 있었다. 목이 좋아야 하고, 해당 과의 환자가 많은 곳이라야 한다. 소아과라면 신혼부부들이 많이 사는 아파트 밀집 지역이 최고였다. 이런 조건 다음에는 의사의 태도와 말솜씨가 환자 숫자를 좌우했다.

한 번은 우리 과 주임교수가 김 모 군이 강남에서 개업을 했는데 환자가 없다니 자네가 가보고 뭐가 문제인지 알아보라고 했다. 점심을 약속해

놓고 조금 일찍 병원에 가서 지켜보는데 환자의 어머니가 들어와서 "선생님. 아이가 설사랑 감기가 심해서 왔는데요"라고 한다.

김 원장이 "예" 하고 진찰을 하고 처방을 쓰는 듯한데 애기 엄마가 다시 묻는다. "괜찮을까요?" 그러자 다시 "예" 하고 답한다. 그러자 엄마가 "나쁜 병은 아닌가요?" 하자 다시 "아니요" 하면서 처방전을 내민다. 예, 아니요 두 마디가 그가 하는 말의 전부였다.

다른 소아과에서는 "아기가 엄마를 닮았네요"라든지 "애가 장군감"이라며 보호자의 비위를 맞추는데 예, 아니오가 다라면 누가 이 병원에 다시 오고 싶겠는가. +

Episode 41

쌀쌀맞은 의사, 환자가 돼보니…

환자 홀대하는 의사와 간호사들,
병상에 누워 봐야 비로소 느껴

몇 해 전 미국에서 '의사들(Doctors)'이라는 영화가 나온 적이 있었다. 심장외과 의사가 음악을 들으면서 신바람 나게 심장 수술을 하는 장면으로 영화는 시작된다. 환자는 많고, 그의 밑에는 여러 명의 교수와 조수 그리고 전공의들이 있다. 그야말로 그는 한 제국의 왕이다.

그런 그가 어느 날 목이 이상해 이비인후과를 찾은 자리에서 후두암 진단을 받는다. 졸지에 암 환자가 된 그는 항암 치료를 받느라 순번을 기다리다 지치고, 불친절한 직원들과 담당 의사에게 궁금한 점이 있어도 만나기 힘든 상황 등에 대한 불평을 주변의 암환자들로부터 듣고 자신이 직접 체험한다.

이런 과정을 거치면서 그는 자신이 예전에 환자를 대하던 태도를 떠올리지 않을 수 없다. 완치 판정을 받고 다시 현장에 복귀한 이 의사. 그는 자기 밑의 의사들에게 모두 각자 다른 병명으로 다른 병원에 입원시키는 선물을 내린다. 스스로 환자의 고통을 느껴보라는 작전이다.

나도 젊은 시절 환자들에게 불친절했다. 10년 전 나는 뉴질랜드 여행에서 강한 자외선에 의해 각막에 화상을 입어 처음으로 내가 다니던 병원에 입원했다. 평소 가운을 입고 다니지 않는 탓인지 병원의 직원들도 나를 알아보지 못하는 경우가 많았다.

입원했는데도 눈의 통증이 무척 심했다. 당시 마취과 의사였던 내 친구가 통증을 없애는 마취제를 응급으로 처방했지만 2시간이 넘어도 소식이 없었다. 간호사실에 연락을 해 간호사를 불렀고 "왜 이리 늦느냐"고 물었더니 "환자분, 저희가 지금 놀면서 주사를 안 드리는 게 아니거든요. 지금 몹시 바쁜데 그런 일로 호출하지 마세요"라는 매몰찬 대꾸뿐이었다. 환자 쪽에는 말할 틈도 주지 않고 휙 돌아 나가버리는 간호사의 모습에 어이를 잃었던 경험이다.

> 환자에게 냉정했던 필자도 환자가 돼 병상에 누워서야
> 의사-간호사가 환자 대하는 실제 태도 알게 돼.
> 강제로라도 경험시켜야 환자 마음을 알지…

얼마 후 병원장이 문병 차 들렀다. "그래, 아픈 덴 좀 괜찮나"라고 묻는데 뒤에 따라 들어오던 그 간호사가 안절부절 못한다. 나는 "이 병원 개판이네. 오히려 병 얻어서 나가겠어"라고 한 마디 해 줬다.

또 한 번은 위내시경과 장내시경 검사를 했는데 의사는 잘 아는 후배였다. 그런데 검사하면서 혼잣말로 "조직을 좀 떼어 내겠습니다"라고 했다. 잠시 나가려는 그를 잡고 "뭐 이상한 게 있어?"라고 물었다.

그는 쳐다보지도 않고 "일주일 후 조직 검사를 보러 외래로 오세요"라며 휙 나가 버렸다. 원래 내시경으로 봐도 대개는 병세를 짐작하고, 만일 암이 의심된다면 즉시 볼 수 있는 방법도 있다. 만일 그 의사에게 그런 애

매한 말을 해 주고 일주일간 기다리라고 하면 어떨까? 동료 선배 의사한테도 이 지경이니 일반 환자들한테는 어떨지 상상이 됐다.

 이런 일은 비일비재하다. 심장 이상을 의심해서 병원을 찾고 초조해 하는 사람들에게 의료진은 "초음파 검사가 밀렸으니 일주일 뒤에 검사 결과를 보러 오라"고 매몰차게 말한다.

 미국에서는 앞의 영화와 같은 경험, 즉 의사가 환자가 돼 보는 경험을 의대 교육과정에서, 또 병원의 자체 의사 교육 과정에서 시킨다고 한다. 환자가 돼 봐야 환자를 제대로 모실 수 있기 때문이다. 의사는 환자 입장에서 생각해야 한다. 그래야 의료사고가 줄어든다. ✛

Episode 42
10km로 부닥쳐도 목부터 감싸니…

접촉사고 현장에서 벌어지는 짜고치는 고스톱

얼마 전 TV에서 "몇 군데 중형병원의 경우 교통사고 입원 환자라는 기록만 있을 뿐, 실제 병원에 머무는 환자는 거의 볼 수 없다"는 보도를 한 적이 있다. 가짜 환자라는 것이다. 대부분이 상해 환자로 등록이 돼 있고 그것도 교통사고가 대부분이라는 보도였다.

자동차 보험회사는 현재 상태로는 적자를 면치 못한다며 보험료를 올리고 있는데, 그 내막을 보면 보도된 것처럼 가짜 환자가 문제일 뿐 아니라 조금만 흠이 나도 다른 부위까지 수리를 하는 운전자들이 큰 문제다. 이를 부추기는 수리 회사 등 때문에 보험사의 부담이 커져서 국민 부담이 늘어나지만, 죄의식을 갖지 않고 가담하는 사람이 많다는 데 문제의 심각성이 있다. 심한 자원 낭비다.

나는 최근 2년 사이에 접촉사고를 두 번 경험했다. 두 번 모두 주차장 안에서 발생한 가벼운 접촉 사고였다. 하지만 공짜 좋아하는 사람들은 이를 핑계로 병원을 찾았다. 의사인 내가 봐도 전혀 병원에 갈 대상이 아닌데도….

한 10년 전 일이다. 내가 한눈을 팔다가 교차로에서 앞에 서 있는 택시를 추돌했다. 브레이크를 밟고 있다가 나도 모르게 브레이크에서 발을 뗀 것이었다. '퉁' 하는 소리와 함께 택시기사가 차에서 내리는데 목을 두 손으로 감싸고 있었다. 보통 추돌 사고가 나면 채찍 손상이라고 해서 목이 젖혀 생기는 통증이 있을 수 있다. 그런데 이 손상은 가벼운 추돌에서는 거의 생기지 않는다.

> **택시 운전사는 목을 감쌌지만 손님은 "아무렇지 않다"며
> 택시에서 내리고, 병원에 가니 "전치 2주"라며
> 진단서를 뗐지만 막상 내가 의사라고 밝히니…**

자동차 사고에 대해 택시기사와 이야기하고 있는 동안 택시 손님은 자신은 아무렇지도 않다며 내려버렸다. 나는 차를 추돌한 것이 전적으로 내 과실이라고 인정했다. 문제는 교통순경이 오더니 택시기사와 몇 마디 주고받고는 나보고 병원에서 진찰을 받아야 하니 따라오라는 것이었다. 가까운 정형외과에서 잠시 진찰을 받더니 2주 진단이 나왔으며 한 일주일 병원을 다니며 치료를 해야 하는데 보험으로 하겠느냐 아니면 내가 부담하겠느냐고 묻는 것이었다.

시속 10km나 됐을까? 나는 어이가 없었다. 나는 의사의 진찰실로 들어가서 "무슨 문제인데 2주 진단이냐"고 묻자 그는 "진단은 의사가 내리는 것"이라며 대꾸도 하지 않았다. 나는 내 직업과 직장을 밝히고 세브란스로 가서 진단을 다시 받게 해주겠다고 말하자 이 의사, 금방 태도가 변하며 "왜 진작 말씀하시지 않았느냐"고 웃어넘기려 했다. 이 병원도 일부 병원이 그렇듯 교통경찰과 내통해 환자를 데려오면 돈을 건네고, 환자의 진

단을 부풀려 돈을 벌고, 피해자는 진단서를 제출해 가짜환자로 시간을 보내면서 돈을 받는 놀이를 하고 있던 것이었다.

　요즈음 자동차에 일부러 치어 부상당한 척하며 돈을 받아 내거나, 병원과 짜고 서류상으로만 입원을 할뿐 실제로는 밖에서 돌아다니는 가짜 환자가 늘고 있다고 한다. 심지어 자해공갈단도 있다고 한다. 아무리 돈이 좋아도 할 짓과 못할 짓은 구별해야 하지 않을까? 양심을 파는 사람들이 비록 일부일지라도 의사, 경찰, 택시기사 등 각층의 사람들이 모두 포함돼 있다는 점이 씁쓸하다. ✚

Episode 43

그 남자의 머리를 풀어보니 "허걱"

바람피우다 여자의 칼 제대로 맞은
남자의 구사일생 이야기

'여인이 한을 품으면 오뉴월에도 서리가 내린다'는 말이 있다. 이는 옛날 여인들이 남존여비 관습에 얽매여 묵묵히 참고 견디다가 극한 상황에 이르면 그간의 한이 오뉴월 더위를 날려버릴 정도로 서늘하게 표출되는 양상을 일컫는 말이다.

한때 인기 최고였던 '전설의 고향' 시리즈의 주요 주제는 남자에게 배신을 당한 여자의 한 맺힌 이야기, 시집에서 심한 학대를 받다가 사망한 뒤 이승을 떠나지 못하고 맴돌던 여자의 영혼이 원수를 갚고 나서야 저승으로 떠난다는 스토리 등이었다.

그러나 이제 시대는 변했고 여성들은 더 이상 한을 '오뉴월이 될 때까지' 품고 살지는 않는다. 얼마 전까지만 해도 출산 때 남편이 함께 하는 모습은 외국에서나 볼 수 있었지만 요즘에는 한국 남편들이 더 적극적으로 출산을 함께 한다.

미국의 유명한 골프 선수 타이거 우즈의 이혼이 한동안 화제가 됐다. 타이거의 부인이 정말로 골프채로 남편을 때렸는지가 미국인들 사이에서 설왕설래하기도 했다. 이는 미국인들의 경우 이혼을 하더라도 대개 폭력 등이 개입되지는 않으며 이혼 뒤에도 우리나라처럼 원수 같이 지내지는 않기 때문이다.

그런데 우리는 어떤가? 이혼 전부터 죽을힘을 다해 싸우면서 돌이킬 수 없는 상처를 내고, 이혼 뒤 평생 철천지원수로 변하는 게 보통이다. 남편이나 부인의 외도가 원인이 되는 경우가 대부분인데, 남자의 외도가 많다.

예전에는 여자의 한이 오뉴월 서리로 내린다고 했지만 요즘 여자들은 바람피우는 남편에 '직접 처벌' 늘어나. 애정 식었다면 철천지원수 될 때까지 싸우지 말고 쿨하게 헤어지는 게 더 좋은 선택일 수도 있는데…

남편이 바람을 피워 화가 난 부인이 자고 있는 남편의 몸에 황산을 부어버린 일, 그리고 집에서는 부인과 성관계를 안 하는 남편에게 '필요 없는 물건은 왜 달고 다니냐'며 남성의 성기를 칼로 자르거나 물어뜯어 병원 신세를 지는 환자를 가끔 봤다.

10여 년 전 일로 기억된다. 머리 위에 불쑥 길게 나온 것을 헝겊으로 가린 채 응급실에 온 40대 남성이 있었다. 헝겊을 풀자 생전 처음 보는 광경이 우리를 경악하게 했다. 부엌칼이 머리에 박혀 있는데 칼날의 한 삼분의 일은 머릿속에 박힌 듯 했다. 신경외과에서 칼을 제거하는 수술을 했는데 우리 모두는 적어도 후유증은 남을 것이라고 생각했다. 그런데 수술 후 결과는 멀쩡했다. 믿을 수 없는 결과였다.

나중에 안 일이지만 부인이 한 짓인데, 얼마나 한이 맺혔으면 그 단단한 머리뼈를 뚫고 칼을 깊숙이 박을 수 있었는지 오싹하다. 부인은 살인미수 혐의로 구속됐다. 오뉴월에 서리는 내렸지만 억세게 명이 긴 남자였다. ✛

Episode 44

질질 끌려갔기에 살아난 남자

고혈압에 쓰러진 친구를 '거칠게' 살린 이야기

"아! 혈압 올라!"라는 말은 "아! 열 받네!"라는 말과 거의 같은 의미로 쓰인다. 요즈음 많은 사람들이 혈압에 매우 민감하다. 헬스클럽이나 대형 매장 등에는 대부분 자동 혈압계가 있어 누구나 간편하게 자신의 혈압을 잴 수 있다. 혈압을 직접 잰 사람들 중 많은 사람들이 고개를 갸우뚱하는 경우를 적지 않게 본다. 생각보다 높았나 보다. 자동측정 혈압계라지만 그래도 요령을 알아야 한다.

①자동 혈압계는 기계에 따라 결과에 다소 차이를 보인다. 따라서 어느 한 기계로 잰 것과, 병원에서 잰 것과 차이가 날 수 있음을 알아둬야 한다.

②혈압은 하루 동안에도 변화가 크다. 혈압은 밤에는 낮지만 아침부터 오르기 시작해 오후에 가장 높은 수치를 보인다.

③흥분을 하거나 커피를 마신 뒤, 또는 주변이 복잡하거나 소음이 심하면 혈압은 올라간다. 예민한 사람의 경우 집에서 혼자 잰 혈압은 정상인데, 병원에서 재면 늘 높게 나오는 경우도 있다. 혈압을 잴 때 '안 좋게 나오면 어쩌나' 긴장하기 때문이다.

④혈압 측정은 팔에서 하는 게 제일 정확하다. 오른손잡이라면 왼팔 혈

압을 재는 것이 좋다.

⑤혈압은 자리에 앉아(이때 다리를 꼬지 않는 것이 좋다) 약 5분간 기다린 뒤 측정하는 것이 정확하다.

⑥나이가 들면서 수축기 혈압이 약간 높아진다는 사실을 참고한다. 미국의 통계에 따르면 45세가 지나면서부터 혈압이 증가한다.

⑦머리만 조금 아프거나 띵한 증세가 있어도 고혈압 때문이 아닌가 고민하는 사람이 많다. 이 경우 혈압을 측정해 확인하는 것은 좋지만 고혈압 증세로 두통이 오는 경우는 매우 드물다.

뇌졸중은 소위 중풍 증세로, 혈압이 대기압을 초과했을 때 주로 뇌의 동맥이 터져서 생기는 질환이다. 의식이 없어지고 깨어나도 언어 장애 등이 오며, 심한 경우에는 사망하기 때문에 주의해야 하며, 특히 평소 혈압에 주의해야 한다.

10년 전으로 기억된다. 가을에 춘천 호반으로 놀러가 술을 마시던 일행 중에 한 친구가 갑자기 쓰러졌다고 전화가 왔다. 나는 빨리 병원으로 데려가라는 말밖에 할 수 없었다. 그러자 전화를 건 친구는 "모두 취해서 정신이 없고 쓰러진 친구를 데려갈 수 있는 사람이 나 혼자뿐인데, 차까지 가려 해도 10분은 걸린다"고 하소연했다.

나는 끌고서라도 데려가라고 했는데 그 친구, 정말로 쓰러진 친구를 질질 끌고(그것도 바위가 많은 산장에서 주차장까지를) 갔다. 그런데 쓰러진 친구가 병원에 와서 거짓말같이 빨리 회복됐다. 발목의 혈관이 바위에 걸려 터지면서 혈압이 빠르게 감소했기 때문으로 생각된다. 혈압을 낮추는 응급 치료가 자동으로 된 셈이었다.

쓰러졌던 친구는 술을 끊었다고 한다. 그리고 가끔 자신을 끌고 내려온 다른 친구에게 "야! 네가 내 팔을 잡아끌고 내려와 지금도 어깨를 잘 움직이지 못한다"고 푸념(?)한다고 한다. ✛

Episode 45

VIP 증후군

처음 입원했을 때 자세히 검사만 했어도…

사람은 누구나 특별한 대접을 받기를 원한다. 국회의원 심지어는 시의원, 구의원까지도 배지를 달고 다니며 법규를 어기고, 자신을 알아주지 않는다고 관공서에서 행패를 부렸다는 보도도 종종 접한다.

환자들도 아는 사람이 없으면 치료를 잘 받을 수 없다는 인식 때문인지 특별대우를 바란다. 아마 재벌들이 병원을 직접 세운 데는 자신들이 병원에 가는 순간부터 황제 대우를 받고 싶은 욕망도 일부 작용했으리라고 본다. 한 10년 전 일인데 재벌 병원의 행정을 담당하는 사람이 자신의 집무실로 의사를 불러 진찰을 받곤 했는데 그 중 한 의사가 "더러워서 못하겠다"고 병원을 그만둔 사실이 알려져 화제가 된 일이 있다.

최근 병원에서 VIP를 내세우면서 건강검진 등을 하는 경우도 많이 눈에 띈다. 또한 특별한 공헌이나 기부를 한 사람들에게 특별대우를 해주는 프로그램도 서서히 고개를 들고 있다. 그러나 의사들 간에 통용되는 VIP 증후군은 그런 경우가 아니라, 의사나 의사 가족 등 잘 아는 사람들이 질환으로 병원을 찾은 경우를 말한다.

　15년 전이라고 기억된다. 모 중소 병원의 원장이 소화가 안 돼서 병원을 찾았다. 우리 병원에서 그 분을 모르는 의사가 없을 정도로 유명세를 타고 계신 분이었다. 입원해서 검사를 했는데 일반 검사 결과 정상이고, 진찰 소견에서도 이상이 없었다. 그리고 며칠 있는 동안에 소화상태도 정상을 보였으므로 환자 자신도 그만 퇴원하기를 원했다. 담당 의사들도 스트레스에 의한 대장 이상으로 잠정 진단을 했다. 모두들 워낙 혼자서 큰 병원을 운영하다보니 스트레스가 쌓인 것이라며 좀 쉬라고 권유하면서 퇴원시켰다.

"그 사람은 그럴 거야"라는 선입관이 암초

　그리고 한 5년쯤 지났을 때인데 그분이 다시 입원했단다. 대변에서 피가 나오고 배가 아픈 경우도 많아져서 다시 입원을 한 것이다. 사실 그때까지만 해도 의사들이 자신의 건강을 잘 돌보지 않을 때였다. 병원을 운영하면서 소화 이상이 자주 있었는데도 지난번 입원 당시에 들은 '스트레스 때문'으로 생각하고 그냥 넘기다 증세가 심해지자 우리 병원을 다시 찾은 것이었다.

　결과는 대장암 말기. 처음에 입원했을 때 자세한 검사만 받았어도…. 후회해도 소용없다. 잘 아는 분이라고 해서 끝까지 검사를 안 하고 보냈다가 나중에 중한 병으로 발전되는 것을 'VIP 증후군'이라고 한다. 지금은 거의 이런 일이 없지만 과거에는 종종 있는 일이었다. 그래서 아까운 나이에 치료도 못해보고 간 의사들도 종종 있었다. ✚

Episode 46

눈먼 환자에게
백내장 수술을 하다니

한때 많이 떨어졌던 안과 의학, 지금은 큰 발전

모든 의학 분야가 눈부시게 발전했다. 그러나 20여 년 전만 해도 안과 교수가 얼마 없었다. 그 시절 필자는 모 여대 교수 한 분이 뇌에 악성 종양이 있어서 제거를 한 뒤 눈이 잘 보이지 않는다고 해 안과를 다니게 주선해드린 적이 있었다.

한 1~2년 치료를 받고 있었는데 환자가 눈이 전혀 안 보인다고 하자 안과 의사는 백내장이라며 백내장 수술을 했다. 의사는 "수술 일주일 뒤에 안경을 맞추러 오라"고 했다는데 그 분은 20여 년이 지난 지금까지 암흑 속에서 고통스럽게 살고 계신다.

그때 일을 생각하면 마음이 아프다. 다시 돌이킬 수도 없으려니와 기억조차 하기 싫은 일이다. 실명의 원인을 모르는 상태로, 병으로 실명했는데도 그 사실을 모른 채 백내장 수술을 한 셈이기 때문이다.

나도 10여 년 전 뉴질랜드에서 자외선 차단 안경 없이 빙하에 올라갔다가 눈에 문제가 생긴 일이 있었다. 귀국해서 바로 눈 감각이 이상해져 안과를 찾았더니 헤르페스 감염이란다. 한 10일간 치료를 받았는데 증세가 더욱 심해지더니 갑자기 눈에 통증이 오는 것이었다.

안과에서는 망막 박리증으로, 그 밑에 있는 삼차신경이 건드려져서 통증이 온 것이라며 조금 지나면 괜찮아질 것이라고 했다. 그러나 통증은 계속됐다. 답답한 나는 빙하에 올라갔던 기억을 떠올리며 뉴질랜드 안과 저널들을 찾아봤다. 그리고 성층권의 오존층 파괴 때문에 뉴질랜드에는 나 같은 환자가 많다는 사실, 그리고 레이저로 수술 치료를 한다는 사실을 확인했다. 그리고 주치의를 바꾼 뒤 레이저 치료를 몇 차례 받아 정상으로 회복됐다.

이제 안과는 안이비인후과 전문 병원으로 발전하면서 여러 세부 분야로 나뉘어 젊은 의사들이 열심히 일한 결과 최고 수준이 됐다. 내 전공인 소아 심장 분야도 지금 같으면 완쾌시킬 수 있는 아이들이 20여 년 전에는 많이 세상을 떠났다.

정부도, 의사도, 의학 발전에 함께 힘을 쏟아야 한다. 끊임없이 노력하고 발전시켜도 부족하다. 의사들이 무슨 돈을 많이 벌길래 대형병원들이 자꾸 생기냐고 비판하기 전에, 낙후된 기술 때문에 사망하거나 불구가 되는 사람들이 줄어야 하지 않을까? +

Episode 47

7억 년 묵은 죽음의 추억

죽음을 맞이하는 태도 중 가장 좋은 것은 무엇?

사람들이 가장 무서워하는 것이 무엇인가에 대해 1990년에 프랑스인 1000명을 대상으로 조사한 결과는 ①뱀 ②현기증 ③거미 ④쥐 ⑤말미잘 ⑥지하주차장 ⑦불 ⑧피 ⑨어둠 ⑩군중이었다. 그러나 나는 인간이 가장 두려워하는 것은 죽음이라고 생각한다.

사람이 이 세상을 떠나면 어떻게 될까? 그 미지에 대한 두려움이 죽음의 공포로 나타나는 것은 아닐까?

죽음은 지금부터 7억 년 전에 출현했다고 한다. 그때까지의 생명은 단세포에 한정돼 있었고 단세포로 이뤄진 생명은 영원히 죽지 않는다고 한다. 똑같은 형태로 무한히 재생이 가능하기 때문이란다. 오늘날에도 우리는 산호초에서 죽지 않는 단세포의 흔적을 볼 수가 있다.

나는 직업이 의사인 만큼 많은 사람들의 임종을 봤다. 불치병 진단을 받고, 얼마 지나지 않아서 그들이 생을 마감하리라는 사실을 알고서 슬퍼하거나 좌절하는 모습도 많이 봤다. 그리고 죽을 것이라는 판정을 받았다가 그 판정이 잘못됐음을 알고 믿기지 않는다는 듯 너무도 기뻐하는 모습들도 많이 봤다.

우리 병원의 한 교수는 간암 진단을 받고 좌절했다가 수술이라도 해보자는 외과 의사의 권유를 따랐다. 그러나 간에 있던 덩어리가 악성 암이 아니고 생명에 지장이 없는 혈관 종이라는 판정을 받았다. 그는 새 삶을 산다고, 남을 위해, 환자를 위해 자신을 희생하겠다고 다짐했지만 그런 생각이 한 6개월밖에 안 가더라고 얘기했다.

또한 나의 선배, 선생님은 폐암이라는 진단을 받고 가족들에게 유언까지 끝냈었다. 그러나 얼마 후 암이 아니었다는 확진에 하나님께 감사했으나 1년 후 재검에서 아주 작은 폐암이라는 진단 끝에 수술을 받았다. 이런 경험을 하면서 병원에 대한 믿음이 사라졌다고 한다.

불치병 진단에 절망했다가 오진임을 알고 새 삶을 다짐했던 사람도 6개월만 지나면 옛날로 돌아가는 게 사람의 마음

수없이 많은 사람들이 죽음의 공포에서 벗어나 새로운 삶을 다짐했겠지만, 인간은 그 순간이 지나면 망각의 동물이라는 말처럼 다 잊고 현실로 돌아오는 것이 정상인 듯하다.

엘리자베스 퀴블러로스라는 사람은 많은 환자들의 임종을 지켜보면서 환자들이 불치병 진단을 받아서 죽음을 맞기까지 대개 5가지 단계, 즉 ①거부 ②분노 ③흥정 ④의기소침 ⑤수용의 5가지 단계를 밟는다고 이야기했다.

그러나 이는 보편적인 경우고 이 범주를 벗어나는 사람도 많다. 죽음을 맞이하는 사람들의 행태도 다양하다. 어린 아이들은 죽음이 무엇인지 모르고 그저 아픈 것이 문제고, 엄마가 옆에 없는 것만 서러워하기도 한다.

10여 년 전 내 친구의 형은 재벌 중 한 사람이었다. 그는 뇌암 진단을 받고 우리 병원에 입원했는데 어느 날 내 손을 잡고 "내 재산 전부를 사회에 환원하겠으니 한 5년만 더 살게 해달라"고 애원했다. 그 모습이 지금도 눈에 선하다. 요즈음은 하나님께 기도하며 삶을 애원하는 사람도 있다.(흥정)

오래된 이야기지만 우리 병원의 교수 한 분이 암 진단을 받았으나 이를 믿으려 하지를 않았다. 그래서 병실 머리맡에 암에 먹는 약을 병째 놓아 두었지만 그래도 딴소리를 하더란다.(거부)

그리고 얼마 지나지 않아 이 교수 분은 내가 어째서 암에 걸렸느냐, 진단이 잘못된 것은 아니냐, 왜 내가 죽어야 하느냐고 소리를 쳤다고 한다.(분노)

그러나 많은 사람들은 불치병의 진단을 받고 몸부림을 치다가 지치게 되고 우울 증세까지 겹치면서 곧 다가올 죽음의 공포에 휩싸인다.(의기소침)

나의 외할머니는 독실한 기독교 신자로서 내가 중학교 때 돌아가셨는데 임종 전 나의 아버님, 어머님에게 "둘 다 교회에 나가 하나님을 만나라"고 하시면서 아주 편안하게 눈을 감으셨던 기억이 난다.(수용)

10여 년 전 나의 고등학교 친구는 혀에 이상이 있는 것을 느껴 개인병원을 방문했는데 혀에 암이 있으며 오래 살지 못할 것 같으니 종합병원에 가서 정밀검사를 받으라는 의견을 들었다. 그러나 그는 종합병원에는 가보지도 않고 좌절해 매일 술로 세월을 보내다가 고혈압으로 쓰러져서야 병원에 입원해 검사를 받았는데 암이 아니었다. 그러나 고혈압 관리를 하지 않아 뇌혈관이 터져 상태가 심각했다. 한 1개월 정도 의식불명으로 중환자실에 있다가 사망했다.

병을 확인하지 않고 자신의 몸을 마구 굴린 본인도 문제지만, 확실하지도 않은 사실을 전해준 의사의 문제도 크다고 본다. 사람은 항상 최악을 생각하기 쉽다. 이 경험을 통해 나는 의사는 환자에게 진단을 내릴 때 신중해야 하며, 확실한 경우에만 얘기해줘야 한다고 생각했다.

큰 병을 앓지 않다가 갑자기 사망하는 사람을 보고 사람들은 행복한 사람이라고 부른다. 아마도 죽음의 공포를 느끼지 못하고 떠났다는 의미일 것이다. 골프장에서 운동을 하다가, 또는 회사에서 회의를 하다가 사망한 사람들의 이야기를 많이 들었다. 젊은 사람이라면 "아, 그 친구 정말 안 됐다"고 하지만 충분한(?) 기간을 살다간 사람이라면(요사이는 최소한 80세 이상) "행복하게 간 사람"이라고 부르는 듯하다.

죽은 사람보다 산 사람이 불쌍하다는 말도 있지만,
망자를 보내는 사람들의 태도도 다양…
죽음을 진정으로 슬퍼하는 사람은 사랑하는 사람뿐 아닐까?

옛말에 죽은 사람은 그렇다 치고 산 사람들이 더 불쌍한 경우가 많다고 했다. 어떤 경우든 세상을 떠나는 사람의 주위에는 한동안 애도의 눈물바다가 펼쳐진다. 그 사람이 죽기를 바랐던 사람까지도….

병원 장례식장에서 죽음 앞에 비통하게 서 있던 가족들 중에 조문객들이 모여 있는 곳으로 나오면 떠들고 웃는 광경을 많이 본다. 나의 죽음이 아니라면 돌아서자마자 바로 잊는 것일까.

아프리카에서는 갓난아이의 죽음보다 노인의 죽음을 더 슬퍼하는데 이는 노인이 많은 경험을 가지고 있어서 부족들에게 도움을 줄 수 있지만, 갓난아이는 죽음조차 의식하지 못하기 때문이라고 한다. 반면 유럽에서는 갓난아이의 죽음을 더 슬퍼한다. 어쨌든 노인은 살만큼 살았고 아이는 피어보지도 못했기 때문이라고 한다.

사랑하는 사람, 애틋했던 부부들 정도가 망자와 진실로 슬픔을 함께 하는 것은 아닐까? ✛

Episode 48

기생충과 함께 사는 인생

바짓가랑이 사이에서 편충이 떨어지고…

우리 사회에서는 다른 사람에게 붙어서 피해를 주면서 살아가는 사람들을 '기생충 같은 사람'이라고 말한다. 몸 속의 기생충 또한 우리 몸의 장기에 붙어서 인간의 영양분을 빼앗아 살아가고 번식한다. 이 기생충이 얼마나 많았으면 의과대학에 기생충을 연구하는 기생학 교실이 있을 정도다.

내가 어렸을 때 아마도 우리 국민 전체가 기생충 한 가지 이상을 가지고 있었을 것이다. 학교에서도 처음에는 검사도 없이 기생충 약을 모두에게 나눠줬다. 약을 먹고 나면 배가 뒤틀리듯 아프고 변과 함께 죽은 기생충들이 나왔다. 그 당시 야채, 과일 등 밭에서 수확하는 먹을거리들은 물론 돼지까지도 인분으로 키웠기 때문에, 기생충은 아무리 약을 써도 줄어들지 않았다.

그 뒤 여러 기생충이 있음을 인식하게 되면서 정기적으로 대변검사를 하고 종류에 따라서 약을 줬다. 약을 먹기 싫어서 버리는 학생들이 있어

선생님이 보는 앞에서 먹도록 강요받기도 했다.

　내가 초등학교 1학년 때로 기억되는데 해가 따뜻하게 비치는 마루에 앉아서 놀고 있는데 항문 근처가 가려워서 만지니 뭔가가 손가락에 잡혔다. 잡아서 끌어내보니 긴 회충이었다. 이런 일을 경험한 사람이 나 뿐만은 아닐 것이다. 길거리를 걷는 사람의 바짓가랑이 사이로 흰 조각들이 신발 옆으로 떨어지는데 이것은 편충이었다.

　매우 증상이 심한 경우 기생충이 간 속까지 파고 들어갔거나, 또 뇌 속에 깊숙이 들어가서 뇌 질환을 일으킨 경우도 봤다. 지금 환갑을 넘은 분들은 기생충과 관련된 여러 에피소드를 경험하기도 했고 들은 적도 있을 것이다.

　필자가 경험한 끔찍한 기생충 사건이 있다. 강원도의 한 병원에 파견 나가 있을 당시 50대 부인이 내원했다. 얼마 전부터 배가 아프기 시작하더니 최근에 와서는 배가 불러지면서 소화도 전혀 안 된다는 것이다. 복부 진찰을 해봤지만 원인을 잘 알 수 없었다. 그 당시만 해도 CT나 MRI 등이 없었으므로 정확한 확인이 불가능했다. 어쨌든 장폐쇄 증상이 있어서 응급 수술을 결정했다.

　배를 열고 들어가자 수술을 많이 해본 집도의, 간호사, 마취의사 등도 너무 놀라 자기도 모르는 사이에 소리를 질렀다. 장이 온통 회충 천지고, 복벽이고 심지어는 간에까지도 파고들고 있었다. 가능한대로 모두 빼낸 회충의 수가 어림잡아 3000여 마리! 우글거리는 회충의 무리는 몸이 떨릴 정도로 징그러웠으며 그 후 한동안 눈에 선해 밥맛도 없었다. ✛

Episode 49

'달콤한 죽음' 복상사

부부 사이엔 왜 안 일어날까

몇 년 전 장관도 지내고 체육회장도 지낸 분이 90세에 테니스를 치고 집에 돌아와 갑자기 사망한 일이 있다. 모두들 그 분을 행복한 분이라고 부러워했다. 90세까지 건강하게 살다 앓지도 않고 돌아가셨으니까. 이런 경우를 행복한 돌연사라고 한다.

돌연사의 원인은 여러 가지가 있겠지만 주로 고혈압, 관상동맥협착, 그리고 뇌출혈 등이 주원인이다. 모든 사람들의 소망은 수명이 다할 때까지 건강하게 살다가 앓지 않고 돌연사하는 것인지도 모른다.

돌연사 중에서 성교를 하다가 생기는 경우를 복상사라고 한다. 복상사라고 여자의 배 위에서 사망하는 것만을 얘기하는 것은 아니고, 남성이나 여성에 상관없이 성교 중이거나, 성교가 끝나고 함께 있는 중에 발생하는 돌연사를 모두 포함한다. 그렇다고 자위행위 중에 생기는 돌연사를 복상사라고 하지는 않는다.

한의학에서는 무리한 성관계로 인해 정이 탈진돼 기가 끊겨 죽음을 맞이하게 되는 것이라고 정의한다. 이 복상사는 여성보다 남성에게 많이 발생하며, 부부간의 성교에서는 거의 발생하지 않는 것으로 알려져 있다.

복상사가 생기는 직접 원인이 고혈압, 심장질환, 뇌출혈이라면, 결국 성교 때 너무 흥분해 발생한다는 말이 된다. 중국에서는 복상사를 '색풍'이라고 하면서 색에 눈이 먼 사람이 평소 건강관리를 소홀히 하는 등 누적된 원인으로 발생한다고 본다.

**복상사는 동물에서도 일어나니 흥분하는 동물에겐 공통적인 현상.
40, 50대에 잦은 이유는 몸은 늙어가는데 마음은 너무 왕성하기 때문 아닐까?**

인간뿐 아니라 동물에서도 복상사가 보고되니 흥분을 극도로 하는 동물에게는 다 일어날 수 있다는 소리다. 복상사는 40, 50대에 가장 많다. 이유는 불분명하지만 노화가 한창 진행되면서도 성욕구가 아직은 왕성한 연령대이기 때문으로 추정된다.

요즘 많이 쓰이는 비아그라가 복상사의 직접적인 원인이라고도 하는데 이는 정확하지 않다고 본다. 비아그라는 혈관을 확장시키는 기능이 있기 때문이다. 연관이 있다면 평소 성기능이 약해 흥분을 잘 느끼지 못하던 사람이 비아그라로 갑자기 흥분해 돌연사의 원인이 되는 것으로 생각된다.

여배우와 외도를 하다가 돌연사한 방송인, 정치인 등 모두 너무 황홀한 극도의 흥분 상태에서 혈압이 대기압력 이상으로 올라가거나 관상동맥 협착 등이 생겨 사망한 것이다.

필자가 모 종합병원에서 근무할 때 희한한 일이 생겼다. 병실에서 환자가 숨졌는데 간호사와 연관이 있었던 것이다. 조사 결과 병실에서 성관계를 한 것으로 밝혀졌다. 미국의 어느 잡지는 복상사를 달콤한 죽음(sweet death)이라고 기술했는데, 아무리 감미롭게 맛을 보다 간 인생이라지만, 그래도 이승보다는 못하지 않을까? ✢

Episode 50

우울증과 자살

일생 살아가며 한 두 번은 마주한다는 우울증

인간은 누구나 시한부 인생을 살아간다. 그러나 특별한 질환이 없다면 죽음이 자신에게도 온다는 사실을 인식하지 못하는데, 이는 어쩌면 인간이 죽음을 가장 두려워하기 때문인지도 모른다. 그런데 현대 사회에서는 자살하는 사람이 크게 늘어나고 있다. 2010 보건의료 통계에 따르면 한국의 자살률은 경제협력개발기구(OECD) 회원국 평균보다 두 배 가까이 높다.

자살은 크게 두 가지로 나눌 수 있다. 하나는 우울증이 심해져 하는 것이고 또 하나는 교육으로 인한 것이다. 후자는 아랍권의 자살폭탄 테러가 대표적이다. 어려서부터 종교적·정치적 신념을 주입 당해 보통 사람이라면 상상도 못할 '폭탄 휴대 돌진'을 하는 젊은이들…. 정녕 이들은 죽음이 전혀 두렵지 않았을까?

2차 세계대전 때 일본의 가미가제 특공대, 즉 미국 전함을 향해 목숨을 버리면서 전투기와 함께 돌진한 군인들도 같은 맥락이다. 이처럼 조직이나 국가를 위해 목숨을 초개와 같이 버리는 사람들, 이들은 정신적으로 죽음을 무시할 수 있을 정도로 강한 건가 아니면 모태신앙과도 같은 것인가?

우울증으로 인한 자살은 양상이 매우 다양하다. 사업이 망해 큰 빚을 져서, 가족 간의 큰 문제로, 사회로부터 받는 스트레스를 견디지 못해, 학교 성적이 나빠져서, 부모가 결혼을 반대한다고, 심지어 이유는 불분명하지만 인터넷에서 자살 동호회를 만들어 함께 죽음을 선택하기도 한다. 남이 보기에 '저 사람은 뭐가 부족해서 자살을 했을까?' 하고 의아하게 생각되는 자살도 있다.

걸린다고 바로 죽는 '몸의 병'은 요즘 드물다.
반대로 마음의 병(우울증)에 걸린 사람 중
15%는 자살한다니 마음의 병이 훨씬 무서워

이 같은 경우들은 거의 모두가 우울증이 원인이라는 것이 정설이다. 우울증은 신경정신 질환의 하나고, 대표적인 기분 장애에 속한다. 불행을 겪는 사람이 많지만 죽음을 선택하는 사람은 그 중 극히 일부다. 우리는 자살한 사람들을 보면서 그 뒷이야기를 확인하고 화제에 올린다. 성 상납을 강요당한 연예인, 회계 부정을 조사받던 대학교수, 검찰 조사를 받던 피의자 등 여러 상황이 그들을 막다른 코너로 몰아간 건 사실이지만 목숨까지 버린 것은 여기서 유래된 우울증 때문이라고 볼 수 있다.

우울증은 사람들이 일생을 살아가면서 한두 번은 겪고 지나간다고 한다. 여성의 경우 출산 후 우울증, 폐경기 우울증 등이 대표적이지만 남성도 아주 가벼운 증세부터 심한 증세까지 한 번씩은 우울증을 경험하게 된다. 심한 우울증은 정신적으로만 우울한 기분을 느끼는 것이 아니라 잠이 안 오는 등의 증세가 오면서 가슴통증, 복통 등 육체적 증세도 수반된다.

차라리 죽고 싶다는 심정이 들 정도로 괴로워지는 것이다. 우울증을 일으킨 원인이 제거돼도 우울증이 계속되는 경우가 대부분이다.

우리나라도 선진국들처럼 병원을 찾는 사람이 점차 늘고 있다. 최근 미국에서 한 연구팀이 자살 유전자를 발견했다는 보도가 있었다. 힘들고 고통스럽다고 모두 자살을 시도하는 것은 아니다. 유전인자를 가지고 태어나고 후천적으로 좋지 못한 환경이 자극제 역할을 한 것으로 보인다. 우울증은 그 자체만으로도 문제지만 다른 질병을 악화시키거나 치료를 힘들게 만들기도 한다.

하버드 의대에서 발표한 연구에 의하면 당뇨병을 앓는 사람이 우울증도 앓고 있을 경우 사망률이 그렇지 않은 사람의 두 배라고 한다. 게다가 우울증은 식욕을 떨어뜨려 규칙적인 식생활을 방해하고 스트레스 탓에 순간적인 폭식을 유도해 비만을 일으키기도 한다. 우울증은 다른 질병의 합병증으로 나타나기도 한다. 그러나 이런 환자들에게 우울증 치료가 함께 이뤄지는 경우는 많지 않다.

여성의 25%, 남성은 10% 정도가 우울증을 겪을 만큼 흔하다. 흔히 '마음이 걸리는 감기'라고도 한다. 그런데 감기보다 지극히 위험한 것은 15%가 자살을 시도한다는 점이다. 다행인 것은 치료가 비교적 쉽고 완치율이 높다는 점이다. 적극적인 치료 시도와 주변의 도움으로 건강하고 행복한 삶을 살 수 있다는 점을 미리 알아둘 일이다. +

Episode 51
만성 피로증후군이라지만 실은…

생활 활력 찾도록 몸 계속 움직여야

만성 피로증후군이란 심한 피로감과 근육통 증세들이 6개월 이상 지속되는 질환이다. 여기서 증후군이라는 것은 질환의 원인을 포함한 병의 실체를 잘 모른다는 의미다. 정확히는 주로 피로감을 호소하며 여러 가지 증세가 수반되는 증세의 조합을 표시하는 것으로 보면 된다.

복잡한 현대를 살아가면서 스트레스도 많고 어려운 일도 많으며, 무엇 하나 쉽게 이뤄지는 것이 없다고 해도 과언이 아니다. 이 질환의 증세로는 피로감과 근육통 이외에 숙면을 못 이루고 두통과 여러 관절통, 집중력 감퇴 그리고 감기에 걸린 듯한 느낌, 소화 장애 등을 들 수 있다. 항상 피곤하고 잠을 잘 못 자며 온몸이 아픈 것 같다고 해 검사를 하면 대개 큰 이상이 없고 의사는 "스트레스가 원인입니다. 피로증후군이군요"라고 말하는 것이 대부분이다.

나는 최근에 이런 분들을 여러 차례 상담했다. 50대 여성, 60대 남성 등 대개 50, 60대로 이들은 거의 매일 진통제를 복용하고 있었다. 미국의 경우 만성 피로증후군 클리닉이 있는데, 뚜렷한 원인 없이 앞서와 같은 증세가 생기는 사람들에게는 건강검진을 한 뒤 신체검진을 한다. 원인을 살펴보면 대개 신체의 디자인이 잘못돼 근육통을 겪으며, 이중 현대인의 90% 이상이 머리와 어깨의 정렬 이상으로 목 근육에 이상이 와서 머리에 연관통이나 방사통이 생겨 두통이 생기는 경우가 많다.

**그냥 '이유 없이 몸이 피곤하다'고 생각하고 진단 내리기 전에,
자세나 체형이 잘못된 것은 아닌지 생각하고 점검해 봐야**

규칙적으로 운동을 하지 않는 사람들은 면역력도 감소되기 때문에 항상 감기 기운을 달고 사는 경우가 많으며, 심하면 우울증까지 온다. 허리나 목에 통증을 느껴 나를 찾았던 사람들은 신체 디자인 운동을 하면서 몇 개월이 지나니까 통증이 사라지고, 통증이 없어지니 기분도 좋고 잠도 잘 온다고들 말한다. 통증이 사라진 것도 한 몫을 했겠지만 규칙적인 운동 덕분에 기분이 좋아지고, 잠을 잘 오게 하는 호르몬이 분비됐기 때문이다. 우리 몸은 계속 움직여 줘야 한다. 이런 움직임을 통해 이에 필요한 에너지를 쓰게 되며 우리 생활에 활력을 주는 호르몬의 분비를 유지시켜 줘야 한다.

질병을 정기적으로 검사하는 것이 오래 살기 위한 한 방법이라고 한다면, 신체를 검사하고 이를 교정하고 강화하는 운동은 우리의 인생을 힘차고 활기차게 하는, 그러나 현대인이 소홀히 생각하기 쉬운 부분이다. 질병이냐 건강이냐 하는 이분법적 사고가 20세기 후반까지 지배했다. 그러나 이제는 평생 동안 질병 없이 건강하게 살 수 있는 기간, 즉 건강수명에 더 큰 관심을 가지게 됐다. +

Episode 52

죽지 않을 병으로 왜 죽을 고생?

건강염려증부터 고쳐야…
하나의 병 안심시키면 또 다른 병으로 고민

　브라질 시내의 한 공립학교에서 에이즈(HIV) 환자인 20대 남성이 총기를 난사해 25명의 사상자가 발생하고 본인도 자살한 충격적인 사건이 일어났다. UN은 1998년 에이즈 예방을 위해 '세계 에이즈의 날(12월 1일)'을 제정했다. 세계 4000만 명의 에이즈 환자 가운데 3분의 2는 남아프리카에 몰려 있다고 한다.
　지금 같으면 상상할 수도 없는 일이지만 60대 초반 남성이 심장수술을 받았는데 수혈 과정에서 에이즈에 감염됐다. 당시만 하더라도 다른 사람의 피로 수혈을 할 때 에이즈 검사가 소홀했다. 나중에 에이즈에 감염된 것을 안 이 남성과 부인은 함께 자살했다. 어떻게 감염이 됐든지 간에 자식들을 보기도 부끄럽고, 사회에서도 괴물 취급을 받기보다는 죽음을 택하는 것이 낫다는 유서를 남겼다. 이 당시 에이즈에 대한 사회적 인식을 잘 말해주는 사건이기도 하다.
　어떤 접대부는 성관계로 에이즈에 걸린 것을 확인한 뒤에도 많은 사람들과 성관계를 하다가 구속됐는데, 그녀는 "나를 이렇게 만든 사회에 복수하려 했다"고 한다.

에이즈는 후천성 면역결핍증으로 원래 드물지만 인간에게도 있던 병이다. 면역이 안 되다보니 모든 감염에 잘 걸려 사망하게 된다. 에이즈 자체가 성병만 일컫는 것은 아니다. 주사기를 통한 직접 주입(주사, 수혈) 등으로도 전염되며, 산모를 통해 태아에게 감염되기도 한다.

선진국에서는 치료제가 개발되면서 감염자들이 치료제를 꾸준히 복용하면 HIV 바이러스를 최대한 억제시켜 타인에게 전파시키지 않을 수 있게 됐다. 그러나 남아프리카의 짐바브웨, 보츠와나, 잠비아, 나미비아 등은 인구의 39%가 HIV 양성이며, 15세 이상의 3분의 2가 에이즈로 사망한다.

에이즈 같은 새로운 질병은 인간이 만들어내는 측면도 있어.
만족 못하는 인간의 욕망, 비정상을 시도하고야 마는 욕망이 새 병을 만들어내니
인생은 질병과의 영원한 투쟁인가?

인간의 역사를 보면 하나의 병을 정복하면 더 무섭고 새로운 병이 생겨났다. 모든 병을 완전히 정복한다는 것은 불가능하다. 오히려 지나치게 항생제를 많이 쓰다가 어느 항생제도 안 듣는 슈퍼박테리아까지 나타나고 있는 실정이다.

자연 앞에서 인간은 정말 작은 미물이듯이 계속해서 출현하는 새로운 질환 역시 인간이 감수해야 할 운명이라고 생각도 된다. 다른 한편으론 우리 인간 스스로가 만들어내는 재앙이라고 해도 과언이 아닐 듯하다. 인간은 두 발로 걷고 뛰는 만물의 영장이지만 모든 일에 만족하는 법이 없을 뿐 아니라 정상적인 방법에서 벗어나는 사람도 많기 때문이다. 진시황제가 3000 궁녀를 거느렸고 연산군이 수많은 궁녀들과 변태적 행위를 일삼았다는 기록 이외에도 일부 현대인들은 학대, 자학 등 변태적 행위로 성욕을 채우는 경우도 많다. 아마도 일상적인 것으로는 만족이 안 되는 모양이다.

에이즈의 발단은 중앙 아프리카 원주민들이 HIV를 보유한 침팬지와 접촉해 변종 HIV가 생긴 것으로 추정된다. 공식적으로 에이즈가 인식된 것은 1981년 LA의 게이들을 통해서다. 초기에는 현대판 페스트라고 하면서 하늘이 문란한 인간에게 내린 재앙이라고까지 했다. 감염을 전공하는 의학자들이 가장 우려했던 사실은 에이즈에 걸린 사람을 모기가 물어서 다른 사람에게 옮기면 인류가 멸망하는 사태까지 오지 않을까 하는 것이었다. 다행히 모기 등을 통한 감염은 안 되며, 공기 중에 나오면 에이즈 바이러스는 바로 죽는다는 사실을 알고 다소 안심했다. 그러나 아프리카에서 무섭게 번지는 에이즈는 가히 공포의 대상이다.

우리가 잘 아는 유명 배우들과 운동선수들이 에이즈에 감염됐다는 소식이 들리고, 에이즈 환자인 줄 모르고 치료하던 의사들이 감염되고, 치과 의사들도 에이즈를 가진 아이들에게 물려 감염이 되면서 초창기에는 의사들조차 에이즈 환자를 기피했다.

1990년대가 되면서 동남아에서 에이즈 환자가 증가하고 우리나라에서도 매년 에이즈 환자 숫자를 집계하면서 국가가 등록·관리하기 시작했다. 한국의 에이즈 환자는 2012년 약 7000명으로 확인됐으며, 감염자 수는 이의 3~4배로 추정된다.

과거 에이즈 진단에는 문제가 많았다. 1차 검사에서 양성인 경우가 꽤 많아서 모든 검사는 2차 즉 국립보건원의 검사 결과로 확인해야 했다. 이제 선진국에서는 예방(콘돔 사용)과 치료제 복용을 통해 에이즈를 당뇨병이나 고혈압 같은 만성질환 정도로 분류하고 있다. +

Episode 53

상상 초월하는 인간의 적응력

한 순간도 못 참을 것 같지만 견디다 보면…

언젠가 철로길 바로 옆의 삼촌 댁에서 하루를 지낸 일이 있었다. 잠을 청하려는데 기차 소리에 바닥이 덜덜거려 거의 자지 못했다. 이튿날 내 얼굴을 본 삼촌이 "너 어제 잠 못 잤냐?" 하신다. 내가 이유를 설명하면서 "삼촌은 잘 주무세요?" 하고 묻자 웃으시면서 "나도 처음 이사 왔을 때는 여기서 어떻게 사나 걱정했는데 세월이 지나니까 기차가 지나가는 것도 느끼지 못한다"고 하신다.

이것이 바로 인간의 적응 능력이다. 어느 날 갑자기 '윙' 또는 '붕' 하는 이상한 소리가 들려서 병원을 찾고, 스트레스를 받은 적이 있거나, 또 현재 받고 있는 분들이 있을 것이다. 만일 병원에서 별다른 질환을 확인하지 못한다면 걱정하지 않아도 된다. 한 두어 달 지나면 적응하게 될 것이다.

내가 소아과를 전공하면서 '가슴이 아프다' '다리가 아프다' 하며 찾아오는 아이들이 꽤 많았다. 그러나 대부분은 이상이 없었다. 성장 과정에서 생기는 증세였다.

성인들도 가슴이 아프다고 병원을 찾는 경우가 많다. 특히 최근에는 혹시 내가 심장병이 있지 않나 걱정하는 사람들도 많다. 질환이 없다면 아무 문제도 없는 증세인 것이다. 주변에는 병을 스스로 만들어가는 사람들도 있다. 자신이 암이나 심장병에 걸렸을지도 모른다는 생각을 하면서 이 병원 저 병원을 전전하는 사람들도 적지 않다. 그런데 이런 사람들은 그 병이 없다는 것이 확인되면 또 다른 병을 걱정한다. 이런 사람들은 상담을 통해 병에 대한 공포증을 없애는 것이 중요하다.

심장병 증세 중 부정맥은 어떤 이유로든 심장의 박동이 불규칙해지는 것이다. 그런데 이 부정맥의 원인이나 종류는 한두 가지가 아니다. 병원에서 확인해보면 그대로 놔둬도 문제가 생기지 않는 부정맥도 있다. 내가 아는 후배 한 명은 부정맥으로 병원에 와서 진단을 받은 결과 문제를 일으키지 않는 것으로 확인됐다. 담당의와 내가 자세히 설명을 해주고 심지어는 이 부정맥으로 문제가 생기면 내가 책임(?)을 지겠다고까지 했는데도 이 친구는 증세가 생길 때마다 전화를 하고 찾아왔다.

그의 그런 행동이 이해도 된다. 아무리 문제를 일으키지 않는다고 해도 증세가 나타날 때면 걱정이 될 것이다. 이 친구, 결국 다른 병원에 가서 약을 복용하면서야 안심했다고 한다.

약이 언제나 좋은 건 아니다. 비록 증세를 완화시켜준다고 해도 다른 부작용이 있을 수 있다. 일생을 살다보면 누구나 위와 같은 경험을 할 수 있는데 증세가 있다고 해서 모두 치료를 필요로 하는 것이 아니라는 점을 강조하고 싶다. +

Episode 54

'문명 질병' 비만

한 부인이 일등석에 탈 수밖에 없었던 이유

　석기시대에는 당분, 지방, 염분의 결핍이 건강에 해가 됐다면 오늘날에는 과잉섭취가 건강을 악화시킨다. 패스트푸드처럼 칼로리 높은 음식이 일상에 파고들기 시작했다. 비만이란 지방이 몸에 축적돼서 건강에 이상을 일으키는 것으로 수명도 단축시킨다고 알려져 있다. 비만은 보통 사람들도 쉽게 측정할 수 있다. 간단한 기계로 측정이 가능하지만 자신의 체중과 키만 알아도 계산으로 확인할 수 있다. 비만이면 뚱뚱해 보여 안 좋고 생활습관병들을 악화시켜 해롭다는 정도는 누구나 알고 있다. 특히 미국에 가보지 않은 사람들은 정말로 심한 비만이 어떤 것인지 상상도 못할 것이다.

　10여 년 전 국제선을 탈 때 비행사에 잘 아는 분의 배려로 처음 일등석에 타본 경험이 있었다. 좌석이 넓고 정말 편했다. 그런데 조금 있다가 정말 뚱뚱한 부인이 남편의 부축을 받으면서 내 옆자리에 앉았는데 그 넓은 자리가 꽉 차는 것이었다. 나는 빈자리로 옮기고 싶었으나 그 부인에게 실례가 되는 것 같아 그대로 앉아 있었다. 그런데 부인만 남겨 놓고 남편은 이코노미 좌석으로 돌아갔다. 부자라서 일등석을 탄 것이 아니라 일등석이 아니면 앉을 수 없는 지경이었던 것이다. 그 부인과 대화를 나눌 기회가 있었는데 자신은 어려서부터 다소 비만이었는데 성인이 되면서 점점 심해졌다는 것이다. 식사 조절을 하는 등 노력도 해봤으나 소용이 없다면서 한숨을 쉰다. 내가 '운동은 해봤냐'고 묻자 너무 뚱뚱하니까 걷는 것조차 힘들다는 대답이다. 가는 동안 잠이 들었는데 하마 물먹는 소리를 낸다.

미국에선 이 같이 뚱뚱한 사람들을 흔하게 볼 수 있다. 의자를 두 개 겹쳐놓아야 앉을 수 있는 비만자는 병원에서 복부 수술을 할 때도 의사를 매우 괴롭힌다. 복부를 절개하고 장에 도달하려고 해도 지방층이 많아서 쉽지가 않다.

미국 식당에서 심하게 비만인 사람들이 혼자서 큰 사이즈의 피자 한 판을 거뜬히 먹어 치우고 후식까지 먹는 모습을 종종 봤다. 오죽하면 심한 비만에 위 절제 수술까지 하겠는가? 한국에는 이렇게까지 비만이 심한 사람은 거의 없다. 그러나 요사이 어린이 비만이 늘어나는 현상을 보면 우리도 멀지 않은 것 같다.

**성인 비만은 세포가 커지는 것이지만
어린이 비만은 세포 숫자가 늘어나는 것.
늘어난 세포가 성인이 돼 커지면 치료 힘들어**

어린이 비만은 성인 때 갑자기 생기는 비만과 달리 비만을 일으키는 지방세포의 수도 증가하기 때문에 더 위험하다. 증가한 세포가 성인이 돼 커지면 치유도 잘 안 된다. 비만은 당뇨나 심장질환 등의 위험을 증가시키는 것에 국한되지 않는다. 복부 비만이 심하면 척추의 곡선이 없어지면서 부담이 가중되고, 가슴은 안으로 쳐지고 잔등은 뒤로 나가 둥근 모양을 하게 된다. 설사 비만을 극복해도 허리통증, 어깨통증 등에 시달리게 된다.

여성들이 임신했을 때 그리고 출산 후에 운동을 해야 하는 이유도 비슷하다. 임신 5개월 정도가 되면 배부른 정도가 배꼽 위로 올라간다. 심한 비만과 비슷한 신체 모양이 되는 것이다.

특히 자라나는 어린이는 식사습관과 신체 디자인에 관심을 가져야 한다. 심한 비만은 약물로 치료가 불가능하다. 마음만 먹으면 가능하다고 생각하는 식사조절이나 운동으로도 쉽게 비만 조절이 안 된다.

우리 몸은 오랜 진화의 결과로 탄수화물만 섭취해도 지방으로 바뀌어 저장되므로 일단 저장된 영양소를 사용하려면 많은 일과 운동을 해야 한다. 지금은 고칼로리 음식이 주변에 넘쳐난다. 그러므로 비만과 관련된 당뇨, 고혈압, 고지혈증, 대사증후군 등이 전염병처럼 퍼지고 있다. 먹고 싶은 욕구를 억누르고 음식 섭취를 줄여야 한다. +

Episode 55
기억력 너무 좋은 병에 걸린 공대생

사전 여덟 페이지를 쓱 훑어보더니 다 외웠지만…

사람은 모두 한 가지씩 특기를 갖고 태어난다고 한다. 공부 잘하는 사람, 운동 잘하는 사람, 오락-도박에 재주 있는 사람, 사기를 교묘하게 잘 치는 사람, 돈 버는 데 재능이 있는 사람, 기발한 아이디어를 창출해내는 사람 등….

매우 드물지만 기억력이 뛰어나게 좋은 사람들도 있다. 내가 의대를 다닐 때 나는 몇 시간을 봐도 기억 못하는데 한 20~30분만 읽어보고도 다 기억하는 친구들이 있었다. 기억력이 나보다 탁월하다는 것을 직접 느낄 수 있는 경험이었다.

미국 드라마 중에 과거의 기억을 모두 간직할 수 있는 여성의 이야기가 방영된 적도 있다. 길거리를 지나가면서 한 번 본 장면도 나중에 필요하면 현장에서 보고 있는 것처럼 확실하게 기억해내는 여성이다. 그래서 범죄 해결에 큰 기여를 한다는 스토리다. 이 여성은 필요한 경우에만 과거의 기억을 되살리면서 큰 문제없이 행복하게 살고 있는 것으로 드라마에서 묘사됐다.

천재들의 이야기는 많다. 10살 남짓한 어린 아이가 어엿하게 하버드 대학생으로 입학해 교수들에게도 어려운 방정식을 술술 풀어가는 영화 등…. 실제로 우리나라에서도 1970년대에 5~6세 남아가 중학교 수준의 학업 능력을 보였으며, 10대에 모 대학에 입학한 실제 사례가 있었다. 그런데 이 친구, 30대에 자살의 길을 택했다.

모든 기억하는 천재가 행복? 인간은 '망각의 동물' 아닌가

내가 4학년 때 정신과에서 임상 실습을 할 때 이야기다. 당시 정신과 병동에는 한 구역을 막아서 문이 있고, 그 구역 내에 입원실이 있었다. 한쪽에는 탁구대 등 놀이시설과 휴게실 개념의 공간이 있었다.

그런데 어느 날 이곳에서 두 입원 환자(나중에 안 일이지만 대학교 재학생)가 언쟁을 벌이고 있었다. 공대 학생이 영문과 학생에게 "나는 영어 공부를 안 해도 너보다 영어를 더 잘 안다"면서 "나는 한 번 보면 영어 사전 전체를 다 외운다"는 것이었다.

내기가 붙었다. 영문과 학생이 사전을 갖고 오더니 중간에 3~4장을 접으면서 "이곳을 한 번 봐라. 그러면 내가 질문하겠다"고 제의했다. 공대생은 8페이지쯤이나 되는 사전을 한 2~3분 쓱 보고 넘겨주면서 "네가 물어 볼 것도 없다. 내가 순서대로 말하겠다"며 영어단어와 뜻을 순서대로 이야기하는 것이었다. 정말 기절초풍할 노릇이었다.

이 친구 말을 들어보니 자신은 머릿속이 너무 복잡해 이 병원에 들어왔다는 것이다. 머릿속을 비우고 나가야 하는데 비워지지가 않는다며 사전을 책상에 툭 던지고 방으로 들어갔다. 의과대학 공부를 하면서 보면 잊고, 외웠다고 생각하면 또 기억나지 않는 내 머리는 무엇일까?

인간은 망각의 동물이라고 했다. 살아가면서 대부분의 기억들을 망각 속으로 묻어버리고 특히 부끄러웠던 일, 기억하고 싶지 않은 일도 잊어버리고 살아가는 것이 보통 인간이 아닌가.

요즈음 안경을 쓰고도 가끔 안경을 어디에 뒀나 찾고, 약을 먹었는지 기억이 안 나고, 친한 친구에게 전화를 하고도 이름이 얼른 생각나지 않을 때가 있다. 나이가 들어 기억력이 감소하는 자연 현상으로 본다. 나는 내가 보통 인간으로 태어난 것을 하나님께 감사드린다. ✚

Episode 56

잘못된 처방이 중환자를 만든다

76세 환자에 "걷지 말라" 잘못된 처방 내린 의사

　대형병원에는 일부이긴 하지만 지나친 권위주의에 빠져 자신이 유명하기 때문에 환자들이 병원을 찾는다는 착각에 빠져 있는 의사들도 있다. 환자를 많이, 열심히 보면서도 항상 과시를 하고 환자들에게 매우 불친절하다는 게 특징이다.
　76세의 남성 환자가 나를 찾아왔다. 그동안 심한 당뇨를 앓아 신장도 나빠지는 등 후유증이 생겼다. 1년 전에 발바닥에 상처가 생기면서 잘 아물지 않아 담당 의사를 찾아갔더니 "당뇨가 있으니까 발을 잘 보호해야 한다"면서 "이제부터는 걸어 다니는 것을 삼가라"고 권유하더라는 것이었다.
　당뇨가 심해 발에 염증이 생기고 항생제 치료를 해도 염증이 회복되지 않아 위로 올라가면서 발목을 절단해야 하는 경우가 있기는 하다. 그러나 염증 초기에 치료해 상처가 아물었는데 걷지 말라니…. 나이가 76세여서? 말도 안 되는 처방이다.
　우리가 움직이지 않고 3개월이 지나면 근육량과 근육의 힘이 30%나 감소한다. 그런데 이 분은 한 6개월을 걷지 않고 의자에 앉아만 있다 보니 점차 서는 것도 어려워지고 결국 휠체어 신세를 지게 됐다. 벼룩을 없애려고 초가삼간을 태워버린 꼴이다. 당뇨병 환자가 발에 상처나는 것을 막으려면 움직이지 못하게 할 것이 아니라 발바닥에 기구를 사용하면 된다. 더욱이 현재 염증이 없다면 당뇨를 잘 조절하면서 주기적으로 관찰하면 된다.

다리에 염증이 생긴 당뇨병 환자에게 늙었다고 "움직이지 말라"거나 "발목을 절단하라"고 권유하는 의사들이 있다. 이런 처방은 치료가 아냐

과거에도 의사에게 "발에 염증이 심하니까 발목을 절단해야 한다"는 권유를 들은 환자가 다른 병원으로 옮긴 뒤 약물 치료를 받고 완쾌된 경우가 있었다. 나쁘게 생각하면 환자의 상태가 아니라 나이에 따라 치료 방침이 바뀌는 듯한 느낌이다. 의사는 이 환자에게 '나이가 드셨는데 움직이지 않으면 어떠냐'는 생각에 걷지 말라는 권유를 했을까? 움직이지 않고 걷지 못한다면 구태여 발목은 있어서 무얼 하겠는가? 이 환자는 침대에 누워 있거나 휠체어에서만 생활을 하면서 모든 의욕을 잃어버렸다.

움직이지 않으니 당뇨병 조절도 잘 안 됐고, 결국 심장 관상동맥에까지 이상이 왔다. 그러나 심장 검사도 자세히 받지 않고 건성으로 정기 진찰만 받았다고 했다. 재활 치료를 받아 봤지만 진전이 없자 아는 사람의 권유로 나를 찾아 왔다. 지금 걸을 수 있게 하기 위해 신체 디자인을 강화 중이다. 2~3개월이면 서게 될 것으로 본다. 물론 이를 위해서는 1년 이상 잘못된 치료 때문에 상실된 의욕이 회복돼야 하며 운동에 집중해야 한다.

70대 중반의 사람이 20년을 더 살 확률은 60%나 된다. 싫든 좋든 이 오랜 기간을 앉아서 지낼 수는 없지 않은가. 움직이지 않으면 모든 인체 기관은 퇴화하게 마련이다. +

Episode 57

늙은 의사 무시하는 미련한 환자들

의사의 경험이 얼마나 중요한데, 젊은 의사만 좋아하니…

　의사라고 하면 부를 가진 사람으로 여겨지고, 그래서 세무조사라면 병원이 표적에 포함되기 십상이다. 물론 사회 여러 분야와 마찬가지로 돈을 많이 버는 병원도 있다. 그러나 가장 선망의 대상이었던 성형외과도 이제는 "너무 많아 세일을 한다"는 웃지 못할 선전까지 하는 실정이다. 잘 된다는 성형외과들은 그들만의 상술을 갖고 있는 듯하다.

　내가 아는 성형외과에선 부인이 섭외 담당이다. 부인이 남편과 함께 룸살롱에 가서 술을 마시면서 아가씨들을 남편 옆에 앉히고 남편을 '잘 아는 성형외과 의사'로 선전해 룸살롱 아가씨들이 병원으로 오게 함으로써 큰돈을 벌었다는 이야기도 있다. 또한 성형외과에 못지않게 피부과도 "줄기세포 화장품이 피부를 젊게 해준다"며 과대광고를 해 돈을 버는 경우도 적지 않다.

　20여 년 전에는 의사들이 돈을 많이 벌었던 것이 사실이다. 그러나 현재는 개업을 해도 과거 같은 부귀영화(?)는 어림도 없다. 종합병원 봉급 수준만 벌어도 다행이다. 그렇다면 종합병원의 봉급 수준은 어떤가? 대학

병원을 보면 일반 대학교수보다 다소 높은 편이지만 대기업이나 외국 기업보다는 한참 낮은 수준이다. 그렇다면 왜 고등학생이나 일반 대학생들이 의대에 들어오려고 안달일까? 이는 돈보다는 의술을 가지면 늦은 나이까지 일할 수 있다는 이유 때문일 것이다.

그러나 미래에는 사정이 달라질 것이다. 의사이신 우리 아버지가 예전에 "이대로 의사 수가 증가한다면 앞으로 버스나 지하철에서 '병 고칩니다. 저는 ○○에서 ○○과를 운영하는 의사 ○○○입니다. 많은 이용 부탁드립니다' 하고 인사하는 시대가 올 것"이라고 말씀하신 적이 있다.

병 고치는 것은 컴퓨터 고치는 것과 다르다.
그런데도 개인병원에 들어섰다가 의사가 나이 많으면
"늙은 의사이니 다른 병원으로 가자"고 한다면…

한 5, 6년 전부터 선배들이 병원을 폐업하기 시작했다. 운영이 안 되기 때문이었다. 운영만 되더라도 노는 것보다는 일하는 것이 좋기 때문에 끌고 가려고 했는데 손해를 보면서 개업을 지속하는 데는 한계가 있다고 했다. 폐업한 의사들 중 일부는 보건소나 지방으로 내려가고 일부는 아예 취미생활을 하면서 지내는 의사들도 있다.

나이가 든 의사들이 일을 그만두는 데는 여러 이유가 있지만, 요즘엔 심해지는 환자들의 잘못된 인식이 많은 작용을 한다. 환자들은 병원 문을 열고 들어왔다가도 "여기 의사 나이가 너무 들었으니 다른 데로 가자"고 한다. 환자를 치료하는 데 경험이 얼마나 중요한지를 모르는 사람들, 병 고치는 것을 컴퓨터 수리하는 일 정도로 생각해 젊은 사람이 더 유능할 것이라고 잘못 생각하는 사람들… 나이 많은 의사들도 성형외과·피부과 신세를 져 젊어진 뒤에야 계속 일을 할 수 있는 시대인가? +

Episode 58

피안성, 피정재 말고 산소외를 살려

돈 따라 쏠리는 전공의들…정책으로 바로잡아야

요즈음 이상하리만치 의대를 선호하고 있다. 이공계의 학생들이 의대에 가려고 열중하고 있다는데 이것은 아마도 의사들이 소득이 많아서라기보다는 늦은 나이까지도 일할 수 있는 직업이기 때문일 것이다. 이런 현상이 완화되려면 다른 분야도 정년이 보장돼야 할 것이다.

그런데 1990년대에 들면서 의학계도 과에 따른 차별화가 생기기 시작했다. 먼저 힘든 과, 즉 소아과, 외과, 산부인과를 지망하는 의사들의 수가 급격히 줄었고, 반면 가장 앞으로 먼저 치고 나간 분야는 성형외과였다.

성형외과는 원래 미용 부분보다는 큰 수술 자국을 복원하거나 화상 환자의 흉터 치료가 주 목적이었다. 그러나 현대에 와서 미용 분야에 더 많이 적용되고 있다. 이에 따라 주로 강남에 성형외과가 자리 잡으면서 그야말로 황금알을 낳는 거위에 비유될 정도로 번창했다. 시간이 지나면서 강남의 주요 도로가에는 매 건물마다 성형외과 간판이 보일 정도였고 심지어는 한 건물에 여러 성형외과가 들어섰다.

이에 따라 대학병원에서도 미용 성형만 담당하는 의사들이 생기기 시작했지만 그 후 개업의 사이에 경쟁이 너무 심해져 부작용도 나타나게 됐다. 전문 분야가 아닌 의사들이 앞 다퉈 성형외과를 표방하기 시작했고, 성형을 했지만 부작용이 심해 그나마 자연스런 얼굴을 망쳐버리기도 했다. 연예계에서는 지망생에게 "이 부위, 저 부위를 성형하고 들어오라"고 지시하는 등 웃지 못할 해프닝도 생겼다. 이어 의사들 사이에 심한 경쟁이 소위 성형 세일로 이어지더니 요즘은 다소 주춤한 상태다.

한 번은 아이의 심장병 때문에 수년간 정기적으로 병원에 오던 아이의 엄마가 외래로 6개월 만에 찾아왔다. 아이가 먼저 "선생님" 하고 부르며 들어오는데 생전 처음 보는 아주머니였다. 듣고 보니 성형수술을 했다고 한다. 못 알아볼 정도로 얼굴이 바뀐 이 아주머니를 비롯해, 성형수술 부작용에 고생을 하다가 우리 병원 성형외과 의사를 소개해 달라는 경우도 있었다.

그 다음 성황을 이룬 게 안과였다. 라식 수술이 보편화되고 안경을 벗으려는 사람들이 몰리면서 인기 과의 선두를 달리게 됐다. 무분별하게 시행된 라식 수술은 사람에 따라 부작용이 커서 시비가 끊이지 않는다.

이어 우리나라가 화장품 소비 대국(?)으로 부상하고 피부에 관한 관심이 높아지면서 피부과가 두각을 나타냈다. 그래서 생긴 말이 '인기 3과'다. 피부과, 안과, 성형외과의 앞 글자를 따서 '피안성'이라 부르고, 전공의 선택이 이 세 과로 몰렸다. 상대적으로 소외된 과들은 전공의 숫자를 채우기조차 힘들어졌다. 흉부외과의 경우는 유명 대학 병원에서도 전공의 지망생이 한 명도 없는 경우도 있었다.

요즈음에는 정신과, 방사선과로도 몰리고 있다. 방사선과 전문의의 연봉이 최고로 많기 때문이다. 또한 통증치료, 척추치료 병원들이 우후죽순처럼 늘어나서 효과도 별로 없고 재발이 되는 시술을 수없이 하고 있다.

'돈이면 다'라는 생각이 만연하면서 예전의 소신에 따른 전공과 선택은 상실됐다. 뿐만 아니라 환자들의 생명 치료에 직접 관계되는 과들이 소외되면서 의료계가 크게 흔들리는 계기가 된다.

전공의 차별화는 시대에 따라 계속 변하는데 요즘에는 우울증 등 정신질환 환자가 많아지고, 신체 재활에 관심이 많아지면서 피안성에서 피정재(피부과-정신과-재활의학과)로 인기가 쏠리고 있다. 우리 의료계의 위기 상황을 알 수 있게 해주는 흐름이다.

의학의 본령이었던 산부인과·소아과·외과계가 천대받고
돈벌이 좋은 피부과·안과·성형외과 또는
피부과·정신과·재활의학과로 쏠리는 흐름을 이대로 놔둘건가?

2011년 소말리아 납치 사건에서 총상을 입은 선장의 목숨을 구했던 의사들은 비인기과 소속이었다. 따라서 우리 의학이 계속 발전하려면 의료 시책에 변화가 있어야 한다. 개선책이라고 요즘 일부 과의 임금을 올려주는 것만으로는 어림도 없다. 건강보험 수가 자체를 높여야 한다. 우리의 앞날이 달려 있는 소아 진료나 수술을 담당하는 여러 과에서 수술을 하면 할수록 적자가 나는 현재의 시스템이라면 의료계의 후퇴는 불 보듯 뻔하다. 산소외(산부인과-소아과-외과계)가 한 몫을 할 날이 오길 기대한다. +

Episode 59

'수술 명의'의 수술법

"최고 수술을 받았다"며 환자는 감탄하지만…

　지금은 일반 외과도 세분화돼 같은 외과 의사라도 다른 외과 분야의 수술을 하는 경우는 거의 없다. 전공의 시절에는 각 분야를 다 돌며 배운다지만 전공의가 직접 집도를 하는 경우는 매우 드물다. 그러다보니 실제 공부와 실습은 전문의가 되면서부터 시작하게 된다. 분야만 다양해진 게 아니라 최근에는 내시경 수술, 로봇 수술 등 매우 다양한 기법이 속속 등장하고 있다.

　반대로 30여 년 전에는 우리 병원도 외과가 세분화돼 있지 않았고 전문의 수도 많지 않았다. 우리가 외과에 학생 실습을 나가자 외과가 크게 세 파트로 나뉘어져 있었다. 지금처럼 분야별이 아니고 세 분의 교수에 따라 구분된 것이다. 자연히 전공의도 주니어 스태프도 세 파트로 나뉘어져 있었다. 그런데 대내외적으로 이 세 분이 우리 병원, 아니 우리나라를 대표하는 외과 의사로 인정을 받았으며, 자연히 많은 환자들이 이 세 분에게 수술을 받으려고 몰렸다.

우리가 수술방에 들어가면 오염을 시키지 않아야 하고 또 수술하는 장면을 잘 봐둬야 한다. 그런데 집도의 뒤에는 수술보조 간호사가 서고 앞에는 마취의사, 집도의사 옆과 앞에는 수술을 돕는 의사 세 분이 자리를 잡으니, 학생들이 들여다볼 틈이 없었다. 약간 공간이 있다고 해도 수술 부위가 작고 깊은 경우가 많아 도통 보이지가 않았다.

주 집도의를 제외하고 다른 의사와 간호사가 자리를 잡으면 집도의가 들어오면서 "준비 다 됐나? 그럼 시작하지. 자네가 열고 들어가" 하면서 수석 보조 의사에게 지시한다. 이렇게 수술이 시작되는데 대개 수술은 유명한 집도의가 직접 하지 않는다. 그는 수술방을 나갔다 들어왔다 하면서 살피기만 하고 수술이 끝나면 환자가 깰 때 다가가 "수술이 잘 됐습니다. 걱정 마세요"라고 보호자를 불러 설명한다.

다른 업무가 많은 경우에는 마취 직전에 환자를 보고 수술이 끝난 뒤 수술실에 들어와서 수술복을 입고 손에 피를 문지른 뒤 보호자를 만나 "수술이 아주 잘 됐습니다"라고 설명하기도 한다. 또 한 명의 환자가 명외과 의사의 손을 거쳐 건강해진 순간이다.

집도의는 명의사의 칭호를 유지하고 그 밑의 의사는 수술을 잘 배우고…. 지금은 지나간 옛날이야기지만 지금의 명의들이 이렇게 탄생됐다. 그리고 그 당시에는 지금과 달리 외과 의사라는 자부심이 대단했다. ✚

Episode 60
줄기세포로 모든 병 치료한다고?

건방떠는 인간의 손을 신이 먼저 없애버릴 수도

　근무 중에 집에서 연락이 왔다. 집에서 기르던 애완견이 갑자기 죽었는데 딸이 이 사실을 알면 너무 슬퍼할 것 같아서 바로 동물복제 업체에 가서 복제를 해서 집으로 데리고 왔다고 한다. 남편은 자동으로 움직이는 차를 타고 서둘러 집으로 가다가 사고를 당해 사망하지만 인간 복제로 다시 삶을 얻는다.

　영화 속 이야기지만 지금 우리 주위에서 이미 시작된 이야기라고 할 수도 있다. 둘리 양을 복제한 이후 개의 복제에 성공했고, 국가에서 마약 탐지견을 복제해 현장에서 활약하는 장면까지 보도됐다.

　의료계에서도 줄기세포를 이용해 불치병을 고칠 날이 눈앞에 와 있는 것처럼 선전한다. 양심 없는 업자들이 사기성 상업적 목적으로 이미 활용하고 있기도 하다. 피부를 젊게 한다며 줄기세포를 이용한 크림을 고가에 파는 등의 현상이다.

　지금까지 인간이 생각한 일, 공상했던 일이 많이 현실화됐고 그래서 인간들은 상상하는 일은 모두 이뤄질 것처럼 생각한다. 정보통신(IT) 산업에서는 3차원 영상을 뛰어넘어 4차원 영상이 소개됐고 가상현실을 경험하는 것도 현실화되고 있다.

암 조기발견, 수술법 정도가 겨우 발전했을 뿐인데…

의료계가 20세기를 지나면서 획기적으로 발달했다고는 하지만 실제로는 진단 기기와 기술이 발달해 암 등의 조기 발견이 크게 늘어났고, 수술 방법이 발달한 것이 눈에 띄는 정도다.

실제 약물 치료는 크게 변화한 것이 없어서 완치시키는 역할을 하지 못하고 있다. 그런데도 줄기세포로 모든 질환, 특히 난치병들을 곧 치료할 것처럼 보도되고 있어, 기대로 가득찬 환자들에게 실망만 안겨주지 않을까 걱정이 된다. 물론 언젠가는 이런 치료가 가능해질 것으로 보지만 너무 성급하게 보도가 앞서는 것 같아 우려된다는 말이다.

인간이 조물주인 하나님의 영역까지 도전할 것처럼 야단스럽게 떠들고 있지만, 현실을 보면 지진, 해일, 폭우, 태풍 등 태초부터 계속돼온 자연의 변화에 인간은 맥도 못 춘다. 구제역이 퍼져 가축이 전멸 위기에 처하는데도 손을 못 쓰며, 슈퍼박테리아로 인간이 죽어가도 치료 방법을 못 찾는다. 거의 모든 바이러스 질환을 위한 치료 백신의 개발도 아직은 멀게만 느껴진다.

최근 우리나라에서 원인을 모르는 폐렴으로 사망하는 사람이 늘어가고 있다는 보도가 있었다. 먼 훗날 줄기세포로 모든 질환의 치료가 가능해질 수 있는 날이 올지도 모르지만 신은 그의 영역이 침범되기 전에 마야족이 예언한대로(기원전 3114년에 존재했던 마야족이 만든 달력은 2012년 12월 21일 24시에 지구가 멸망할 것이라고 예언했다) 세계의 종말을 서두를지도 모른다는 생각이 든다. +

Episode 61
입원하면 돈을 드려야 한다?

가슴 뭉클하지 않은 선물을 주고받는 문화는 이제…

우리나라 사람들은 정이 참 많다. 예전에는 집에서 잔치를 하면 이웃에도 음식을 돌렸고, 담배는 친구들과 나누어 피웠다. 아침 일찍 연기가 모락모락 올라오는 동네 두부 집에서는 지나가는 이웃에게 순두부를 바가지에 담아 주는 정도 있었다. 그러다 보니 빌린 물건을 돌려주거나 신세를 조금만 져도 반드시 답례를 하곤 했다. 동방예의지국의 국민다웠다.

그러나 최근에는 이웃을 배려하던 예의가 거의 없어졌다. 아파트에서는 옆집에 누가 사는지도 모르는 것이 보통이다. 아이들은 동네 어른을 봐도 인사는커녕 휴대폰만 들여다본다. 그러면서도 이해득실을 따져 고가의 선물이 오고 간다. 명절 때는 백화점의 비싼 물건이 금세 동날 지경이란다.

병원도 비슷한 세태를 겪고 있다. 예전에는 현금을 담당 의사에게 전달하는 경우는 거의 없었다. 그러나 현재는 현금, 상품권, 비싼 물건 등을 가리지 않고 담당 의사에게 반드시 줘야 하는 것으로 생각한다. 치료비를 내고 병원을 다니는데 무슨 선물이 필요할까? 아는 환자를 소개시켜 주는 과정에서 거의 모든 사람들이 담당 의사에게 '얼마나 인사를 해야 하는지'를 묻는다. "필요 없다"고 말해줘도 "그렇지 않다. 인사는 해야 한다"고 우긴다.

한참 전 일이다. 어느 의사 아래로 입원하면 공정가격 100만 원을 건네야 한다는 소문이 난 적이 있었다. 이런 경우를 보면 사례금 받기를 당연시 하는 의사들이 의외로 많은 것 같다. 의사들은 "강제로 받은 것도 아니고 감사의 표시인데 무슨 문제냐"고 항변할 수도 있겠지만 한두 명에게 받다 보면 다른 환자들도 알게 되고, 여유가 없어도 사례해야 잘 봐준다는 인식을 퍼뜨릴 수도 있는 것이다.

소아심장과에선 '사례'를 받는 일이 적으니
역시 어른 본인이 아파야 돈도 나오나 보다.
진정한 감사는 주고받는 모두가 기분 좋아야 하지 않을까?

필자도 사례를 받았던 적이 있다. 소아심장과에선 사례를 받는 일이 거의 없다. 심장질환 환자들이 경제적으로 어려운 탓도 있지만 역시 본인이 환자여야 더 부담을 갖는 모양이다. 소아심장 진료를 하다 보면 시골에서 오는 환자들을 많이 대한다. 초음파 검사 등의 진료비가 비싸다고 놀란다. 예전에는 심장재단에서 도움을 줬지만 진단을 받은 후에나 가능했다.

한번은 강원도에서 온 환자의 할아버지에게 초음파를 무료로 해준 일이 있었다. 그 후에 각종 야채와 생선들을 선물로 주면서 고맙다는 말을 연발하는 것이었다. 그 선물은 가치를 떠나 정말 가슴 뭉클했다. 감사의 뜻은 양쪽이 다 느낄 수 있어야 한다. 진정한 감사는 서로 그 가치를 인정할 수 있어야 한다는 의미다.

축하 선물이나 사례의 표시가 지나쳐 어느 계층에서나 문제가 되는 현실. 또 관례라는 말로 당연시 느끼는 현실. 환자를 돌보는 의사들 사이에서 무감각하게 사례를 받는 일은 이제 사라져야 할 관례(?)라고 생각된다. +

Episode 62

의사들이
'더 큰 병원' 추천하는 진짜 이유

"의사라고 다 아는 게 아냐" 환자도 알아야

우리가 의학교육을 받던 시절 본과 1학년부터 3학년 2학기까지는 거의 강의를 받았다. 그것도 아침 8시 반부터 저녁 4시 반까지, 토요일은 11시 반까지… 졸음은 으레 찾아왔고, 자다가 걸리면 야단맞기 일쑤였다. 어떤 교수는 아예 강의실에서 쫓아내기도 했다.

그렇게 많은 강의 시간이 필요했던 이유는 거의 20개에 가까운 과목 즉, 내과와 외과, 소아과, 방사선과 등을 모두 자세하게 배워야 했기 때문이다. 이는 공과 대학으로 말하자면 화학공학과, 전기공학과, 섬유공학과 등 전 과목을 함께 배우는 것과 다름없었다.

의사가 되기 위해서는 미래에 어느 과를 전공하든 모든 과를 알아야 한다는 생각에는 동의한다. 그러나 너무 어렵고 상세하게 가르친다는 데 문제가 있다. 정신없이 배운 과목들로 의사 시험을 보고 나면 그 내용 대부분이 머릿속에서 지워진다. 병명과 요점 그리고 각 과의 주된 내용만 알아도 충분한데….

최근 강의 시간이 다소 줄어들었다고는 하지만 강의가 거의 전등을 끄고 파워포인트로 하는 것이어서 학생들의 잠을 재촉한다. 학생 시절 나는 전공의를 마치면 그 과목의 교과서 한 권은 정복할 수 있다고 생각했다. 그러나 전공의를 끝내고 나니 천만의 말씀! 전문의가 되면서부터 진짜 공부가 시작되는 것을 알았다.

나는 소아심장과 전문의지만 심장학 이외에 신경학, 내분비학, 신생아학 등에 대해서는 잘 모른다. 심장 환자에게 다른 증세가 보이면 같은 소아과라도 해당 전문의에게 보냈다. 하물며 다른 과는 말할 필요도 없다. 의학이 발전한 만큼 분야도 매우 세분화되고 있다. 예를 들자면 내과심장학에도 심부전, 심장 전기생리, 심초음파 등 여러 분야로 나뉘었고 그 분야마다 전공 지식이 다 필요하다.

응급 환자가 중소 병원에 갔을 때 진료를 못한다고 큰 병원으로 가라고 하는 데는 이런 이유가 있는 것이다. 하지만 일반인들은 의사라면 모든 분야를 다 알 거라고 착각한다.

이 글을 읽는 분들 중에는 몸에 이상이 생겼을 때 병원의 어떤 과에 가야 하는지 갈피를 못 잡고 대충 예약을 했다가 시간만 낭비하고 다시 진료를 처음부터 받아야 하는 어처구니없는 일을 당한 경우도 있을 것이다.

이렇기 때문에 우리나라에도 주치의 제도가 확립돼야 한다. 자신이 아는 분야는 치료해 주지만 그렇지 않은 문제는 관련 전문 의사에게 연결시켜주는 역할을 하는 주치의사를 말한다. 물론 지금 가정의학 전문의가 있긴 하지만 아직 그 역할을 못하고 있다.

환자들이 힘들 때 의논하고 쉽게 각 분과로 연결이 되는 제도…. 이를 위해서는 보험 제도를 개선하고, 의사들이 개방적으로 변하는 등 많은 과제들이 해결돼야 할 것이다. 모든 학문이 융합으로 발전하고 있다. 세분화되다 보면 나무만 보고 숲은 보지 못하기 때문이다. 우리 몸을 하나의 시스템으로 보고 여러 과가 협진해야 최선의 치료가 가능할 것이다. ✢

Chapter 03

의료 인생을 되돌아보며 들려주고픈 이야기

Episode 63

의사 신랑감

금품 좇아 결혼하는 의사들은 각성해야

내가 학생 시절에는 결혼 문제만큼은 정말로 순수했다. 대부분은 재산도 권력도 통하지 않았고 오직 본인들의 의사가 전부였다. 물론 특별한 제의가 들어왔던 적은 있었다. 내 친구에게 자신의 딸과 결혼을 하면 시청 앞 10층 빌딩을 주겠다는 제의도 있었는데 그는 자신이 사랑하는 여인을 택했다. 그는 지금 그 부인과 행복하게(자신은 지금의 부인을 만나서 하나님께 감사한다고 한다) 살고 있다.

우리는 가끔 농담으로 "그때 그 제안을 수락했다면 지금쯤 재벌이 됐을 텐데" 하면서 그 친구를 놀리곤 한다. 그래도 농담일 뿐 우리들 중 그 누구도 그 친구가 그때 일을 후회하리라고는 생각하지 않는다.

또 한 가지, 그 당시에는 개인으로 중매하는 사람은 있었지만 결혼을 중매하는 전문 회사는 없었다. 의사들 대개가 미팅에서 만나거나 지인의 소개로, 또 가까이서 일하는 여의사나 간호사들과 결혼을 하는 것이 전부였다. 나 또한 내과가 전공인 아버지 병원에 다니시던 환자분의 소개로 만나 결혼을 했다.

　서로 다른 환경에서 태어나고 자란 사람들이 행복하게 살아가기 위해서는 많은 난관을 헤쳐 나가야 한다. 돈이나 외모만으로는 오래 못 간다고 생각한다. 살아가면서도 다 알았던 것 같지만 상대방의 또 다른 모습을 발견하게 되고, 이렇게 세월이 가면서 부부는 서로 비슷해진다고들 하지 않는가.

　요사이는 어떤가? 개인적이고, 이기적이고, 즉흥적인 시대로 변하고 있다고는 하지만 너무 심한 듯하다. 결혼을 조건으로 과다한 혼수를 요구하는 사람, 병원 건물이나 아파트 키를 줘야 의사와 결혼할 수 있다는 말이 공공연하게 나돈다. 금품이나 권력으로 맺어진 결혼이 행복할 수 있을까? 특히 인기과의 의사가 더 인기가 있으며, 중매 회사도 아예 전국의 의사 명단을 가지고 거래를 한다니…. 그러나 나는 금품을 좇아 결혼을 하는 의사가 일부일 것이라고 믿고 싶다.

　들리는 소문이(사실이 아니기를 바라지만) 결혼 중매 회사에서 아르바이트를 하는(소개 상대로 나가기만 하고 수당을 받는) 의사들도 있다고 한다. 의사가 무슨 벼슬이라고 위세를 떨 량이면 당장 의사 직업을 포기하라고 권하고 싶다. 인생은 길지 않다. 생명을 다루는 직업을 선택했다면 히포크라테스를 따르지는 못할지언정 직업을 팔아 금품을 챙기는 일만은 하지 말아야 할 것이다.

　내 밑에서 근무하던 전공의의 결혼식에 간 일이 있었다. 세상은 좁아 신부 집안도 내가 아는 집안이었다. 결혼식장에 가 보니 양 집안의 차이를 금세 느낄 수 있었다. 신랑 옆에는 어머니만 서 있고 하객이 별로 없는데, 신부 측에는 수많은 하객이 줄을 서 있었다. 간혹 들리는 소리. "의사 신랑을 맞게 됐다니 축하해요" 등….

　옛날엔 그래도 의대생들이 결혼만큼은 좋아하는 사람과 했다. 히포크라테스를 따르지 못할망정 의사라는 직업을 팔아 돈만 챙기려면 당장 의사를 그만 둬야 한다.

한 1년쯤 지났을까, 우연히 신부 측 아버지를 만났는데 "딸 잘 있느냐"고 물으니 이혼을 했다는 것이다. 이유가 황당하다. 결혼할 때 신랑이 혼수를 가지고 불만을 표시한 것까지는 좋았는데, 시어머니와 함께 살면서 신부에게 집안이 어떻다느니, 돈도 안 벌어오고 신랑 덕만 보고 살려고 한다고 따지더니 급기야 가구를 집안과 안 맞는다며 다 뜯어내 버렸다는 것이다. 그 후 신랑인 그 전공의 얼굴을 보는 것조차 싫어졌다. 지금이 농경시대인가? 혼수와 지참금을 가지고 시댁에 와 일생을 일하며 먹고 살게? +

Episode 64

군정 시대엔 병원에서도 '독재' 심해

전공의 지원 강권하더니
석연치 않은 이유로 안 된다던 그 주임교수

1970년대 중반 전공의 시절 유신 독재가 시작되면서 데모가 끊이질 않았다. 그 당시 우리나라는 정부뿐만 아니라 기업을 비롯한 모든 기관의 '장' 권력이 대단했다. 이승만 대통령 시절 이 대통령이 방귀를 뀌자 어느 장관이 "각하, 시원하시겠습니다"라고 했다는 말을 듣고도 웃지 않는 사람이 많았을 정도다.

의과대학도 비슷했다. 각 교실의 주임교수 권력은 막강해 전공의 인사권, 교수 임명권, 진급 그리고 교수들의 수당 분배까지도 주임교수(당시는 과장 겸임)의 손에 달려 있었다. 교수 회의가 있기는 했지만 형식적이었다. 여러 교수들은 주임 교수의 뜻을 거역하는 의견을 제출하지 못했다.

필자가 졸업하던 때는 지금과 양상이 많이 달랐다. 내과, 소아과 등이 인기 있었다. 아니 인기 있었다기보다는 메이저 과로서, 의사는 외과, 내과, 소아과 등 의학을 전반적으로 다루는 과의 전공을 보람되게 생각했다. 특히 내과는 전공의 경쟁률이 심해 성적이 나빴던 나로서는 생각도 못하고 있었다. 그런데 임상실습에서 나를 괜찮게 여겼는지 당시 조교수였던 분이 부르셔서는 내과 지원을 권하셨다. 나는 성적이 나쁜 것을 상기시켜 드렸지만 "상관없다"고 하시며 주임교수에게 데리고 가셨다.

다시 성적을 얘기했다. 그런데 주임교수도 문제가 안 된다며 "젊은 교수들이 추천을 했으니 내과로 오라"고 했다. 그 후 한 달쯤 지나 주임교수가 나에게 "지금 내과를 지원한 학생이 많기는 한데 활발한 학생이 적으니 추천할 만한 학생이 없냐"고 물었다. 그래서 미국으로 가겠다는 내 친구를 설득해 내과를 지원하게 했다.

"성적 낮다"는데도 "문제없다"고 강권하던 교수,
나를 불합격시키고 내가 추천한 친구만 받아들여.
결국 그 친구도 1년 뒤 "웃긴다"며 전공 바꿔

졸업이 가까울 무렵, 각 과에서는 과에 남을 전공의를 발표했다. 그런데 이게 무슨 웬 일? 내과 발표자 명단에서 내가 빠진 것이다. 나는 주임교수를 찾아가 내가 왜 탈락했는지를 물었다. "성적이 나빠서…"라는 대답에 나는 "이미 전에 말씀드린 사실이며 그건 문제가 안 된다고 하셨다"고 상기시켜 드렸지만 "군대 갔다 와서 보자"고 한다.

내가 계속 이해가 안 되는 부분을 강조하자 교수는 "나가 봐. 요즘 학생들은 스승 말을 안 들어. 이러면 군대 갔다 와도 안 받을 거야"라고 하신다. 나는 "군대 갔다 온 뒤 내과 지원 안 합니다. 선생님이 이유 없이 약속을 어기신 겁니다" 하고 방을 나와 버렸다. 나를 추천했던 교수는 민망해하며 "이유가 황당하니 알려 하지 말고 군대에 가라"고 하셨다. 훈련을 마치고 나와 밤 12시까지 함께 술을 마시면서 들은 이유는 이 글에서도 말하기 싫을 정도로 유치했다.

그런데 내 권유로 미국행을 포기하고 내과를 지원했던 친구는 1년 뒤 내과를 그만두면서 말했다. "참 웃긴다. 추천한 너는 떨어지고 나는 되고…." 그 친구는 군대에 다녀온 뒤 이비인후과를 선택했다.

내가 소아과 교수가 된 뒤 나를 이유 없이(?) 배척했던 그 주임교수는 복도에서 마주쳐도 내 얼굴을 똑바로 쳐다보지 못했다. ✛

Episode 65

한국의 '의사이시고 또 박사'에 미국인이 놀라는 이유

객관적이고 누구나 이해 가능한 진급 규정 필요

교수직이라 함은 전임 강사, 조교수, 부교수, 정교수까지 전임 직을 지칭하며, 각 단계를 거쳐서 정교수가 되면 정년 나이까지 교수직이 보장된다. 그러나 모두 정교수가 될 수 있는 것은 아니며 교육, 연구 그리고 의과대학에서는 (임상과의 경우) 진료에 대한 공헌도를 보고 다음 단계로의 진급 여부가 결정된다.

내가 전임강사로 교수직 생활을 시작할 때 우리 대학의 진급 규정은 대체로 전임강사 2년이면 조교수로, 조교수 3년이면 부교수로 그 후 5년쯤 지나면 정교수가 되는 것이 상례였다. 지금도 마찬가지지만 그 당시 진급하는 데 필수 조건은 박사학위였다. 아무리 다른 조건이 좋아도 박사 학위가 없다면 진급은 생각도 못했다. 우리나라는 "의사면 모두 박사님"이라고 불렸고 개원의가 박사라고 해야 병원도 잘되기 때문에 모두들 박사 학위를 따곤 했다.

박사라는 말은 중국 진나라에서 처음 기술됐다고 하는데 사전에서 보면 그 정의가 두 가지로 나와 있다. 하나는 대학원 박사과정을 마치고 규정된 절차를 통과한 자에게 수여하는 학위이고, 다른 하나는 어떤 일에 능숙하거나 숙달된 사람을 비유적으로 일컫는 말이라고 나와 있다. 그런데 우리나라에서 박사는 '모든 것을 다 아는 사람'을 말하는 단어로 인식돼 있기도 하다. 그러나 실제 박사는 극히 단편적인 것을 소재로 연구한 결과에 주어진 학위에 불과하다.

미국에서는 기초 연구를 하는 의사가 아니면 박사 학위를 받는 경우는 거의 없다. 임상적으로 환자를 보는 데 박사 학위가 필요 없다는 뜻이다. 내가 미국에 가서 명함을 내보이면 대부분의 미국 의사들은 놀란다. 내가 환자를 보는 의사인데 기초학 연구에도 열중하고 있는 것으로 오해했기 때문이다.

의무 부총장이 바뀔 때마다 진급규정이 바뀌는데 한번은 외부병원에 나가서 일을 한 실적이 있으면 가산점을 주면서 또한 본원을 비운 경우에는 진급 심사에서 감점이 주어졌다. 본원을 비우지 않고 어떻게 다른 병원에서 파견 근무가 가능하단 말인가. 이런 규정으로 미운 사람에게는 감점을, 예쁜(?) 사람에게는 가산점을 주는 웃지 못할 해프닝도 있었다.

환자를 보는 의사가 웬 박사학위?

그리고 내가 부교수로 진급할 시점이 됐을 때 5 대 5(전임강사, 조교수 대 부교수, 교수의 비례)라는 규정이 새로 생겼다. 시니어교수(부교수 이상)가 너무 많으니 시니어교수가 조교수 이하보다 적어야 진급이 된다는 이론이었다.

문제는 편법이 있었다는 점이다. 당시 강남세브란스병원은 이 규정을 적용하지 않았는데 약삭빠른 사람은 강남으로 소속을 옮겼다가 진급 후에 다시 본원으로 돌아온 경우도 있었다. 또한 대학의 직책을 맡았던 사람은 바로 진급이 됐으니 그야말로 웃지도 못할 해프닝(?)이었다. 우리 과는 시니어교수가 많아서 나는 부교수로 진급하는 데 8년이나 걸렸다. 진급이 늦게 된다고 안타까울 것은 없다고 본다. 그러나 특별한 이유 없이 차별을 받는다는 것이 문제다. 열심히 일해온 의사들에게는 환자를 열심히 볼 의욕마저 잃게 할 수 있기 때문이다.

내가 부교수가 된 뒤의 일인데 교수회의에서 진급에 관한 토론이 있었다. 나는 이 자리에서 "지금의 규정은 불합리하다. 우리 학교만 이런 제도를 둔다면 대외 활동에도 문제가 있는 게 아닌가? 여기 계신 선배 교수님 중 일부는 과거에 진급이 1년만 늦어도 학장에게 항의하고 심지어는 병원에 나오지 않은 분도 계셨던 것으로 아는데 후배들에게 갑자기 이렇게 적용해도 되는가? 그것도 공평하지도 않게…"라며 공정한 규정의 마련을 요구했다.

이때 내 의견에 동조했던 우리 후배들이 이제 행정직을 맡고 있는데 지금도 완전히 공정한 규정을 적용하고 있다고 보기가 어렵다. 인사 위원회에 교수 평의원이 3명이나 참가해 때로는 투표로 결정하는 방법의 문제점, 과에 따라서는 꼭 필요하다고 볼 수 없는 박사 제도의 재고(再考), 환자를 보는 기여도, 연구 논문에 관한 규정 등이 폭넓게 연구돼서 객관적이고 누구나 이해할 수 있는 진급 규정이 마련되는 날이 오기를 바란다. ✢

Episode 66

비코파 방에서 쏟아져나온 코파

"난 코 안 골아"를 믿을 수 없는 이유

한 20년 쯤 전으로 기억된다. 한 TV 방송국에서 방영된 '코파 비코파'라는 제목의 스토리가 있었다.

얘기는 회사 직원들이 단체로 온천장에 가는 데서 시작된다. 방은 2개 뿐. 그래서 서로 편히 잠을 자기 위해 코를 고는 사람들과 안 고는 사람들로 파를 나눠 따로 잔다. 한밤중이 되자 비코파(코를 안 고는 사람들) 방에서 사람들이 쏟아져 나온다. 코를 안 곤다는 사람들의 방에서 코 고는 소리가 진동을 하니…. 자신은 코를 안 곤다고 생각해도 대부분이 코를 골고, 코를 안 골던 사람들도 나이가 들면 코를 골게 된다는 얘기였다.

내가 조교수 때 교수님 세 분과 일본 소아심장학회에 참석했던 적이 있다. 한 방을 두 사람씩 사용했는데 하루가 지난 뒤 다른 방 교수님이 "설 선생, 나 어제 한 잠도 못 잤는데…. 옆에 이 교수가 코를 무지하게 골아" 하신다.

그런데 학회에서 돌아오는 길에 그 방에서 함께 주무신 이 교수님은 내게 "옆에서 자는 교수가 이를 갈아 뜬 눈으로 밤을 샜다"고 한탄하신다. 나는 함께 저녁 먹는 자리에서 "한 분은 코 고시는 것 때문에, 다른 한 분은 이 가시는 것 때문에 한잠도 못 주무셨다는데 이게 가능합니까?" 하고 웃고 넘긴 일이 있다.

코를 심하게 골다가 무호흡 증세가 와서 사망하는 경우도 드물지만 있다. 이 경우는 코를 골기 시작한 뒤 "큭, 큭" 하면서 차차 소리가 커지고 마지막에 "큭!" 하면서 최대의 잡음을 낸 뒤 소리가 없어지고 무호흡 상태가 된다. 따라서 수술을 해 코고는 정도를 약화시키는 경우도 매우 많다.

미국에 거주하는 한 선배도 코를 골았다. 주위 사람에 따르면 방문이 덜덜덜 울린다고 했다. 의사인 부인이 함께 자기 힘들어 옆방에서 자곤 했는데 가끔 남편의 코고는 소리가 나지 않아 들어가 보면 한참 숨을 안 쉬는 경우를 종종 봐 두 차례나 수술을 했는데도 여전하단다. 이 선배, 하루는 한국에서 온 친구와 한 방에서 자게 됐는데 새벽에 눈을 떠보니 그 친구가 불을 켜놓고 책을 읽고 있더라나… 코고는 소리에 잠이 오지 않아 밤새도록 신문, 잡지 등을 들척였다는 소리.

사람들은 숨을 입과 코로 함께 쉬는 것으로 오해하고 있다. 그러나 호흡은 어떠한 경우에도 코로만 해야 한다. 코로 숨을 쉬어야 하는 이유는 ①코로 숨을 쉬어야 큰 호흡(복식호흡)이 되며 ②코로 들어가는 공기가 차면 약간 덥혀 줘 충격을 줄이고, 더군다나 공기에 섞인 잡물질이 들어가는 것을 막을 수 있기 때문이다.

코를 고는 사람을 보면 모두 입을 크게 벌리고 잔다. 이 경우 입을 막아주면 대부분 코고는 것을 멈추게 된다. 미국에서는 어릴 때부터 코로만 숨을 쉬는 훈련을 시키기도 한다. 입을 벌리고 콧소리를 내며 자는 어린 아이의 입을 특수 테이프로 막아주는데 이를 계속하면 큰 효과를 볼 수 있다고 한다.

코를 고는 것은 옆 사람의 수면만 방해하는 게 아니고 코고는 사람 자신도 깊은 잠을 못 자게 만든다. 입을 벌리고 자기 때문에 입속이 마르게 되는 것이다. 코로 바르게 호흡하는 연습을 지속하면 코고는 것을 방지할 뿐 아니라 복식호흡이 가능해 호흡에 관여하는 횡경막과 호흡 보조근육을 강화시켜 주는 이점이 있다.

 걷기, 달리기 등 운동을 할 때도 규칙적인 복식호흡은 운동의 효과를 배가시킨다는 사실을 알아야 한다. +

Episode 67

박치질·김항문·김화상 의원의 공통점은?

양심 없는 의사들이 생겨나는 이유

어느 분야나 욕되게 하는 사람들이 있듯이 의료 분야에서도 돈에 눈이 먼 의사들의 한심한 작태 탓에 피해를 보는 의사들이 많다. 극히 소수가 물을 흐리는 작태다. 이러다 보니 개인병원보다는 종합병원을 신뢰하는 경향이 두드러지게 나타난다.

과대광고나 허위 선전뿐 아니라 환자들에게 직접 피해를 주는 행동은 의료인의 양심을 논하기 이전에 절대로 일어나서는 안 될 일이다.

의사 자격증도 없이 과거에 병원에 근무하면서 먼발치에서 본 경험(?)을 활용해 의사면허를 빌려 성형 수술을 하는 사람, 의사인 건 사실이지만 한 번도 경험이 없는데도 마치 전문의처럼 위장하고 환자를 보는 사람, 불법으로 진단서를 발급해 돈을 버는 의사, 수술을 안 해도 되는 환자들에게 수술을 권유하는 의사 등 소수지만 그 종류는 매우 다양하다.

전문의 제도가 실시된 이후부터 환자들도 병에 따라 전문 분야의 의사를 찾는 경향이 더욱 두드러지고 있다. 그러나 전문의 자격증이 없는 일반 의사들은 ○○○의원이라고 자신의 이름 뒤에 의원이라고 붙이고 진료과목으로 내과 등의 과목을 붙일 수가 있다.

이를 이용한 재미있는(?) 일화를 소개한다. 한 의사가 치질을 전문으로 환자를 보았는데 차츰 항문외과가 알려지면서 환자가 줄어들자 의사는 자신의 이름을 치질로 개명하고 박치질의원이라고 명명하였고, 그 당시만 해도 사실을 몰랐던 환자들이 그곳으로 몰려들었었다.

그런데 이 의사가 사망한 뒤 역시 의사인 아들이 병원을 물려받으면서 자신도 이름을 치질로 바꾸고 환자를 보았던 정말 상종 못할 경우도 있었다. 이와 비슷한 예로 화상 환자를 전문으로 본다는 김화상의원, 항문 진료를 한다는 최항문의원 등 웃어야 할지 울어야 할지 모를 믿기지 않는 일도 있었다.

쉽게 더 많은 돈을 벌 수 있는 과목으로만 의대생이 몰리고,
'아들 낳는 좌욕 물'을 파는 양심불량 의사가 계속 생겨나니…

최근 고위 공직자들에 대한 청문회를 보면 교수 출신들 중에서 논문 조작, 표절 등이 문제가 되는 경우를 많이 본다. 어떤 연구자는 과대망상에 사로잡혀 실제로 하지도 않은 실험을 한 것처럼 유명 저널에 게재해 나라 망신을 시키는 경우도 있었다.

미국 남부 모 심장 전문병원에서 소아심장 전기학의 대가로 알려지면서 세계적 선망의 대상이 됐던 소아심장학 교수가 있었다. 그런데 그의 논문 대부분이 허위로 밝혀지면서 세계를 놀라게 했던 사건도 있었다. 세상에 믿을 사람이란 없는 걸까?

요즈음 세태가 돈 많이 버는 직업으로 몰려서 기초 과학 분야의 학생이 매우 부족한 실정이다. 의료계에서도 쉽고 돈을 더 많이 벌 수 있는 과를 선택하는 경향이 점점 더 두드러지고 있다. 그 탓에 응급 환자를 보살피고 어려운 환자를 수술하는 의사들의 숫자는 점점 감소하고 있다. 오죽하면 정부가 이러한 과를 선택하는 의사들에게 더 많은 보수를 주라고 권고하겠는가?

이보다 더 서글픈 일은 사기 진료를 서슴지 않는 의사도 드물지만 있다는 것이다. 무조건 수술을 권하거나, 과장광고-허위광고 등을 남발하는 의사다. 한참 전의 일이지만 한 산부인과 의사는 아들을 낳게 해준다는 물을 판매한 적도 있었다. 그 물로 좌욕을 하면 틀림없이 아들을 낳을 수 있다는 것이었다. 양심이 없는 것은 물론 영혼까지도 팔아먹은 것일까? +

Episode 68
맘에 드는 의견만 골라듣던 청와대

자신들의 의견만 옳다고?

처음 건강보험이 시작되던 1970년대 정부에서 각 과와 학회를 대상으로 진료 수가를 보고하라고 했을 때 '혹시 세무조사를 하는 건 아닌가' 해서 너무 심하게 축소해서 낸 과-학회가 있었다. 당시만 해도 의료비가 무척 비싼 상태였으므로 정부는 보고된 의료수가를 더 깎았고, 일본을 비롯한 여러 나라의 모델을 혼합해 건강보험 안을 만들었다. 이렇게 만들어진 건강보험이 전반적으로 시행된 것은 1980년 후반이 아닌가 생각된다. 그 후 의약 분업 문제가 제기되고 의사와 약사간의 밥그릇 싸움으로 보도될 정도로 치열했다.

워낙 예민한 사항이므로 정치권에서도 의사 출신 국회의원과 약사 출신 국회의원 간의 로비 경쟁이 치열했다. 의사 입장에서는 "그렇지 않아도 부족한 건강보험 수가인데 약값마저도 못 받으면 안 된다"고 외쳤고, 약사들은 "약은 당연히 약사의 손에 맡겨져야 한다"고 주장했다. 이 의약 분업이 결정되기 전 청와대는 여러 경로로 의견을 수렴한 것으로 알고 있다.

이 당시 내 친구가 청와대 고위직에 있었다. 한번은 내게 전화해 솔직한 의견을 말해 달라고 했다. 물론 전화통화였지만 그 곳에는 여러 명이 나의 답변을 기다리고 있었다. 그렇지 않아도 당시 대통령 주치의가 대통령이 "의사들의 의견을 말해 달라"고 물어도 아무 의견도 안 냈고, 정부에서 준비하는 안에 무리가 없다고 답변했다는 얘기를 듣고 속이 상해 있을 때였다.

청와대에서 전화 걸어와 "의약분업 의견 말하라"고 해서 의견 말했더니 "왜 정부 비판을 하느냐"고 화를 내던 그 사람들

질문의 요점은 시행하려는 의약 분업에 대한 내 의견이었다. 나는 "너무 짧은 기간에 졸속적으로 진행되는 것 같다. 먼저 선진국에서 실시되는 제도의 장단점을 비교 분석해 우리나라에 맞는 방안을 구성한 뒤에 의약계와 이를 이용하는 국민의 의견 수렴을 거쳐야 하지 않겠냐. 정부가 일방적으로 대충 정하는 안이 의약계의 분쟁을 조성하는데, 이에 못지않게 국민들도 불안하다. 독선적인 결정, 정치적인 결정은 위험하다"고 했다. 그랬더니 저쪽에서 "말이 좀 심하지 않냐? 순수한 의견을 물었는데 정부를 비난하는 말을 해서 되겠냐"며 고압적인 자세로 나왔다.

나는 "그러면 왜 내 의견을 물었냐? 자기 마음에 들지 않는 의견이 나오면 억누르려는 태도가 문제다. 의약분업은 누구를 위한 것인가? 물론 일부 의사나 약사들이 밥그릇 싸움을 하고 있는 것도 사실이지만 이것이 전부인 양 부추기는 것은 정부와 언론이다"라고 말했다.

당시 청와대는 아마 많은 사람들의 의견을 수렴했을 것이다. 개인적인 의견 수렴도 좋지만 '전문적인 검토를 통해 다른 나라의 실패를 따라가는 일만은 없어야 하지 않을까' 하는 생각에서 자신들의 의견만 옳다고 생각하며 합리화시키려는 그들의 태도가 불편했다. ✢

Episode 69

일본 가서 영어 함부로 했다가는…

대화는커녕 말 한 마디 못 나누기 쉬워

일본인의 영어 발음은 매우 나쁘다. 영어를 어지간히 배웠다 해도 발음만큼은 좋지 못하다. 일본어는 아, 이, 우, 에, 오 다섯 가지 발음밖에 없어서 보통 사람들은 영어 발음 자체를 하는 데 많은 어려움을 겪는다. 일본인이 로얄을 로이야루, 호텔을 호테루로 발음하는 것도 그런 이유에서다.

내가 일본에 있을 때 동료 한국인 교수가 나를 방문했다가 전철역 근처에서 담배를 피우기 위해 성냥을 사러 갔는데 영어로 "맷치 있느냐"고 했더니 전혀 못 알아들어서 둘러보다가 성냥을 발견하고 이것이라고 가리키자 "오! 마찌"라고 답하더라는 것이다.

내가 일본 심장연구소에 처음 갔을 때 인사를 하는데 외워 간 영어로 이야기하자 그들은 내가 영어를 무척 잘하는 줄로 오해했다. 이유는 우리나라 사람들은 th, L, R, F, V 등 몇 가지만 빼면 미국 발음과 비슷하게 말할 수 있다는, 즉 한글의 빼어난 능력 때문이었다. 일제 강점기 언어의 잔해가 지금까지도 남아 있다. 빠꾸(back), 구락부(club)처럼 이제는 서서히 사라져 가는 말들에서 일본인이 영어 발음을 얼마나 못하는지 말해준다.

어학과 관련된 다른 에피소드가 있다. 내가 도쿄에서 전철을 타고 지바로 가는데 많은 손님이 타고 있어서 복잡했다. 그런데 중간 정거장에 도착하자 승객들이 모두 내리는 것이었다. 나는 '이곳에 큰 회사 등이 있어서 내리나 보다' 하고 자리를 넓게 차지하고 앉아서 잡지를 보고 있었다. 조금 있다가 출발을 하는데 앞으로 나가지를 않고 왔던 길로 다시 돌아가는 것이 아닌가! 놀라서 다음 정거장에서 내려 역무원들과 일반인들을 붙잡고 지바에 어떻게 가냐고 영어로 묻자 모두 손을 내저으며 도망가는 것이었다.

그러자 한 가지 떠오른 생각. 한 역무원에게 다가가 "지바! 덴샤가 뚝시데 빠꾸시마시따(전철이 반으로 뚝 갈라져 뒤로 갔다고 표현한 것)"라고 말하자 고개를 끄덕이며 다음 전차가 오자 앞쪽 칸으로 타게 하는 것이었다. 나중에 안 일이지만 중간 역에서 내린 사람들은 앞의 열차로 타서 가고 나머지 뒷부분은 다시 도쿄로 돌아오는 시스템이었던 것이다.

국제학회에서 발표만 하고 줄행랑

1980년대 초반 나는 소아심장 전공으로 많은 국제 심장학회에 참석했다. 당시만 해도 우리나라 의학은 외국에서 크게 인정을 받는 시기가 아니었으며 아시아에서는 일본이 국제학회에서 많은 연제를 발표했다. 처음 참가한 학회가 애너하임에서 열렸던 미 심장학회였다. 많은 일본인 연자들이 발표를 하는데 대부분 발표를 하고는 재빨리 빠져나가는 것이었다. 나는 시간이 없어서 그러려니 하고 무심코 넘어 갔다.

그리고 내가 하버드의 어린이병원에 가 있던 시절 뉴욕에서 소아심장학회가 열렸는데 내 옆엔 다혈질 여교수가 앉아 있었다. 일본인 교수가 발표를 하자 바로 일어나서 질문을 했는데 그가 무슨 말인지 몰라서 어리둥절해 하는 것이었다. 발표도 무슨 말인지 못 알아듣더니 질문도 못 알아듣느냐며 화를 냈던 일이 있었다. 예전에 왜 아시아계 연자들 대부분이 발표를 하자마자 내뺐는지 의문이 풀렸다. 질문을 알아들을 수 없으니 답변도 하기 어렵고….

7년 전 내가 미국에 스포츠의학을 공부하러 다닐 때 한국의 모 대학병원에서 연수차 온 내과 전공의 젊은 교수를 만났다. 나는 그의 담당교수에게 "저 친구 좀 잘 대해 줘라. 내가 젊어서 미국에 처음 왔을 때 무척 힘들었다"고 하자 그 교수 왈, "의학용어 외에는 잘 못 알아들으니 그게 문제다." 그 말을 듣고 내가 젊었던 시절 영어를 못 알아들어서 고생했던 기억이 떠올랐다.

세계화를 부르짖는 지금 우리나라 의사들 대부분의 영어 능력도 향상돼 의학적 용어를 말하고 답하는 능력은 좋아졌다고 본다. 그러나 보다 심도 높은 교류를 위해서는 더 많은 능력이 필요하다고 생각된다. +

Episode 70

휴일이나 밤에 아프면 곤란한 나라

밤에 응급실 찾았더니 전문의는 보이지 않고…

20년 전의 일이다. 그 당시 필자의 부친께서 심한 천식으로 특히 밤에 심한 증세를 보여 가까운 대학병원 응급실을 찾곤 했다. 그런데 촌각을 다퉈 처치가 필요한데도 인턴이 의식이 거의 없는 환자에게 기본 응급 처치도 없이 병력을 묻는 것이 예사였다. 할 수 없이 전문의를 찾았지만 야간에는 아무도 없다는 대답이 돌아왔다. 나의 신분을 밝히고 내가 조치를 취했던 일이 기억난다.

요즘도 나는 밤중이나 휴일에 도와달라는 전화를 많이 받는다. 그러나 내 전문 분야가 아니고 병원 응급실에도 전문의가 야간에는 없기 때문에 매우 곤란한 경우를 많이 접한다. 몇 년 전 일로 기억된다. 모 대학병원에 복부 통증이 심한 환자가 왔는데 접수하는 데 시간이 걸렸다. 인턴 전공의들이 이 환자를 살펴봤지만 복부 사진을 찍고, 혈액 검사를 받고, 복통약을 복용하며 하룻밤을 지새우고 하루가 더 지나서야 외과 전문의의 수술을 받을 수 있었다. 하지만 이미 그 사이에 복막염으로 진행된 상태여서 보름 가까이 입원하면서 고생했다고 한다.

미국에는 밤이나 휴일에도 응급실에 근무하는 외과 의사가 있다. 병원마다 시스템의 차이는 있지만 호출하면 응급실로 나가는 당직의사가 있는가 하면 응급실에만 근무하는 의사들도 있다. 그들은 휴일이나 야간에 근무하는 조건이어서 수당을 많이 받는다. 우리의 현실은? 응급실에서의 조치는 손이 많이 가는데도 의료보험 수가는 턱 없이 모자란다. 그러므로 전문의에 대한 인건비는 엄두조차 못내는 형편이다.

생명을 다루는 의사들이 응급실에 내원한 환자를 제대로 치료하지 못한다고 질책하기에 앞서 국가 차원에서 병원에 대한 지원 방법을 모색해야 한다.

일부 병원에서 환자를 받지 않고 "큰 병원으로 가라"고 하는 바람에 환자가 사망했다고 병원의 '환자거부'를 비난하지만, 현재의 의료수가로 소형 병원이 마취 전문의까지 갖추고 제대로 치료할 수 있는 여건인지도 생각해 봐야

얼마 전 친척 누이가 지방으로 친구들과 놀러 갔다가 갑자기 쓰러져서 근처의 종합병원으로 갔으나 "치료가 불가능하니 서울로 가야 한다"고 해서 서울에 도착해보니 이미 사망한 상태였다는 이야기를 들었다. 종종 일어나는 일이다. 이를 두고 "진료 거부로 이 병원 저 병원 전전하다가 늦게 치료를 시작해서 아까운 생명을 잃었다"고 원망도 하는데, 필자가 그 병원에 있었더라도 서울로 보냈으리라 생각된다. 열악한 시설 그리고 진단, 치료, 마취 등 여러 분야의 전문의가 모두 있어야 치료가 가능하기 때문이다.

생명을 자동차에 비교할 수는 없겠지만 자동차가 고장 나서 가까운 공업사에 가면 "우리는 부품이 없으니 큰 공장으로 가야 한다"는 말을 자주 듣는다. 마찬가지로 인간의 생명을 치료하는 일을 의사라고 해서 다 해낼 수는 없다. 그래서 각 분야별 전문의가 있는 것이고 그들의 협진이 잘 이뤄져야 생명을 살리는 데 도움을 줄 수가 있다.

얼마 전 소말리아 해적에게 납치됐다가 위중한 총상을 입고 귀국해 사경을 헤매다 살아난 석 선장…. 그가 회생하기까지는 많은 전문의들이 밤을 새웠음은 물론 첨단 의료장비도 큰 몫을 했을 것이다. 일반 환자였다면 사망했을지도 모른다. 그 후 사회에서는 우리나라도 부상환자를 치료하는 시스템이 있어야 한다고 한동안 매스컴에서 거론되더니 금방 식어 버렸다. 반드시 필요한 시스템, 그러나 이를 실현하기 위해서는 의료보험 수가를 비롯해 여러 가지 비용 문제 해결이 선결돼야 한다.

지금 외과계와 소아과 등 분야에서는 전공의 지원 의사들이 점점 줄어들고 있다. 이런 상황은 병원을 개업해 수술할 수가 없기 때문에 생긴다. 수술은 혼자 하는 게 아니다. 조수도, 간호사도, 마취 전문의도 필요하므로 적자가 된다. 이를 보완한다고 일시적 당근이 제공됐지만 해결책이 될 수는 없다. 결국 우리나라 사람들은 야간이나 휴일에는 아프지 말아야 한다. 우리나라도 언젠가 3만 달러 시대에 진입하게 되면 이런 것들이 옛 이야기가 될까…. ✚

Episode 71
러브호텔만도 못한 병원 입원비

병실 요금 책정의 중요성

지금 종합병원에서 입원실을 구하기 무척 어려운데 그 중에서도 다인실을 구하기는 더욱 어렵다. 그런데 입원을 해본 사람들은 거의 대부분 불만을 표시한다. 그럴 만도 하다. 나이와 성별, 병의 상태나 종류가 모두 다른 사람들이 한 방에 모여 있으니…. 그런데 정부에서는 다인실을 반 이상 만들어야 한다는 규정을 두고 있다.

언제인가 회사를 경영하는 고등학교 후배가 찾아와서 "어머니가 편찮으셔서 입원을 시켜드리려고 하는데 병실이 없다"며 "좀 알아봐 달라"고 부탁을 했다. 그 역시 "반드시 다인실이면 좋겠다"는 것이다. 알아본 결과 2인실 밖에 없어서 연락을 해줬는데 "더 기다리더라도 다인실로 부탁한다"고 했다. 자기는 1인실에 입원해 건강진단을 받고 나갔으면서 어머니는 반드시 다인실이어야 한다니…. 순서가 바뀐 것 같다.

개를 하루 입원시키는 데 10만원을 받는 동물병원도 있다고 한다. 소위 러브호텔이라는 곳도 단 몇 시간 머물다 가는데도 수 만원 씩 내야 한단다. 언젠가 골프를 1박2일로 치려고 경기 북부에 가서 낮에 하루를 머물 호텔을 찾았는데 밤 10시 이후에 와야지 낮에는 안 된다는 것이다. 낮에는

'짧은 손님'을 받아야 한다는 이유였다.

요사이 호텔은 최소 20여만 원은 줘야 하며 모텔급도 거의 10만 원 선이다. 그런데 병원의 다인실은 본인 부담이 하루에 1만 원…. 이건 말이 안 되는 수준이다. 호텔이나 모텔과 비교하면 인건비가 훨씬 더 들어가는 게 병원인데…. 1인실이나 2인실을 운영하면서 호텔 수준의 비용도 받지 못한다면 살아남을 병원은 하나도 없을 것이다.

대기업은 일이 급할 때 비행기-헬리콥터를 이용한다.
"치료가 느리다"고 성화지만, 그 배경을 안다면…

최근 어느 기자가 쓴 글을 읽었다. 의사나 간호사들이 수시로 들락거리며 방문객들로 시끄러운 다인실의 환경이 환자의 안정을 위해 바뀌어야 한다고 썼는데 원칙은 맞는 논리다. 그런데 이를 실현하려면 최소한 병원이 유지·발전할 수 있는 병실 요금 책정이 선행돼야 한다.

그러나 병원 수가를 올리는 일은 쉽지 않다. "생명을 다루는 사람들이 돈만 찾는다"는 부정적인 인식이 크기 때문이다. 대기업에서는 급한 업무 처리를 위해 비행기나 헬리콥터를 이용한다. 응급 환자가 시간을 다투는데 병원의 대처가 늦다고 말하는 사람들은 많지만 의료 수가를 생각하는 사람은 거의 없다.

언젠가 한 대기업이 세브란스 병원의 경영 상태를 조사하고 나서 "주인도 없고 직원도 무척 많은데 이 병원이 어떻게 유지·발전하는지 미스터리"라고 밝힌 적이 있다. 그때 우리는 "의사들이 누가 시키는 것도 아닌데 다른 대학병원에 지지 않으려고 많은 환자들을 진료하며 밤낮없이 열심히 일한 결과다"라고 이구동성으로 말했다. 대학병원은 항상 재투자해 더 발전된 최고의 병원을 이루려고 부단히 노력해야 할 것이다. +

Episode 72

'완치시킨다'는 책, 정말 많지만…

아무거나 발표하고 광고해 돈만 벌면 끝?

　현대 의학이 많이 발달했다고는 하지만 잘 알려진 병이면서도 완치가 어려운 병들이 많다. 필자가 근무한 세브란스 심혈관병원 바로 옆이 암 센터인지라 자주 암 환자들을 목격했다.
　그런데 이들 환자에게 다가가는 장사꾼들이 있다. 어두운 얼굴로 앉아 있는 환자에게 다가가서 "이 병원에서 치료를 받으셔도 차도가 없고 몸만 힘드시지 않습니까?"라거나 "강원도에 자연 치유법으로 암을 치료하는 곳이 있는데 많은 환자들이 차도를 얻었다"며 말을 건다. 또는 몇 명이 작당해 환자 차림을 하고는 "어디의 아무개에게 가면 완치가 된다는데…" "사실이냐? 한 번 가 볼까?" 등의 말을 흘리며 환자의 관심을 끌려고 한다.
　나는 평소에 병원에서도 가운을 입지 않고 다녀 이들의 말을 듣는 경우가 많다. 암 환자들은 지푸라기라도 잡고 싶은 심정이므로 이처럼 뻔한 유혹에도 쉽게 넘어가는 경우가 많다. 생명의 약점을 이용해 돈을 벌려고 하는 사람들…. 하나님, 이들도 용서해주십니까? 그런데 이런 유혹을 버젓

이 신문이나 잡지에 광고로 내는 사람들도 있다.

　의사들의 광고도 만만치 않다. '노화를 방지한다'거나 '키를 크게 해주겠다', '경구용 성장 호르몬', '수술 없이 완치 가능' 등…. 그 외에도 현대인들이 많은 관심을 보이는 당뇨, 고혈압 그리고 전립선 비대에 관해 수많은 식이요법, 기계 등이 과장돼 소개되기도 한다. '간편한 미세 수술로 완치!' 등 일시적 효과를 영구적인 것처럼 광고하는 병원도 많이 눈에 띈다.

　요사이는 줄기세포 치료가 현실화된 것처럼 광고들을 한다. 또한 일부 연구소 등이 암 치료약을 개발했다며 환자들을 들뜨게 만드는 바람에 문의를 해오는 사람도 많지만, 대개는 동물실험에 성공한 사실을 발표하는 수준이 대부분이다. 동물실험에 성공했다고 해도 사람을 대상으로 한 임상시험에 성공하기까지 상당한 시간이 더 걸린다. 더 중요한 점은 동물에게 효과가 있는 약이라고 사람에게 반드시 효과가 있지는 않다는 사실이다.

몸에 좋다는 책으로 내가 조사한 것만도 590가지가 넘는데, 왜 병원에 환자는 나날이 늘어나고 의료비 부담도 점점 심해질까?

　필자가 대형서점에서 조사해본 결과에 따르면 건강에 관한 국내 발간 서적이 500권 정도, 암에 관한 서적이 60종 이상, 성인병에 대해서도 운동 치료에 관한 것과 전문 서적을 제외하고도 30여권이나 됐다. 그런데 대부분 서적이 과장된 이론이나 검증되지 않은 비과학적인 내용을 소개하는 경우가 많았다.

　당뇨병이 심해져 발에 염증이 생긴 환자가 "발목을 절단해야 한다"는 진단을 이런 저런 병원에서 연달아 받다가 우리 병원에 와서, 여러 의사들의 컨설팅 끝에 장기간 입원해 항생제를 써가면서 완쾌한 경우가 있다. 이처럼 아무리 치료법이 정립된 질환이라 할지라도 그 전문 분야에 종사하는 의사들은 진중하게 함께 토의해 진단과 치료 방침을 정해야 한다.

서적, 광고 그리고 매스컴의 보도나 다큐멘터리 등에서 새로운 치료법을 소개할 때는 광범위한 문제점까지도 파헤쳐 실현 가능성을 과학적으로 발표해야 할 것이다.

골퍼들은 매년 '거리가 많이 나가도록 새 공법으로 만들었다'고 광고하는 새 골프채를 보고 장비를 바꾸고픈 유혹에 시달린다. 이것이 광고의 위력이다. 하물며 병을 고칠 수 있다면야….

발표하면 그만, 보도하면 그만, 시청률만 오르면 그만이라는 식의 사회적 인식이 얼마나 많은 환자를 혼란에 빠뜨리고 울리는지 우리는 깊이 생각해야 한다. +

Episode 73

레벌퀴바 박사와
메뚜기 뒷다리 복숭아뼈

아무거나 입에 쓸어넣는 한국인의 탐욕

신문이나 잡지의 광고를 보면 우리 몸에 좋다는 광고가 넘쳐난다. '정력에 좋다', '소화기능에 탁월하다', '암을 치유시킨다' 등…. 광고뿐 아니라 동남아시아로 여행가는 단체 관광객이 뱀, 살모사 등을 먹고 오는 것이 관례처럼 됐다는 보도가 있었으며, 세관을 통과하는 짐에서 구렁이가 수백 마리 산 채로 발견됐다는 보도도 있었다. 심지어는 동면하는 개구리가 몸에 좋다는 이유로 개구리를 싹쓸이해 생태계가 파괴되고 있다고 한다.

우리나라 사람들은 무턱대고 믿는 성향이 강하다. 건강에 대한 막연한 욕망이 커서인지 외국인과 비교해 너무 쉽게 믿고 또 속는 경향이 있다. 다단계 상품이나 불량 상품에 속고, "조금만 투자하면 떼돈을 벌 수 있다"는 뻔한 사기에 현혹되는 경향이 매우 높지 않은가? 오래 전 일이지만 나의 외삼촌 한 분이 중국에 여행을 갔다가 간에 좋다는 환약을 사서 먹은 뒤 심한 급성 간염으로 1주일 만에 사망하는 경우도 봤다.

건강은 자연스럽고 건전한 생활 속에서 만들어진다. 그래서 음식, 운동,

생활, 습관 등이 중요하다. 영양제란 병 때문에 몸에 어느 특정 성분이 부족할 때 먹는 것이다. 한때 관절에 좋다고 세계적으로 팔렸던 약도 임상시험 결과 아무 소용이 없는 것으로 밝혀졌다. 도가니탕을 먹는다고 관절이 좋아지지 않는다는 사실 역시 이미 확인됐다.

이처럼 확인되지 않은 음식류는 건강을 해치기도 한다. 미국 식품의약국(FDA)의 공인을 받았다고 과대광고를 하는 약 중에는 '몸에 해가 되는 물질이 아니다'라는 공인을 받았으면서도 마치 약효를 공인 받은 것처럼 광고하는 경우도 많다.

**무릇 건강식품이란 효과가 확실한 것만 먹어야 한다.
일찍이 20년 전 네덜란드 출신의 레벌퀴바 박사가
몰래 전수하고 떠난 비방이 있으니…**

얼마 전 미국 TV에서 몸이 약한 젊은이가 스테로이드를 복용하면서 몸을 키운 얘기가 나왔다. 해병대에 들어간 이 젊은이는 용량을 더욱 늘려 강한 힘으로 이라크 전쟁에서 공까지 세웠다. 그러나 결국 스테로이드 과다복용 후유증으로 정신착란을 일으켜 불명예제대를 하고 정신병원 신세를 진다는 내용이었다.

건강과 체력을 크게 향상시키는 것은 모든 사람의 소망이다. 그러나 내 경험으로 보면 건강이나 체력 증진에 초고속 지름길은 없다. 정상적인 방법만이 최선이다.

네덜란드의 한 박사가 한국에 살다 떠나면서 신문에 칼럼을 썼다는 얘기가 있다. 한국 사람들은 몸에 좋다는 것은 뭐든지 먹으니 자기가 증명한 최고의 스태미나 음식을 소개한다는 내용이었단다. 그런데 그의 이름이 레벌퀴바 박사였다는….

이 이야기는 20년 전쯤 어느 정신과 의사가 한국인들이 몸에 좋다는 음식에 너무 현혹되는 문제를 꼬집기 위해 쓴 내용이다.

물론 한국인보다 더한 사람들도 있긴 하다. 중국인들은 살아 있는 것은 모두 먹는다고 하지 않는가? 하지만 몸에 좋은 약은 '입증된' 것만 먹어야 한다. 그래서 내가 확인한 최고로 비싸면서도 효과가 확실한 건강식을 소개하면서 이 글을 마치겠다. 아프리카산 메뚜기 뒷다리 복숭아뼈와 네팔 동굴에 사는 모기 눈물 수프가 바로 그것이다. +

Episode 74

한국이 '세계 유일'인 27가지

'3분 넘게 진료하면 안 되는 나라'
'재벌이 병원 운영하는 나라'…

글을 좋아해서 자주 재미있는 사진과 글 등을 보내주는 친구의 글 중 일부분만 소개한다.

세계 유일의 나라

①일본을 우습게 보는 세계 유일의 나라 ②미국의 쇠고기를 독극물 수준으로 보는 나라 ③동맹국을 주 적국보다 더 미워하는 나라 ④미국에 10만 명이 넘는 유학생을 보낸 나라 ⑤국민 IQ가 세계 최고인데도 거짓말에 쉽게 속아 넘어가는 나라 ⑥조국의 생일도 없고 기념하지도 않는 나라 ⑦돌도 안 된 아기가 데모하는 나라 ⑧폭동으로 경찰관이 500명이나 부상당했는데도 폭도들은 15명만 구속한 나라 ⑨정부기관보다 시민 단체가 더 많은 나라 ⑩국가가 돼가는 방향에 대해 레바논 수준으로 불만이 많은 나라….

이 외에도 더 많은 사건을 소개하고 있다. 그렇다면 의학계만 보면 어떨까?

①개 진료비보다 사람 진료비가 싼 나라 ②의사가 병원 이외에서는 처방을 낼 수 없는 나라 ③약국이나 병원이 아니면 상비약조차도 구할 수 없는 나라 ④의료 보험료 때문에 환자 한 명당 2분 이상을 진료하면 적자가 나서 병원 운영이 안 되는 나라 ⑤밤중에나 휴일에는 병이 나면 안 되는 나라(낮은 의료 수가 때문에 응급실에 전문의를 상주시킬 수 없어서) ⑥의료 사고가 났을 때 진상을 규명하기 전에 욕설과 폭력이 난무하는 나라 ⑦재벌이 병원에 도움을 주는 대신에 직접 병원을 운영하는 나라 ⑧서울 지역만 본다면 병원이 매 건물마다 있다시피 한 나라 ⑨의료 선교를 가장 많이 하고 있는 나라 ⑩몸에 좋다고 하면 무엇이든 싹쓸이 하는 나라 ⑪태양 특히 자외선을 핵폭탄처럼 유해하다고 생각하며 자외선 차단제를 가장 많이 쓰는 나라 ⑫성형 대국, 피부미용 대국 ⑬세금, 탈세 문제 등만 나오면 의사들을 공공의 적처럼 여기는 나라 ⑭병원에 입원한 환자들이 의사에게 사례비를 줘야 한다고 생각하는 나라 ⑮아는 사람이 없으면 종합병원에서 예약과 진료를 마냥 기다려야 하는 나라 ⑯중소 종합병원이 존립하기 어려운 나라 ⑰임상은 선진국 수준이나 연구 분야는 아직도 개도국 수준에 머물고 있는 나라…

아는 사람이 없으면 종합병원에 입원도 못하는 나라,
환자가 의사에게 '별도의 돈'을 줘야 한다고 생각하는 나라…
이런 후진에서 벗어날 때 되지 않았나?

의료 보험이 시작되기 전에는 의사들이 많은 재산을 축적한 것이 사실이다. 그러나 무리하게 축소된 수가로 의료보험이 전반적으로 시행되면서 환자들에게 피해가 가는 일들이 도처에서 발생하고 있다.

실제로 의사들이 의대 졸업 후 적어도 10년이 지나야 일할 수 있는 것을 생각하면 의사들의 연봉은 요사이 대기업과 외국 기업에 종사하는 능력있다는 사람들의 연봉에 턱없이 못 미친다. 이로 인해 일부이긴 하지만 과잉 광고, 과잉 치료를 일삼는 의사들도 있다. 또한 정부는 환자들을 마치 자동차와 같이 생각해 같은 질병을 패키지로 묶으려는 시도까지 한 적도 있다. 이 패키지 제도가 시행된다면 환자들에게는 많은 피해가 갈 것이라고 단언한다.

분명한 것은 같은 질병이라도 사람의 손금이 다르듯이 진행 과정, 증세, 결과가 모두 다르다는 것이다. 사람이 만든 기계가 고장이 나고 그 원인을 밝히지 못하는 경우가 많은데 하물며 아는 것보다 모르는 부분이 더 많은 인체야 더 말할 나위가 있겠는가? 우리나라도 가까운 장래에 선진국 수준으로 진화하기를 기대해 본다. ✢

Episode 75
세금 문제만 나오면 의사 욕하지만…

히포크라테스 선서 지킬 수 있는 조건 돼야

우리 사회는 의사를 존경하기보다는 부를 누리는 집단 정도로 생각하는 경우가 흔하다. 다른 분야와 마찬가지로 돈을 생각하는 소수의 집단이 있는 것은 사실이지만 어느 직업인들보다도 사회를 위해 소리 없이 봉사하는 의사들이 많다는 사실을 아는 사람들이 얼마나 될까?

우리나라가 어려웠던 시절, 무의촌 진료를 위해 방학마다 모든 의대 병원들이 전국을 누볐고 최근에 와서는 아프리카, 아시아 지역 의료 낙후국가 등에서 의료기술을 펼치고 있다. 연세대학교 의대는 기독교를 기본 이념으로 하는 학교다. 기독 의사회가 결성돼 각종 봉사에 참여하고 있고, 의료원 단위로는 몽골에 병원을 세우고 의사를 정기적으로 보내서 의술을 베풀고 있으며, 외국의 의사를 받아서 교육도 시키고 있다. 이와는 별개로 개인들이 자신의 신념에 따라 아무 조건 없이 의료 봉사를 하는 의사들도 많이 있다.

연세대학교 의대 교수직에 있던 젊은 의사들이 몽골, 우즈베키스탄으로 옮겨가서 의료봉사를 하는데, 이들은 보장돼 있는 직업과 명예 등을 모두 버리고 오직 봉사정신만 가지고 떠나는 것이다. 매우 전도가 유망한 의사였으므로 낙후된 나라로 가는 것이 이해가 되지 않았다. 그래서 "우리나라에서도 네 의술을 충분히 펼칠 수 있는데 왜 오지로 가려고 하냐?"고 묻자 "이 일이 내게 주어진 사명인 것 같다"는 대답이 돌아오는 것이었다.

내가 미국에 있을 때 캘리포니아에서 우연히 후배 의사를 만난 적이 있었다. 그는 몽골에 의료 선교를 나가있었는데 더욱 효과적인 봉사를 위해 미국에 와서 신학 대학을 다니고 있었다. 자비로 외국에 그것도 나이 마흔이 넘어서 가족을 두고 혼자 공부하기 위해 와 있다는 것이 얼마나 어려운 일인지 경험해본 사람들만이 알 것이다.

옛날 슈바이처 박사가 아프리카에서 일생을 의료 봉사에 바쳤다고 해서 칭송을 받았었다. 그 당시는 의료인도 적었고 낙후된 지역에서 의료 선교를 하는 사람이 없었기에 더욱 빛이 났을 것이다. 그러나 지금은 수많은 슈바이처들이 그가 갔던 길을 걷고 있다.

한 신부가 아프리카에서 봉사를 하다가 암으로 세상을 등진 일이 화제가 된 적이 있었다. 음지에서 자신을 희생하고, 일생을 오지에서 살아가는 의사들이 많다는 사실을 모르는 사람들이 많다.

불안한 직업 환경 때문에 의대로 학생들이 몰리고,
의술을 배운 뒤에도 생계만을 좇도록 하는 현실이 바뀌어야
의사들도 히포크라테스 선서 지킬 수 있을 것

아프리카에서 의료 봉사를 하다가 저개발국에 만연한 결핵 등의 질환으로 타계한 의사들, 젊어서부터 몽골에서 봉사를 하다 암이라는 죽음의 그림자가 오는 것을 늦게야 알아 안타깝게 사라져간 의사들…. 의사들을 사회가 논할 때 히포크라테스 선서를 제시한다. 생명을 다루기 때문이라는 것이다. 틀린 개념은 아니다. 그러나 사회가, 국가가, 의사들이 히포크라테스 선서를 지켜나갈 수 있는 여건을 조성해줘야 한다.

 국가가 먼저 질환을 패키지 개념으로 본다든가, 의사들이 개인적으로는 처방조차 못하는 말도 안 되는 현실을 지속해 나간다든가, 잘못된 의료 보험 체계를 내세워서 사람의 가치를 개를 포함한 동물보다도 못하게 평가한다면, 그리고 대부분 직업이 50대에 끝나게 돼 여생이 불안해 생계를 좇을 수밖에 없는 현실이 바뀌지 않는 한 히포크라테스 선서는 아무 의미가 없다. 그나마 그 와중에서도 묵묵히 본분을 지켜나가는 의사들이 더 많다는 사실에 위안이 된다. +

Episode 76

근거 없는 희망을 만드는 의사들

'환상 속의 의학'에 속는 사람들

사람은 일생을 살면서 얼마나 많은 거짓말을 할까? 아마 셀 수 없을 것이다. 인간은 망각의 동물이다. 수치스런 일이나 나쁜 일들을 잊어가면서 살기 때문이다. 따라서 자신은 거짓말을 한 번도 한 적이 없다고 자신하는 사람도 있을지 모른다.

거짓말을 하는 정도는 사람마다 다르지만 문제는 남에게 피해를 주거나 남을 비방하거나 사직까지 하게 만드는 거짓말들이다. 요즈음 국회의 인사 청문회를 보면 "기억이 안 난다" "잘 모르겠다" "모르고 한 일이다" "관행이라고 생각한다"며 거짓을 거짓말로 막는 추태가 줄을 잇는다.

교수들의 문제도 많이 드러난다. 결과도 없는 논문을 만들어 세계 유명 저널에 실어 국가를 망신시킨 사람들이 있는가 하면, 가짜 박사학위, 가짜 대학 졸업장, 가짜 인증서 등도 판을 치고 있다. 다른 사람이 발표한 이론을 짜깁기해 논문을 만들고 심지어는 허위 논문을 만들어주는 장사치까지 있다고 한다.

거짓과 상상은 다르다. 현대 과학이 상상을 현실로 만드는 일을 일부 해왔기 때문에 사람들은 우리가 상상하는 모든 일이 앞으로 언젠가는 현실이 될 것이라고 생각하는 경향이 있다. 공상과학 영화에서는 인간이 만든 로봇이 인간을 몰아내고 지구를 점령하며, 얼굴을 완전히 바꿔치기 하는 수술 등이 등장한다.

로봇 수술이 보편화되고 있고 줄기세포를 이용한 치료 연구가 이뤄지면서 마치 이제 곧 모든 질병을 치료할 수 있으리란 근거없는 희망도 싹트고 있다. "하지 마비 환자도 줄기세포 치료법으로 완치시킬 수 있다"는 무책임한 발표로 하지 장애인들이 기금을 모으는 일까지 있었다. 줄기세포 연구가 미래 의학에 도움이 될 수는 있다. 하지만 현재로선 모르는 게 너무 많고, 섣부른 줄기세포 치료는 돌이킬 수 없는 문제를 일으킬 수 있다는 점에서 너무들 쉽게 가상현실을 창작하는 세태가 우려된다.

**아무리 뛰어난 방법이라도 부작용이 있으면 못 쓰게 마련인데,
이제 막 시작한 줄기세포 치료를 마구 하는 장사치들이 있으니…**

줄기세포로 피부를 젊어지게 한다는 과장 광고를 한 뒤 의료 규제가 허술한 중국까지 건너가 주사를 맞게 하는 등 부정한 방법으로 돈을 벌려는 시도는 없어져야 한다. 현실화되기까지는 아직도 넘어야 할 산이 너무나 많은 치료법을 마치 현실이 된 것처럼 미리 발표해 환자들의 기대를 높이고 곧이어 실망시키는 행동들이다.

미국 텍사스의 세계적인 심장병원 겸 아동병원에서 일어난 해프닝이다. 소아심장 분야 중 전기 심장학 분야에서 세계적 대가로 인정받으면서 세계 각지에서 의사들이 배우기 위해 몰려들었던 달인(?) 의사가 있었다. 그러나 그는 결국 자신이 그동안 발표한 논문과 가능하다고 자랑했던 치

료법 등이 모두 자신의 상상일 뿐, 실현될 수 없는 것을 허위로 발표했다는 것이 들통나고야 말았다. 급기야 의사 면허도 박탈됐다.

    사실인지 확인은 되지 않았지만 그는 그 사건 뒤에도 자신이 발표한 논문은 모두 현실에서 가능하다고 끝까지 우겼다고 한다. 상상을 하다보면 그것이 현실인 것처럼 생각되기도 한다. 그 의사는 정말 가상현실을 체험했던 것일까? 우리는 의학에 대해 너무 가상현실 같은 기대를 하고 있는 게 아닐까? +

Episode 77

미·일 병원이
심장 5000개 갖고 있는 이유

정확한 사인 밝히고 의학 발전하려면
부검 활성화 필요한데…

   30년 넘게 소아 심장 환자들을 보면서 가장 아쉬웠던 부분은, 부검을 허락하는 사람들이 거의 없어 사망 환자의 사인을 추정하면서도 확실한 증거를 찾지 못했고, 심장 표본이 없어 후학들을 교육하는 데 어려움이 따른다는 점이다.
   의료계 전반으로 보면 더 큰 문제는 장기 이식을 해야 하는데 사망해도 장기를 제공하는 경우가 매우 드물었다는 것도 있었다. 사회 각 층에서 장기를 사후에 기증하는 운동을 전개하고 있지만 성과는 아직도 턱없이 부족하다.
   내가 일본 심장 혈압 연구소와 미국의 하버드대학에 있을 때 각각 5000여개가 넘는 심장 표본을 갖춘 것을 보고 놀란 바 있다. 미국에서는 대부분 국민들이 자동차 면허증 등에 자신이 사망하면 장기를 기증하겠다는 의사를 기록해 놓는 경우가 많다.
   따라서 이식 받을 환자가 순서대로 기다리다가 사망자가 생기면 급한 경우에는 헬리콥터로 이송해온다. 미리 사망자의 혈액 등 정보가 등록돼 있으므로 이식에 적합한 환자를 쉽게 찾아 정확하고 신속한 이식이 가능하다.

우리나라 사람들이 부검이나 장기기증에 인색한 것은 유교 사상 때문이라고 한다. 공자에서 유래된 유교는 종교라기보다는 철학이라고 평가하는 사람들이 많다. 이 유교 사상은 조선시대부터 우리 사회를 지배했는데 인의·효제·예의 사상으로 우리 사회에 많은 교훈을 남겼지만 체면 차리기에 급급한 면도 생겨났다.

또한 '덕이 근본이요, 재물은 말단'이라는 관념이 굳어져 물질적인 생산 산업, 공업 등을 발전시키는 데도 큰 장애가 됐다. 이에 더해 사망한 사람을 훼손하면 사람을 두 번 죽이는 것이라는 개념이 강해 부검이나 장기기증을 기피하게 만들었다.

미국 드라마 중 'CSI' 시리즈가 인기를 모았다. CSI란 범죄 현장 수사를 뜻한다. 미국의 의학이 우리나라보다 시설이나 기술 면에서 한참 앞서 있는 것도 많은 부검을 통해 경험을 축적했기 때문이다. 우리나라에서도 국립 과학 수사 연구소를 소재로 한 드라마가 방영됐는데 우리나라에서 시행되는 부검의 대부분이 이곳에서 이뤄진다고 보면 된다. 범죄를 밝히기 위해서는 법으로 부검을 하도록 돼 있기 때문이다.

그러나 일반인들의 상황은 다르다. 최근 화장을 하거나 장기 기증을 하는 인구가 늘어나고 있는데 이런 상황이 하루 속히 더 확대되기를 바란다. 이것은 의학의 발달, 사인의 정확한 규명뿐만 아니라 생명을 소생시키는 중요한 역할을 하기 때문이다. ✢

Episode 78
미국, 도대체 얼마나 망가지려고…

작은 나라와 소수민족 무시하는 버릇부터 고쳐라

미국 오리건 주 유진에 당시 프로농구 팀의 최희암 감독과 함께 선수들을 보러 갔다가 유진공항에서 휴스턴행 비행기를 타게 된 일이 있다. 9.11 테러가 일어난 지 몇 년 안 됐기 때문에 보안 검색이 무척 심했다. 두 차례에 걸쳐 보안 검색을 받고 탑승구에서 다시 한 번 검색을 받았다.

탑승구에 줄이 길게 서 있었고 표를 확인하고 들어가는 중에 무작위로 가끔 한 명씩 뽑아서 옆의 칸막이로 들어가 정밀검색을 하는데 나도 그 중에 뽑혔다. 그런데 그 안에 4명이 있는데 나, 최희암 감독 그리고 70대의 남성 두 분까지 모두 한국 사람들이었다.

나는 검색을 받고 나오면서 검색 대상자를 선택하는 여직원에게 "어째서 한국인만 검색을 하느냐? 대한민국이 테러리스트 국가냐?"며 항의했다. 그 여직원이 말을 못하고 있는데 다른 직원이 나타나 자리를 옮기고 이유를 다시 물었다. 그 사이 비행기 탑승구는 닫혀 버리고 우리 둘만 남게 됐다. 잠시 후 공항 검색요원 중 다소 높은 듯한 사람이 나타나 "네가 항의할 사항이 아니다"라며 윽박지르는 것이었다.

　나는 "좋다. 내가 폭력을 쓴 것도 아니고 폭언을 한 것도 아니며, 단지 한국인만을 조사해서 그 이유를 물은 것인데 대답은 않고 이미 비행기를 보냈으니 그 사유서를 작성하고 사인을 하자. 나는 이 문제를 고소해야겠다"고 했다. 작은 공항이었으므로 잠시 후 공항장이라는 사람이 나타나 "그냥 들어가는 게 좋을 것"이라고 했다.

　나는 "이는 인종차별이며 반드시 이 사건의 경위서를 서로 작성하자"고 했더니 그 공항장은 "당신 일행과 거의 비슷한 시간에 휴스턴 공항에 도착하도록 해주겠다"며 나를 8인승 비행기에 태워 시애틀 공항으로 보내고 거기서 다시 휴스턴행 경비행기를 태워줘 시간만 낭비하고 돌아온 일이 있었다.

공항에서 보안검색 하는데 한국인만 넷 정밀검색.
"왜 그러냐"고 따졌더니 비행기도 못타게 감금시켜.
"고소하겠다"고 하니, 소형비행기 태워 미국을 뱅뱅 돌게 만들고…

　그런데 이야기를 들은 친구(대사 역임) 말이 "너 운이 좋았다"고 했다. 한번은 미국에서 명사급 한국인이 보안 검색을 받다가 검색원이 주머니의 물건을 찢으며 이것이 무엇이냐고 묻자 농담조로 "폭탄"이라고 말했다가 외교관임에도 불구하고 약 10일간 구속수사를 받은 일이 있었다고 이야기해줬다. 그러면서 "오리건 주에서 너 운이 좋았던 거야. 미국 공항에서는 그들이 원하는 대로 못하는 일이 없다"고 말해줬다.

　미국이 민주주의와 자유를 내세우지만 그들만의 자유민주주의인 듯하다. 미국이 2011년 12월 31일 수권법을 통과시켰는데 이는 말뿐이지 실제로는 미국 시민이라고 하더라도 테러, 범죄의 의심이 있다면 영장 없이 체포, 구금이 가능하며 심지어는 사살할 수도 있는 악법이라고 뉴욕타임스 등은 해설했다.

　이대로라면 미국 내의 중동계 등을 비롯한 소수 민족들은 언제라도 협박을 받을 수 있다는 얘기가 되는 것 아닌가? 언젠가 미국 영화에서 선량한 중동계 사람이 테러를 잘 일으키는 나라 출신이라는 이유로 죄 없이 구속당해 고생하는 이야기를 소재로 다룬 일이 있다.

　미국이 어느 한 민족의 국가가 아니며 진정한 자유민주주의를 표방한다면 평등을 먼저 실천하고 소수민족과 작은 나라를 무시하는 태도 자체를 없애야 하지 않을까? 전에 미국 병사에게 폭행을 당했다는 환자가 응급실에 들어왔을 때 응급실 직원들이 "가해자가 주한 미군"이라는 사실에 흥분했던 일이 아직도 기억에 생생하다. ✚

Episode 79
일본인 느긋, 한국인 아등바등

서둘러 줄서지 않아도 나눠먹는 일본인들

얼마 전 공대 교수에게서 전해들은 이야기를 소개한다. 일본에 쓰나미가 덮친 날 미국에서 연수를 마친 동료 교수가 부인, 아들, 어머니를 모시고 일본 센다이로 여행을 갔단다. 공항에 도착해 버스에 오르는 순간 땅이 크게 흔들리면서 대피령이 떨어져 근처 학교에서 하루를 보냈다는 것이다.

다음날 아침 한 사람당 한 개씩 주먹밥을 나눠주는데 먼저 받으려고 서둘러 줄을 서는 사람은 대부분 한국 사람들이었다고 한다. 주먹밥 개수가 모자라 줄을 섰어도 못 받은 사람들이 있었는데, 앞에서 주먹밥을 탄 일본 사람들은 반씩 쪼개어 나눠 먹는 것을 보고 놀랐다는 이야기였다.

일본 사람들은 좀 별난 데가 있다. 내가 일본에 있을 때 놀랐던 일은, 식당이든 경기장이든 줄을 선 사람들의 질서가 너무도 정연함은 물론 이야기를 나누며 줄을 서 있다가 줄이 끊겨 경기장에 못 들어가도 아무 말 없이 돌아가는 모습들이었다. 그 모습들을 도대체 어떻게 해석해야 할지 당황스러웠다.

　나는 한국 사람 중에서도 성미가 아주 급한 편이니 참을성을 논할 필요가 없지만, 나 같은 사람이 아니라도 한국인은 매우 역동적이다. 줄을 서면 누가 끼어들세라 사람이 지나갈 틈을 안 준다. 백화점에서 세일 상품을 사려고 줄을 섰다가 차례가 오지 않으면 "지금 사람 놀리는 거냐, 사기 세일 아니냐"며 큰소리를 지른다. 일본인과 다른 한국인의 기질인지도 모르겠다.

언제쯤 우리는 서로 믿고 덜 다툴까?

　강남의 병원에서는 대기 환자의 순서를 어기고 주책없는 의사가 아이를 데리고 진찰실로 들어가다가 환자들에게 봉변을 당하는 모습도 봤다.
　병원에서는 요사이 예약 진료를 한다. 그러나 예약이 무색하게 한두 시간씩 늦어지는 일은 다반사다. 그러다보니 예약을 하고 온 환자들은 신경이 날카로워지고 진찰실 앞에 붙인 순서표 앞에서 눈을 크게 뜨고 자기 순서를 지킨다.
　이제 병원도 바뀌어야 한다. 지키지 못할 예약이라면 차라리 안 하는 것만 못하다. 때로는 급히 봐줘야 하는 환자도 있겠지만 한두 시간씩 기다리게 하는 일은 없어져야 한다. 환자들과의 예약에는 책임을 지라는 말이다.
　언젠가 한 병원에서 미리 예약금을 받았다고 언론에서 신랄하게 비판한 일이 있다. 그러나 꼭 비난할 일도 아니지 않을까? 예약 질서를 잡기 위한 조치가 있어야 한다. 그래야 서로 믿고 순서를 기다리는 예약 문화가 정착된다. +

Episode 80

방송이 다루는 의학은 "너무 단편적"

평생을 의사 해도 잘 모르는 게 인체

내가 처음 본 우리나라 의학 드라마는 1980년대 방영된 '소망'이란 드라마다. 당시 신구, 한혜숙, 노주현 씨 등이 의사 역할을 했다. 전문적으로 질환을 상세히 표현하기보다는 인간관계, 빼놓을 수 없는 사랑 이야기가 소재였다. 이어 미국 의학 드라마의 시청률이 높아지면서 우리나라에서도 다수의 의학 드라마가 시작됐다.

생명의 윤리를 강조하고 환자를 위해 헌신하는 의사들의 이야기, 수백억 원이 걸린 프로젝트 시술을 앞두고 응급실에 급한 환자가 왔다는 소식에 이를 포기하고 응급실로 달려가는 주인공을 부각시킨 '종합병원' 등, 의사들이 이제 히포크라테스의 선서를 따라야 한다는 교훈을 강조하는 드라마들도 눈에 띄기 시작했다.

드라마 '하얀 거탑'은 뛰어난 실력을 지닌 외과 의사가 자신을 과신하며 출세를 위해 달려가는 모습과 이에 맞서 순수함을 지키려는 의사들의 모습을 그렸다. 의학 드라마의 대부분이 이렇게 극과 극을 표현한다.

외과 의사가 인간적 의사로 변모하는 과정을 강조한 '외과 의사 봉달희', 환자를 우선시하는 의사와 병원의 이익만을 생각하는 의사 사이의 문제를 부각시킨 '뉴 하트' 등 모든 의학 드라마들이 그럴듯한 소재를 다뤘다. 그러나 모두가 외과 의사들에 관한 이야기였으며 권선징악 주제가 함께 했다. 권력을 따라가는 모습은 병원의 현실과 비슷하기는 했으나 다소 과장된 부분이 눈에 거슬렸다.

또한 사랑이나 인간관계를 연속으로 그려내는 것은 좋았지만, 환자를 다양화해 그날로 상황을 끝내면서 질환의 치료에 대한 내용이 좀 더 시청자에게 다가갈 수 있는 소재가 부족하다는 점은 아쉬웠다.

미국의 'CSI(범죄 현장 조사팀)' 시리즈가 흥행에 성공하면서 우리나라에서도 '싸인'이라는 국립 과학 수사 연구소를 소재로 한 드라마가 방영돼 큰 호응을 얻었다. 미국의 드라마처럼 전문성을 갖추지는 못했어도 의사들 중 그늘에서 소신을 갖고 일하는 사람들을 소개했다는 첫 시도로서 좋았다고 본다.

전공의 마치고 법대 진학하면 의학과 법학 모두에 통달할 수 있다는 잘못된 생각을 전하는 드라마들

특이했던 점은 외과 전공의가 법대로 가서 의학 전문 변호사가 돼 병원에서 불이익을 받는 환자들을 대변하려 노력한다는 이야기가 있었다는 것이다. 그럴 듯해 보이지만 내 경험으로는 의학은 전공의 정도로는 심판을 내릴 수 있을 만큼 간단하지 않다는 게 문제였다. 어설프게 알면 모르는 것만 못하다. 우리 의학 드라마도 좀 더 전문성을 갖추고 생명윤리까지 심오하게 다룰 수 있게 진화되기를 바란다.

방송에서는 다큐멘터리나 뉴스를 통해서 의학 전문 기자가 각종 질병이나 건강에 대한 내용을 시청자에게 알린다. 그러나 복잡한 인체의 건강 문제를 통합적인 시각으로 보지 못하고 단편적으로 보도하는 경우가 대부분이다.

의학은 모든 분야가 연관돼 있으면서도 각 분야마다 특수 전문 분야로 나눠져 있다. 40년을 대학병원에서 지내며 각종 환자를 경험한 나도 한마디로 얘기할 수 없는 부분이 많다. 10여년 의학 전문 기자를 하게 되면 다 아는 것 같이 생각할 수 있으나 이는 착각일 뿐이다. +

Episode 81

삼성병원은 있고 소니병원은 없는 이유

해외 부자는 병원에 기부해 의학 발전, 한국에선 직접 병원 경영해 수가 올려

　최근 뉴스에서 지난 10년간 국내 병원 숫자가 30% 이상 늘어나면서 경제협력개발기구(OECD) 평균치를 웃도는 것으로 나타났다. 인구 100만 명당 병원수도 58.5개로 OECD 평균(31.03)보다 훨씬 많다.
　반면에 인구 1000명당 의료 인력은 의사가 2.01명으로 OECD 평균(3.11명)보다 적다고 한다. 그런데 고가 의료 장비는 OECD 평균치를 넘어서고 있다. 이와 같은 기현상은 재벌기업이 직접 대형병원을 건립하고 최첨단 시설을 하면서 생겨났다.
　대형병원을 세운다고 해서 하루아침에 진료, 교육, 연구의 삼박자를 이룰 수는 없다. 밖에서 보이는 하드웨어는 화려할지 몰라도 오랜 기간 쌓아온 전통과 노하우, 즉 소프트웨어를 하루아침에 따라갈 수는 없는 것이다.
　외국의 대학이나 의료원들은 많은 기부를 받는다. 돈을 많이 번 부자들은 이를 사회에 환원하는 방법으로 기부 문화의 발달에 크게 공헌한다. 거의 모든 병원에는 기부한 사람이나 기관의 이름을 붙여 그들의 공헌에 고마움을 표시하고 있다.

　미국인들은 조선 말기에 우리나라에 병원을 설립하고 의사의 양성, 환자의 치료에 공헌하면서 신개념의 병원(세브란스병원)을 탄생시켰다. 알렌 의사나 세브란스 의사의 공헌을 기념해 연세대는 알렌관, 세브란스병원으로 명명했고, 근대 의학의 효시로 의학 발전에 선두 역할을 해왔다. 그리고 100년이 훨씬 지나 세브란스병원은 그들의 후손을 찾아 고마움을 전했다.

　내가 미국의 남가주 대학에 갔을 때 '쥬라기 공원' 등 영화감독으로 유명한 스티븐 스필버그 기념관을 보고 감동을 느낀 바 있다. 영화감독도 재산의 대부분을 대학에 기증한다니…. 일본이나 미국의 유명한 부자들이 병원을 직접 세웠다는 말을 들은 일이 있는가? 록펠러 병원이나 마이크로소프트 의료원, 트럼프 병원 같은 이름을 들어본 일이 있는가? 그들은 기존 병원에 기부를 했고 그래서 병원들이 큰 발전을 했다. 치료와 기초의학 발전에 부자-기업들이 크게 기여한 결과다.

　우리나라에서 병원이 많이 늘어난 이유도, 또 첨단 의료기 등이 OECD 평균보다 훨씬 많은 이유도 재벌들이 직접 병원사업(?)에 참여하고 있기 때문이다. 의술은 발달해 동남아나 러시아 등의 환자들이 우리나라를 찾고 있으나 기초 의학 연구기반은 매우 부족하다. 의학에 필요한 기술발전이 답보 상태에 있는 것도 같은 원인 때문이다.

　재벌 기업이 병원을 직접 운영하는 것보다 이미 오랜 기간 운영하면서 노하우를 쌓아온 대학병원에 기부해 의학의 모든 분야를 발전하게 하고 의학 분야를 지켜줘야 한다. 쓸데없이 모든 병원이 같은 분야에 나서 시설을 세우고 경쟁하면서 국력을 낭비할 필요는 없다. 병원들이 충분한 예산을 갖고 환자들을 치료하고 기초의학 분야도 함께 발달시키는 것이 바람직할 것이다.

Episode 82
'의료계 싸이' 나올 때 됐다

재미교포가 무시하던 한국 의학,
이제 세계 수준으로 올라갈 날이…

내가 전공의를 할 때인 1970년대 중, 후반은 우리 의과대학의 도약기로, 외국에서 의학을 공부하신 선생님들이 각 과에 돌아온 시기였다. 우리 소아과도 암을 전공하신 김병수 선생님, 혈액학의 김길영 선생님, 신장학의 김병길 선생님이 돌아오면서 활기를 띠게 됐고 이어서 외국에서 공부하고 돌아온 교수들이 각 분야의 선도적 역할을 하면서 오늘날의 아동 병원이 탄생하는 데 주춧돌이 됐다.

이 당시 소아 심장학은 수술 결과나 진단기기 면에서 선진국에 다소 뒤떨어져 있었다. 따라서 외국 의사를 초빙해 진단이나 수술 방법을 배우는 경우가 종종 있었다.

한번은 국내 모 의대를 졸업하고 미국으로 건너가 소아 심장학을 전공하고 교수로 있는 여성 의사가 내한한 일이 있었다. 마침 우리 대학교에서 환자 진단을 위한 회의를 개최하고 그 분을 초청해 의견을 듣는 기회가 있었다. 단심실(정상은 심실이 두 개인데 이 경우는 한 개인 심장기형)

에 폐동맥협착(폐동맥이 좁아져 있는 상황)이 있었으나 진단 시에 폐동맥 내로 카테터(압력도 재고 조용술도 할 수 있는 튜브)가 들어가지 못한 환자가 있었는데, '이 환자에게 어떤 수술을 해주냐'는 것에 대한 주제였다.

그런데 미국에서 온 여의사가 "왜 폐동맥의 압력을 측정하지 않았느냐? 이 상태로는 수술을 논할 수 없다"면서 "미국에서는 이런 경우 반드시 카테터를 폐동맥 내로 집어넣는다"고 단언하는 것이었다. 나는 그 여의사에게 "그렇다면 필요한 장비를 다 준비해 놓을 테니까 며칠 후에 와서 폐동맥에 카테터를 넣어 달라"고 요청했는데, 그 여의사는 갑자기 당황한 표정을 지으며 난감해 하는 것이었다.

나는 "이런 환자에서 폐동맥 내로 카테터를 넣었다는 보고는 들은 기억이 없다. 특히 이 환자는 두 가지의 폐동맥 협착이 함께 있어서 불가능하다고 생각한다"고 약간 질책하는 듯한 말을 했다. 이 여의사, 한국에 와서 소위 폼 좀 잡으려 했던 것인데 잡을 폼이 있지, 학문에서 안 된다는 것을 된다고 장담하다니…. 그 당시 소아 심장학 분야에 관해서는 이 정도로 우리의 수준을 낮게 보고 있었다.

외국 자료만 인용말고 '우리 자료' 만들어야

이로부터 10여 년이 지나면서 우리 소아 심장학 분야는 모든 면에서 세계적 수준에 이르게 됐다. 특히 세브란스병원은 1990년대 말 우리나라 최초의 심장 혈관 병원을 개원하면서 소아 심장학과가 개설됐고, 하루 소아 심장 입원 환자가 60여 명이 넘어 미국 의사들을 놀라게 했다. 이때부터 임상 분야는 세계 어느 나라에도 뒤떨어지지 않는다는 자신감도 생겼다.

내가 운동치료클리닉을 맡게 돼 소아 심장학 분야를 떠나 있다가 정년을 맞았는데, 소아 심장학회가 고맙게도 고별 강연의 기회를 줘 학회에 참석한 적이 있다. 다른 연제를 토론하는 과정에서 후배들이 외국의 통계를 많이 인용하는 장면을 보고 내 강연 말미에 "이제는 외국의 논문을 이용하는 것도 좋지만 우리가 그들을 앞서갈 때도 되지 않았느냐"고 하면서 특히 내가 그날 강의했던 "소아 심장 질환의 재활 분야에서는 우리가 앞서 갈 수 있다. 후배들이 선도적 역할을 해달라"고 부탁한 바 있다.

IT, 예능 분야 등 이미 세계 톱클래스로 인정받는 분야도 있는데 이제 임상의학도 세계를 선도해 나갈 수 있는 힘이 우리에게 있다. 조금만 더 노력한다면 세계 각국에서 질병 치료를 위해 우리나라를 찾는 날도 올 수 있으리라 생각한다. +

Episode 83

한국 성병 40년사

욕망의 분출구로서 공창은 필요한가

　과거에 윤락가를 단속하는 데 앞장섰던 전직 여성 경찰서장이 공창의 필요성을 주장해 화제가 된 일이 있다. 확실한 이유는 모르겠지만 아마도 요즘 무차별적으로 행해지고 있는 성폭력 때문이 아닌가 생각된다.
　외국의 경우를 보면 네덜란드 암스테르담의 시청 근처에 공창이 아직도 있고, 미국은 원칙적으로 공창을 인정하지 않으나 라스베이거스에 가 보면 성 자극을 하는 쪽지를 길에서 나눠 줄 정도로 성행하는 것 같다. 누드 쇼는 미국의 어느 곳에서나 쉽게 볼 수 있다.
　아시아에서는 중국과 베트남 등 공산주의 국가에서 성매매를 법적으로 엄하게 다스리지만 음성적으로 행해지고 있다. 태국에서는 공창이 성행할 뿐 아니라 여러 종류의 성매매가 행해져 에이즈가 만연한 지역으로 알려져 있기도 하다.
　일본은 성 윤리가 가장 없는 나라로 알려져 있다. 2차 세계대전 당시 한국인과 중국인 여성들을 강제로 징집해 군인들에게 성 접대를 시킨 위안부 제도를 운영하고도 이제 와서 그 사실 자체를 부인한다고 해서가 아니라 지금도 일본에는 마사지, 터키탕 그리고 실제 섹스 공연, 섹스 빌딩 등이 규제의 대상이 되지 않고 있기 때문이다. 시내에는 성행위 영화만 상영하는 영화관이 수도 없이 많다. 2차 대전 직후에 많은 여성들이 당시 일본에 주둔하던 미군들과 성매매를 한 것이 일본의 경제를 유지하는 데 큰 역할을 했다는 글도 읽은 기억이 있다.

어쨌든 세계 각국이 성매매를 음으로 양으로 인정하고 있는 것은 성매매를 완전히 근절시키기가 어려울 뿐 아니라 음성적으로 퍼져나가는 것이 더 큰 문제를 야기할 수 있고, 또 성에 집착하는 사람들의 분출구를 만들어주기 위한 것 때문이 아닐까 생각된다.

최근 우리나라에서는 어린아이부터 밤길을 다니는 여성 그리고 집안에까지 쳐들어와 범행을 일으키는 성폭력범 때문에 가정주부까지 공포에 시달리는 형편이다.

내가 전공의를 하던 시절만 해도 성폭력이 지금처럼 문제가 되지는 않았던 것 같다. 그보다는 지금은 사라진 성병 즉 매독, 임질 그리고 삼진발이 등이 만연해 사회적 문제가 됐다. 특히 매독의 경우는 평소 증세가 없어서 남편으로부터 부인에게 전염되고 아기를 낳게 되면 그로 인한 기형아가 태어나 그제야 부인이 알고 부부가 갈라서는 일도 적지 않았다.

임질은 소위 만년필이 샌다는 표현이 있었을 정도로 감염 즉시 증세가 나타나는데 소변에 고름이 섞여 나온다. 위의 두 질환은 항생제로 치료가 가능했지만 삼진발이의 증세는 음부가 매우 가려운 것이 특징인데 특효약이 별로 없어 그곳에 휘발유를 발라야 낫는다는 말이 있었을 정도였다. 당시 성병이 만연했던 것은 낮은 생활수준 그리고 잘못된 성문화에 그 원인이 있다.

당시에는 우리나라에도 국가가 묵인하는 공창이 있었다. 서울 종로 3가에 있었던 종삼, 서울역 근처의 양동, 청량리의 588 그리고 제일 규모가 컸던 미아리 98미터가 있었고 인천에는 옐로우 하우스, 대구의 자갈마당, 부산의 완월동 등이 대표적인 공창이었다. 의정부와 오산에는 미군 부대를 중심으로 술집과 함께 공창 형식의 성매매가 이뤄졌다.

이런 곳들에선 근무자(?)들이 정기적으로 성병 검사를 받아 예방을 했지만 비공식적(?)인 성매매 즉 여관, 모텔 그리고 주로 항구 근처의 술집 등에서 이뤄지는 문란한 성생활이 성병을 일으키는 주범이 됐다고 한다.

한 곳을 없애면 다른 곳으로 파고들어가니…

세월이 흘러가면서 종로, 서울역의 개발로 그 두 곳의 공창이 먼저 없어졌고 이어 미아리가 외국인의 관광 명소(?)로 남았다가 사라지고 그 장소에 아파트촌이 들어섰다. 청량리도 그곳 경찰서장의 용단으로 사라졌지만 새로운 형태로 터키탕이 동대문을 지나 장안평, 새로 발전한 강남에서 머리를 내밀었다. 용산역 앞에 소규모나마 공창이 생겼지만 뉴 용산의 건설로 지금은 사실상 문을 닫은 상태다.

국가가 공창의 폐지를 강력하게 시행하자 한때 그 종사자들이 "우리는 어떻게 살아가란 말이냐"고 항의 데모를 한 일도 있었다. 문제는 그 후 여러 가지 변태 영업으로 변질이 됐고 심지어는 주택가에서까지 비밀 매춘이 성행하고 있다는 사실이다.

오래 전 일인데 세브란스 출신의 한 의사는 몽골에서 성병을 퇴치한 공로로 '어의'에 해당하는 대접을 받았다고 한다. 몽골에 성병이 만연한 것은 중국이 몽골인들을 말살하려는 의도에서 퍼트린 것이라 하니 성병이 얼마나 무서운 것인가를 단적으로 말해주는 사실이라고 생각된다. 과거의 성병은 없어졌지만 이제는 에이즈가 문제가 되고 있고 그 밖에도 무분별한 성관계로 인해 퍼져나가는 질병도 있다. 미래에는 또 성병이 어떤 재앙을 인간에게 주게 될지 걱정도 된다.

 이제 우리나라도 성범죄에 대한 근본적 대책 그리고 다시 있을지 모를 성병의 만연 사태에 대한 대비가 필요하다고 생각된다. +

Episode 84

첫 국산양주
'조지드레이크' 아시나요?

'60년대 무교동 클럽부터
2010년대 막걸리까지 '술집 40년사'

나는 술을 무척 좋아했고, 젊어서부터 술을 어느 곳에서나 마실 수 있었던 친구 덕에 젊어서부터 잘 못하는 술이나마 자주 마시곤 했다. 따라서 1970~1980년대의 술집 변천사가 뚜렷하게 기억에 남아 있다.

1960년 말 '조지드레이크'라는 국산 양주가 처음으로 등장한다. 삶이 어려웠던 시절이기에 부자들 말고 일반 서민들에게는 막걸리가 고작이었고, 양조를 하는 집안이 부자로 부러움을 받던 시기였다. 1970년대 들어서면서 역시 초반에는 외국 양주로 조니워커 등이 간간이 보였지만 서민에게는 그림의 떡이었고, 당시 박대통령이 제일 좋아했던 양주가 시바스리갈이었다는 것은 널리 알려진 바 있다.

당시 무교동을 중심으로 소위 나이트클럽식의 맥주·양주를 파는 집, '산다', '뉴산다', '스타더스트' 등이 들어서기 시작했다. 한국 고급 술집거리의 시초다. 당시 여종업원의 팁이 3000원에서 시작해 1970년 중반 5000원, 70년대 말에 1만원까지 치솟았다. 이 나이트클럽식의 술집 외에 고급 술집인 요정으로 오지남, 삼청각, 한림각 등이 있었지만 이는 소위 재벌 고위 관료가 다니는 곳이었다.

1970년 말이 되면서 명동에 지금의 카페들이 많이 들어서고 퇴계로를 지나 이태원과 한남동에 지금의 룸살롱 스타일로 술집들이 성황을 이룬다. 그리고 1980년 초 여종업원의 팁이 2만원이 되면서 강남의 신사동을 시작으로 강남시대가 열린다. 그리고 대하, 대월, 명월, 신라 등 소위 큰 룸살롱이 한 시대를 풍미하게 된다.

1990년대 들어 강남 전체로 룸살롱이 퍼져 나가면서 룸살롱도 여러 급으로 나눠졌다. 룸살롱의 술값이 비싸지면서 서민들이 자주 가는 포장마차, 노래방 등이 우후죽순처럼 생겨났다.

그리고 2010년대 들어 술값이 급격히 상승하고, 기업의 술 접대에 제한이 가해지면서 고급 술집들의 시대도 천천히 그 막을 내리기 시작한다. 양주 대신 와인이 유행하고, 막걸리가 인기를 끌고, 수많은 종류의 소주가 일반인들의 스트레스를 풀어주는 주된 수단이 됐다.

마시는 술의 양 꾸준히 줄어든 게 한국의 술집 40년사인데, 한국 드라마는 왜 아직도 화나면 병째 술마시는 장면 남발하나?

1990년 말부터 노래방이 출현해 성행했고 직장인, 연인, 심지어는 온 가족이 함께 노래방을 찾게 됐다. 그리고 룸살롱 등에서도 밴드가 직접 연주하던 시대를 지나서 노래방 기기를 놓고 직접 선곡해 노래를 부르고 가벼운 술을 즐기는 시대가 온다.

우리나라는 지난 30여 년간 급속도로 발전하면서 술 문화도 급격히 변했다. 그 중에서 가장 문제가 된 것은 양주를 가장 많이 소비하는 국가로서, 조니워커의 경우 한국이 세계 1위 소비국이 되면서 조니워커 주최 골프대회에 순수 아마추어들을 가장 많이 초대하는 영예(?)를 맞기도 했다.

이런 나라인 만큼 젊은이들이 술을 너무 많이 마시는 감이 있다. 술은 조금 마시면 혈관이 확장되는 효과가 있으나 많이 마시면 혈관이 수축되고 심장에 큰 부담을 준다. 술이 신체에 전혀 해가 없다고 생각하는 사람이 많지만 서양식 식생활이 급속히 확산되면서 여기에 맥주 등 술을 많이 마시면 과다한 칼로리로 생활습관병을 일으키기 쉽고 건강을 악화시킨다.

맥주는 칼로리가 매우 높으며 특히 많이 마시면 위벽을 상하게 함으로써 소화 장애를 일으키기도 한다. 음주운전, 술을 먹고 이성을 잃는 경우, 입학-졸업 기념으로 술을 많이 마시는 경우 등이 더욱 기승을 부리면서 부작용도 함께 상승하는 것은 너무도 당연한 일이 아닌가?

나는 1970년대 말 전공의로서 무의촌에 학생들과 함께 간 적이 있었다. 일을 끝내고 저녁에 식사 후 막걸리를 마시는데 학생들이 큰 대접에 막걸리를 가져와 한 번에 마시라는 성화에 그 한 잔을 마시고 의식을 찾으니 한밤중이었다. 막걸리에 소주 한 병을 섞어서 마셨으니….

1990년대 와서는 대학교 입학 축하연과 회사 입사 축하연에서 술을 과하게 권해 사망 사고가 난 일도 있었다. 2000년대가 넘어서면서부터 고등학교 졸업식 후에는 술 파티가 벌어지곤 했다. 우리나라 연속극을 보면 괴로울 때는 소주나 양주를 병째 들이키는 장면이 거의 나온다. 이것이 술 문화를 나쁘게 하는 데 한 몫을 담당했다고 볼 수도 있다. ✛

Episode 85

'만능' 의학 전문기자는 없다

모든 분야 아는 의사 없는데
어떻게 기자가 다 알 수 있나

내가 처음 언론과 접한 것은 한 20여 년 전으로 모 TV 방송국에서였다. 질병 하나를 놓고 연예인들과 함께 질문과 응답을 하는 방식이었다. 극히 초보적인 방송이었으며 뉴스에서 의학을 자세히 다루는 경우도 없었다.

그 후 1980년대 말 모 방송국으로부터 '가슴이 아파요'란 제목으로 어린이 심장병 환자에 대해 방송하려는데 이 프로를 담당해 달라는 요청을 받았다. 소아심장병에서 가슴이 아픈 증세는 매우 드문 경우여서 나는 제목을 바꾸자고 했다. 그러자 방송국에서는 '푸른 얼굴의 아이들'로 바꾸자고 나왔다.

그러나 소아심장병의 경우 얼굴이 파래지는 청색증형 소아심장병이 있으나 실제 환자는 비청색증 심장병이 더 많으므로 정확한 제목이 아니라고 하자 방송국 측은 "제목이 중요하니 그대로 따라줬으면 좋겠다"고 강요했다. 나는 그 프로를 거절했다. 의학적으로 맞지 않는 것을 따를 수 없었기 때문이다.

언론은 시청률을 염두에 둬, 자극적인 것이나 감동을 주는 것 등 무리한 시도를 하곤 한다. 최근에 와서는 의대 출신의 의학 기자가 각 언론사에 근무하며 다양한 각도에서 의학 분야를 취재하고 있으며, TV 방송에서도 거의 일주일에 한두 번은 뉴스마다 한 가지씩 의학 이슈가 발표되고 있다.

일반적으로 국민들이 주의해야 할 사항 등 비교적 정확하고 효과적인 보도도 있다. 하지만 동물실험 등을 통해 입증됐다고 하는 항암 효과나 불치병 치료제를 보도해 잘 모르는 환자들을 흥분시키는 경우도 있다. 동물 실험에 성공했다고 해도 인간에게 적용되는 경우가 많지 않다. 또한 적용이 된다고 하더라도 인체실험, 부작용 검사 등을 통과해 상품화 되려면 많은 세월이 걸리는 것이 현실이다. 따라서 금방 큰일을 낼 것처럼 엄청나게 보도됐던 '획기적 치료제' 소식들이 그 뒤 몇 년이 지나도록 감감무소식으로 묻히는 이유다.

의대 졸업장, 전문의 자격증은 공부의 시작일 뿐

보통 사람들은 의사라고 하면 모든 질병을 다 알고 있는 것 아니냐고 생각하지만 실제는 다르다. 의과대학을 졸업하면 의학을 공부할 준비가 됐다는 것이며, 전공의 과정을 끝내면 이제 전문분야를 공부할 자격이 생겼다는 의미인 것이다.

나는 심장학을 전공했는데 그 시작은 전문의 자격을 얻고 전임강사가 된 뒤부터다. 그러나 요즘은 전문 분야도 더 세분화돼 예를 들어 심장학의 경우도 심부전, 부정맥, 심영상 등으로 나눠져, 심장학을 전공한다고 해도 관련 분야의 자세한 것까지 알기 어려운 시대가 됐다.

의과대학을 졸업한 의학 기자들 역시 한 분야에서 전공의를 수료했다고 해도 의학 전반에 대한 자신의 의견을 함부로 제시해서는 안 된다고 본다. 내가 새로 시작한 심장웰니스센터를 취재하러 온 한 의학 담당 기자(의대 졸업)는 센터의 모든 분야를 체험한 후 나와 인터뷰를 하는 과정에서 내가 우리 분야의 중점사항에 대해 설명하려 하자 "다 알고 있으니까 그냥 제 질문에 답해주시면 됩니다" 하고 진행했다.

질문은 내가 의도하는 방향을 벗어났지만 나는 그대로 지나갔다. 결국 우리 센터의 주요 사항은 전달되지 않았다. 방송국에 광고, 홍보 효과를 바라고 교섭을 하는 병원도 많다. 그러나 그 홍보 효과는 정말로 진실한 홍보가 아니라면 얼마 가지를 않는다. 언론은 확실한 진실을 객관적으로 시청자에게 알리는 역할로 만족해야 한다고 생각한다.

사람이 태어나고 자라고 늙고 죽는 생로병사에 대해 계속 방송되고 있는데, 이를 보면 대중에게 도움이 되는 부분도 많으나 오해를 불러일으키는 부분도 적지 않다. 인간의 생과 사는 비밀이 아니다. 인간 게놈이 밝혀졌지만 하나님이 내리신 모든 사항을 인간은 모른다. 다시 말하지만 의학은 모르는 부분이 밝혀진 부분보다 훨씬 많다.

요즈음 인간 복제까지 대두되는 실정이다. 이제 인간이 역사상 상상한 것들이 모두 이뤄지고 있다. 그러나 정말로 인간의 모르는 부분이 모두 파헤쳐진다면 신의 영역에 도전하게 돼 마야족의 예언이 우리 지구상에 그대로 맞아 떨어지게 될지도 모른다. +

Episode 86
경찰이 매맞아 불구 되는 나라

누구를 위해서 이들은 싸우고 얻어맞아야 하나

전투경찰. 이름을 보면 그럴듯하지만 우리나라 전경들은 여러 가지로 수난 시대에 처해 있다. 내무반에서의 구타 사건으로 여러 번 사회 문제가 되기도 했지만 이들에게 가장 힘든 일은 연일 계속되는 데모대와의 씨름일 것이다. 버스 속에서 잠을 자고 길가에서 식사를 해야 한다. 나는 광화문 근처에 살고 있는데 가끔 시청 방향으로 산책을 한다. 대로나 골목길을 막론하고 경찰 버스에 기대어 식사를 하는 전경들이 자주 눈에 띈다. 우리 자식 또래 나이인데 잠도 모자라 보이고 초췌한 모습이 안쓰럽다.

대부분 경제협력개발기구(OECD) 국가의 경찰력은 막강하다. 국민을 위협하는 부분이 아니라 질서를 잡고 시민의 안위를 지키는 부분을 말하는 것이다. 미국에서도 데모를 하는 경우가 있다. 그러나 우리나라처럼 시청 앞을 꽉 메워서 교통을 완전 두절시키고 주위 상가의 문을 닫게 하는 등 민간인들에게 막대한 불편을 끼치면서 하는 데모는 거의 없다. 폭력을 행사하거나 제한선을 넘어 경찰들에게 육체적 위해를 가하면 경고 후 발포하는 것이 당연시된다.

　미국 뉴욕에서 있었던 일이다. 폭력 시위를 막으려던 기마경찰을 죽이고 범인이 캐나다로 도주하는 사건이 발생했다. 뉴욕 경찰의 묵인 아래 경찰관 2명이 캐나다에 입국해 범인을 잡아 오다가 일부러 놓친 척 하고 달아나는 범인을 살해했다. 경찰을 죽인 범인을 살아 있는 채 감옥에 보내는 것조차 허용하지 않겠다는 복수심의 발로였다. 그런데 우리는 경찰 버스를 밀어제치고 두들겨 부수는데도 이를 방지한다고 물대포를 쏘면 언론은 경찰을 비난하고, 공영방송조차도 공공의 적이 되는 이상한 나라다.

　내 친구가 보내준 메일에 있던 말이 생각난다. "데모대를 막다가 경찰관이 500명이나 부상을 당했는데도 폭행 가해자는 15명만 구속한 세계 유일의 나라 대한민국."

시위대가 죽으면 열사, 경찰이 죽으면 기사 한 줄 안 나

　우리 병원이 서울시청, 서울광장에 가까이 있다 보니 부상당한 전경들을 자주 보게 된다. 언젠가 부상당한 경찰들이 여러 명 응급실로 온 일이 있었다. 이들은 처음엔 아무 생각 없이 질서 유지를 위해 일한다고 생각했다고 한다. 그런데 시간이 지나면서 시위대가 마치 원수를 대하듯이 침을 뱉고 쌍욕을 하더라는 것이었다. 영화의 한 장면에서 전경과 데모대가 격투를 벌이다 형제지간에 싸우는 것을 발견하고 놀라는 장면이 있었다. 우리의 형제고 자식들인데 질서를 지키려는 전경들을 왜 원수 취급하는 걸까?

　사람인 이상 욕을 먹고 폭력을 당하다 보면 자신도 모르게 격앙되고 같이 맞대응을 하게 된다. 그러나 과잉 대응을 하지 말라는 지시 때문에 일방적으로 맞는 게 보통이라는 소리였다. 경찰에 대항하는 시위대의 맨앞 선두는 폭력배 같은 인상을 주는 사람들이 많다. 이들이 경찰을 때리면서 "나를 죽여라. 열사로 이름을 날리게"라고 말하는 경우도 있다고 한다. 그 전경은 "폭력을 휘두르던 사람이 죽으면 열사가 되고 경찰이 죽으면 신문 에조차 보도가 안 되는 경우가 대부분이었다"고 말한다.

하기는 술 취한 민간인을 파출소로 연행하면 파출소를 두들겨 부수는 사건도 비일비재하니 할 말이 없다. 부상당해 들어왔던 전경 중 1명이 하반신 불구자가 됐다. 이 청년은 앞으로 오랜 기간 재활을 받아야 하고 휠체어에 의지해 사는 것에 오랜 기간 적응해야 하는 딱한 처지가 된 것이다. 이보다 더 심한 경우는 사망하거나 뇌에 손상을 당해서 식물인간으로 살아가야 하는 젊은이도 있다.

부상을 당해 병실에 누워 있는 전경들은 말한다. 우리가 왜, 누구를 위해서 형제, 자매, 부모 같은 사람들과 싸우고 있는지, 어떤 때는 자신이 무슨 일을 하고 있는지 자괴감마저 든다는 것이다. 국가로부터의 배상도 별로 많지 않다면서 한숨짓던 부모의 얼굴. 이제 막 성인이 된 청년의 앞날을 막아버린 사람들은 어느 나라 국민일까? +

Episode 87

유난히 친절한 '미끼 진료' 주의보

"소개로 왔으니 돈 안 받겠다"던 한의사가…

미끼라는 말은 사전에서 '낚시를 하기 위한 밥' 또는 '남을 꿰어내기 위한 수단'이라고 돼 있다. 그런데 요즈음 대형마트에서 미끼를 던지는 경우를 많이 본다. 한 가지 물건을 아주 염가에 팔면 온 김에 다른 상품도 사게 된다니 미끼 상품이라는 것이다. 또 어느 물건을 사면 다른 상품을 덤으로 준다든가 하는 것도 요즘 많이 쓰이는 상술이다.

병원에서도 미끼를 쓰는 경우가 나타나고 있다. 예컨대 성형외과에서 쌍꺼풀 수술을 반값에 해준다고 선전해 많은 사람들이 모이면 쌍꺼풀 상담을 하면서 "코만 조금 높으면 정말 미인이 될 텐데…"라고 하면 대부분 추가 수술을 하게 된다는 것이다.

일부 병원이기는 하지만 건강 진단을 한 뒤 검사치가 표준오차 범위 내인데도 이를 확인한다며 비싼 검사를 권유하는 경우도 이런 경우에 속하지 않을까?

중년 여성이 한의원에 갔다. 항상 피로감이 있는 것 같아 아는 사람의 소개로 용하다는 한의원을 찾았다. 진맥을 한 뒤 약을 지어주면서 한의사는 "아는 사람 소개로 왔고, 또 처음이니 돈을 안 받겠다"면서 자주 이용해 주기나 하라고 친절하게 말했다.

하지만 이어 그는 "만성 피로가 되면 안 좋으니까 무슨 원인인지를 알고 대처해야 한다"며 상담을 시작했다. 여자가 "남편도 기력이 없는 것 같다"고 말하자 한의사는 "그것이 문제가 될 수 있다. 가정의 기둥이 허약해지면 가족들이 피곤해진다"는 다른 환자들의 예를 들면서 "남편의 피로감 회복, 정력 회복을 위해 약을 지어주니 많은 효과를 봤다"는 얘기를 해 줬다는 것이다.

사실 40대 중반 이상의 남성이라면 어느 직종에 종사하든지 스트레스를 안 받는 경우는 거의 없다. 이 부인, 결국 남편을 위한 약들을 부탁하게 됐고 몇 가지 약을 받았다. 한의사는 "특수 약제여서 비싸다"고 했지만 여자는 무료 치료를 해 준 것이 고맙기도 했고, 남편의 문제까지 해결해 준다니 마다할 수가 없었다. 결국 미끼를 덥석 물게 된 것이다.

우리나라 사람들 참 머리가 비상하다는 생각이 든다. 그러나 아무리 미끼가 좋다지만 건강을 담보로 잡는 '미끼 진료'는 이제 없어졌으면 좋겠다. +

Episode 88

속마음 그대로 말하는 세상이라면 의사들이 이렇게 고압적일까

의사 앞에서 할 말 잊어버리게 되는 환자

　정확한 제목은 기억나지 않지만, 사람들이 말을 할 때 속생각을 거르지 않고 그대로 말한다는 내용의 미국 영화가 있었다.
　나이 어린 애인과 함께 식당에 간 남자에게 식당 웨이터가 주문을 받으면서 묻는다. "딸인가 보죠?" 남자가 아니라고 대답하자 웨이터는 "당신이 여자보다 너무 늙고 못생겨서 하는 말입니다"라며 여자를 보면서 "한번 안아보고 싶네요"라고 말한다. 집을 보러 온 사람에게 여자 주인이 문을 열어주고 의자에 앉으라고 권하면서 "왜 하필 이런 때 왔어요? 저 지금 자위행위 중이었거든요. 끝내고 내려올 테니 기다려요"라고 한다.
　이 영화와는 달리 병원을 찾는 많은 환자들은 의사에게 할 말을 조금밖에 못한다. "큰 문제가 있다"는 소리를 말하고 듣기가 두려운 이유도 있겠지만, 우리 사회에서는 이상하게 의사가 고압적이고 환자들은 위축된다. 나도 환자를 볼 때 그런 점을 느낀 적이 있다. 어떤 환자는 "의사 선생님 앞에서는 할 말을 자꾸 잊어버린다"며 말할 내용을 적어 가지고 온 경우도 봤다. 그 시절 그런 일은 나의 태도 때문이었을 것이다. 필자도 병원에서 후배에게 진료나 치료를 받을 때가 있는데 선배인 나도 그런 느낌을 받을 때가 있으니 일반인 입장에서는 두말할 필요도 없을 것이다.

짧은 시간에 많은 환자를 볼 수밖에 없는 의료보험체계가 의사들의 이런 태도에 한 몫 거드는 것도 사실이다. 병원에서는 간호사가 환자에게 설명해주는 제도를 운영하고 있지만 환자들은 만족하지 못하고 다시 의사를 찾는다. 문제는 의사가 환자를 대하는 방식에 있다. 주치의가 입원하기 전에 수술할 것이라고 했는데, 입원하고 나니 전공의는 수술하지 않을 것이라고 말한다. 또 암 진단을 받고 공포에 떠는 환자에게 어떤 의사는 화학 요법을 해야 한다고 말하고, 다른 의사는 화학 요법이 필요 없다고 말한다. 도대체 환자는 누구를 믿으라는 말인가?

의사인 나도 후배 의사들에게 진료-치료를 받을 때면
'이 의사는 고압적이군' 느낄 때 있어.
일반인 입장에서는 퉁명한 의사가 얼마나 불편할까?

중환으로 입원한 환자의 보호자가 상태에 대해 아주 조심스럽게 그리고 어렵게 묻는데도 퉁명스럽게 한 마디 내뱉고는 사라지는 의사도 있다. 심장질환으로 중환자실에 2개월 이상 입원했다가 숨진 환자의 보호자가 담당 의사에게 소리치던 일이 생각난다. "당신들 뭐하는 사람들이야? 그렇게 잘나서 두 달이나 치료하고도 왜 사망했는지도 모르고 고생만 시키다가 사람을 죽여? 그런데도 말 한마디 제대로 안 하고 죽을 만해서 죽었다고?"라고 따지는 것이었다. 그동안의 감정이 한꺼번에 쏟아져 나온 것이다.

설명도 잘 안 해주고 물어보면 퉁명스럽고, 급한 순간에는 담당 의사를 보기가 어렵고…. 많은 고소 사건이나 병원에서의 소란에는 의사들의 처신과 관계된 것도 적지 않다. 환자나 보호자들이 앞의 영화와 같은 세상에 살고 있다면, 질문에 대답을 잘 안 하거나 불친절한 의사들에게 도대체 어떤 말들을 쏟아낼까? 의사들이 새겨볼 만한 가상의 현실이다. +

Episode 89

미국에선 성추행 20%를 여자가 한다는데…

한국에서 "저 여자에게 당했다"고 하면 믿어줄까

　성폭력이란 강간은 물론 원치 않는 신체 접촉, 스토킹, 음란 전화, 인터넷을 통한 음란 유발 등 피해자가 원치 않는 신체적·정신적·언어적 폭력을 말한다.
　우리나라에서 점차 성폭력이 늘어나고 있다. 지하철, 버스에서 남성들의 성추행, 회식에서 여직원에게 치근거림, 특히 늦은 밤에 강간을 당하는 여성들, 어린이 성폭행… 최근엔 성폭력과의 전쟁이 선언될 정도로 심각한 사회 문제가 되고 있다.
　이를 예방하기 위해 전자 발찌, 화학적 거세 등 여러 방안이 강구되고 있다. 우리나라보다 훨씬 일찍부터 문제 해결을 시도했던 미국은 위의 방법 외에도 거주지를 제한하고, 등록을 시키고, 집 앞에 팻말을 세우는 등 할 수 있는 방안을 모두 강구하고 있지만 실효를 못 거두고 있다. 미국에서 상습 성폭행으로 화학적 거세를 당한 사람은 인터뷰에서 "지금도 자신도 모르는 사이에 욕구가 생긴다"며 "한때 자살을 생각했다"고 말했다. 자신을 제어할 수가 없다는 것이다.

성폭행을 당한 사람들에겐 일생 동안 지울 수 없는 정신적 불안감이 더 큰 문제라고 한다. 그러나 우리나라에서는 알려지는 것이 두려워 병원을 찾는 사람이 적고, 심지어는 내놓고 조사를 하는 바람에 경찰에 신고를 망설이는 여성도 많다.

심장 수술을 받은 남자 초등학생이 어머니와 함께 정기 검사를 받기 위해 나를 찾아왔다가 우연히 한 이야기. 여자 담임선생님이 수상하다는 것이다. "심장병 수술을 받아 측은하다며 수술 부위를 쓰다듬고 수시로 안아주곤 한다"며 "여자가 남자를 성추행 하는 경우도 있냐"는 말이었다.

성추행 당한 남자들이 침묵하는 이유?

언젠가 여선생이 남자 초등학생을 성추행 했다는 언론보도가 난 적이 있다. 미국의 정신과 의사에게 질문을 했더니 미국에서는 성추행의 약 20%는 남성이 당하는 성추행이라는 대답이 나왔다. 특히 최근에는 고등학교 파티에서 여성이 남성을 괴롭히는 경우가 많으나 대부분은 입을 다문다고 한다. '오죽 못났으면 남자가…' 라는 비난이 두렵기 때문이란다.

미국에서는 산부인과 의사들이 내진을 할 때 반드시 간호사를 입회시킨다. 간혹 하지도 않은 성추행으로 고소를 당하는 경우가 많기 때문이다. 우리나라에서도 하지도 않은 성추행으로 곤욕을 치르는 남성이 있다던데…. 남자가 거짓으로 "저 여자에게 성추행을 당했다"고 하소연하면 받아들여질까? +

Episode 90

기부입학제 하면? 반값등록금 된다

세금·강압으로 하는 반값등록금은 망국 지름길

백화점이나 대형 마트에 가보면 종종 고객을 끌기 위해 미끼 상품을 덤으로 주거나 반값 세일을 한정수량으로 판매하는 경우를 자주 본다. 이를 언론이나 정부가 잘못된 관행이라며 수정을 요구하고 있는데, 의료계를 보면 일부지만 성형외과에서도 성형을 하러 간 사람에게 한 명을 더 데리고 오면 1/3을 깎아 주고, 두 명을 소개하면 1/2을 깎아 준다는 상행위를 하는 곳이 있다고 한다.

이처럼 우리나라엔 언제부턴가 반값이라는 말이 유행어처럼 나돌고 있다. 반값 아파트, 반값 세일 등. 이러다 보니 전 국민이 반값을 당연한 것으로 받아들이고 있다. 반값 아파트! 그렇지 않아도 재건축 아파트에 살아 보니 과거에 지어진 아파트보다 허술해 2~3년밖에 안 된 아파트의 벽이 못만 박아도 떨어져 나가는 등 단단히 지어지지 못한 곳이 대부분이다. 이대로 두면 얼마나 더 갈까 하는 걱정이 앞선 적이 있었다.

요즈음 대두되는 반값 등록금은 정치인들이 치고 나온 이야기다. 반값

등록금을 내세우다 보니 우리나라에서 젊은이들을 교육시키는 대학이 모두 사기를 치는 기관으로 치부되는 듯하다. 우리나라 대학의 등록금이 최근 10여 년 사이 많이 비싸져 서민들에게 부담이 되는 게 사실이다. 그러나 특별한 다른 수입이 없는 대학이 등록금으로 현상 유지 정도는 가능할지 몰라도(등록금을 학생 교육 자체에만 쓴다면) 더 발전을 시키려면 턱 없이 모자란다고 본다.

또 단과대학마다 학생들에게만 실제로 들어가는 비용이 다소 다른데 의과대학의 경우는 반도 안 된다는 계산이 나온 적도 있었다. 외국의 경우는 어떨까? 미국, 일본 등에는 많은 학생들이(실제 등록금은 우리보다 훨씬 비싸다) 적은 등록금을 내고 학교를 다니게 하는 장학금 제도가 많으며, 나머지 학생들은 국가에서 대출을 받게 되는데 이 경우는 졸업해서 직장을 얻으면 일생동안 갚아나가는 방식이다.

더 중요한 것은 외국은 대기업들이 직접 대학을 운영하기보다는 기부를 하며, 정부는 기여 입학제를 허용하고 있다는 것이다. 내가 일본 도쿄에서 연수한 의과대학은 당시 정원이 80명이었는데 입학 시에는 2배인 160명을 선발했다. 80명은 성적순, 80명은 입찰 순이었다. 즉 봉투에 돈을 적어 넣은 후 액수 순서대로 80명을 입학시키는 방식이었다.

기부금 입학제로 정원만큼을 더 뽑는 일본 대학.
성적 좋은 학생은 반값등록금 혜택보고,
돈 내고 들어온 80명은 공부 안 하면 자동탈락 되는데…

그리고 2학년이 되면 160명을 100명으로 줄이고, 결국 80명만(졸업정원제) 졸업을 시킨다. 이렇게 하면 성적으로 들어오는 80명은 그야말로 반값 등록금을 내고, 기여 입학으로 들어오는 학생은 정상 입학금을 내게 된다. 실상 기여 입학하는 80명 중 10여 명은 상당히 큰 액수의 돈을 기부했다고 한다. 이런 재정들이 대학을 발전시킴으로써 서민들의 등록금 부담을 줄이고 있었다.

우리나라는 왜 기여 입학제를 반대하는가? 결국 졸업 정원제로 하면 일정한 수의 학생들은 등록금 혜택을 볼 수 있고, 돈 많은 사람들이 기여금을 내지만 대졸자를 양산하는 것은 아니다. 즉 성적이 좋은 학생들은 모두 입학이 되며 기여 입학자는 입학 정원 외로 들어와서 졸업할 때는 정원제로 졸업을 하니 공부를 안 하면 결국 80명은 사라져가는 방식이다.

정치권에서 선거 열풍에 휩싸여 반값 등록금을 외치곤 한다. 표심에 좌우되는 이런 공약이 실현된다면 누가 피해를 보게 될까? 국민의 교육세가 증가할 것이고, 대학의 자율권을 침해하면서까지 등록금을 내리게 강요하면 대학의 발전은 어떻게 될까? 대학들에게 장사를 해서 연구비용, 건물 증축, 좋은 교수의 영입 등을 충당하란 말인가? 교육이 발전해야 나라도 발전한다. 대학이 세계 수준에 들어야 인재가 양성된다. 국가 등급은 이제 상위권에 왔지만, 내가 객관적으로 보는 대학의 수준은 어림없이 낮은 현실인데…. ✦

Episode 91

시험 성적만으로
의대생을 뽑으니 이런 일이…

하버드대학은 "공부만 했다"는 이유로
전국 10등을 탈락시키는데

　미국에 이민간 고교 동창의 아들이 미국 대학 입학시험(SAT)에서 전국 10위 안에 드는 좋은 성적을 받아서 하버드대학에 원서를 냈으나 생각지도 못하게 탈락 통보를 받았다. 도저히 이해가 안 된 부모는 뭔가 잘못된 것이 분명하다며 대학에 항의 서한을 보냈는데….

　'답변: 우리 대학교가 당신의 아들에게 왜 입학 허가를 발급하지 않았는지를 설명해야 할 의무는 없지만, 외국에서 이민 와서 미국의 정서를 잘 모르는 것 같아서 설명을 드리자면, 우리는 성적만으로 학생을 선발하지는 않습니다. 당신의 아들은 봉사 활동도, 운동을 한 경력도, 음악이나 미술 활동 경력도 전혀 없습니다. 오로지 성적 하나만 좋을 뿐입니다. 이게 탈락 이유입니다.'

　미국 대학도 한국처럼 SAT 성적을 중요시하지만 과외활동, 면접 점수도 크게 작용한다. 미국 대학들은 학교마다 자체 기준을 갖고 학생을 선발하지만 이에 이의를 제기하는 사람은 없다.

　DAT라는 치과 대학시험이 있는데 성적 분포는 24에서 17, 18까지의 범위가 90%를 차지한다. 이러다 보니 예를 들어 21점은 입학을 했으나 21.5

는 탈락하는 경우가 있다. 학교 관계자는 말한다. 성적 1, 2점보다 인성, 창의력, 과외 활동으로 대변되는 사회적 활동력이 더 중요하다고.

현재 우리나라는 과거 대학별 입학시험이 있을 때와 비교하자면 의대생들의 수준이 많이 떨어진다. 전공의의 경우도 시키는 일 이외에는 안 한다. 아니, 못 한다고 봐야 한다. 환자 치료는 교과서대로만 되는 게 아니다. 더구나 의학 분야 연구는 아직도 발견하고 발전시켜야 할 분야가 많다.

**1, 2점 차로 당락이 갈리는데, 400점 만점에 1, 2점 차이가
도대체 무슨 변별력을 발휘한다는 것인지…
미국 대학이 왜 봉사·과외 활동 중요시하는지 알아야**

창의력이 없다면 발전은 불가능하고 세계를 앞서 가기 힘들다. 물론 그 당시보다 모집 인원이 많아진 것도 하나의 원인이기도 하지만 암기위주의 수능 점수만을 기준으로 하고(논술 등이 있긴 하지만), 학생을 정확히 평가할 수 있는 면접 등을 적극적으로 반영하지 않는 현재 한국의 대입 시스템이 계속되는 한, 이런 문제는 계속될 것 같다.

즉, 대학 당국을 믿지 못해 자율권이 없는 입학시험으로만 학생을 뽑게 하면 학생들의 창의력, 적극성, 활동성이 떨어지고 마는 것이다. 합격과 불합격이 수능점수 1, 2점으로 갈리는데 400점 만점에 1, 2점 차이가 도대체 무슨 차이를 발생시킨다는 것인지 모르겠다.

우리 사회가 대학을 믿지 못하는 데는 나름대로의 이유는 있다고 생각한다. 부정 입학이 있고 면접을 하는 교수들의 공정성을 믿을 수 없다는 것을 이해 못하는 바는 아니다. 그러나 다소의 부작용이 있어도 대학에게 자율권을 주어 각 분야마다 특색 있게 학생을 선발할 수 있는 기회를 주고, 거기에 따른 책임을 부과해야 교육의 미래가 발전할 수 있을 것이다. +

Episode 92

뭐든 살리고 싶은 마음은 60살이 넘어야 비로소 생기나?

생명은 동물이나 식물이나 모두 소중해

미국 남부 캘리포니아에 거주할 때 한 200평 정도 되는 정원을 만들어 본 일이 있다. 사실 처음에는 정원사에게 맡겼지만 정원사가 심은 나무들이 토양과 기후에 부적합한 나무들이어서 볼품도 없었고, 잘 자라지 못했다. 그 때부터 나무에 관한 공부를 시작했다. 미국은 자료가 풍부했다. 미국의 기후대를 나눠서 그 기후에 맞는 나무들, 빠르게 자라는 나무 등 많은 정보를 어렵지 않게 얻을 수 있었다.

한쪽에는 과일 나무, 또 한쪽에는 선인장, 다육식물 그리고 각종 팜 나무를 심었다. 혼자서 나무를 심다보니 온 몸이 상처투성이가 됐고, 허리를 다쳐서 며칠간 일어나지 못하기도 했다. 그런데 새로 심은 나무들도 시들시들해지기 시작했다. 나무 밑을 파보니 침수되고 있는 상태였다. 자세히 들여다보니 식물이 잘 자랄 수 없는 토양이었다. 다시 토양에 관한 공부를 시작했다. 결론은 마당에 있는 흙은 진흙과 돌가루가 섞여 물이 빠지지 않는 땅이라는 것이었다.

할 수 없이 흙을 사서 그 위에 50cm 이상 깔았다. 그리고 중간에 땅을 1m 가량 파고 그 안에 작은 돌들을 깔아 안 빠지는 물이 모이도록 했다. 대부분의 나무들이 살아나기 시작했다. 이 나무들을 심고 가꾸는 동안 마치 아이를 키우는 듯한 심정이었다. 나무들이 안 좋은 토양 탓에 시들어가는 것을 보면서 무슨 짓을 해서라도 살려야겠다는 마음뿐이었다. '생명은 동물이나 식물이나 모두 소중하다'는 말도 뼈저리게 느꼈다. 교회를 다니지 않았던 내가 '하나님, 저들을 살려 주십시오'라고 기도도 했다.

그 나무들 중 내 키 만한 선인장이 있는데 토양이 좋지 않다 보니 옆 가지가 떨어져 나가려고 하는 것이었다. 나는 가지를 밀착시킨 뒤 수술을 했다. 줄기에 가지를 붙이고 밑에는 작은 못을 꽂고 버팀목을 댄 뒤 윗부분은 선인장 가시로 꿰맸다.

"제발 살아나라"고 식물과 대화를 해보기는 처음이었다. 내 말을 알아들었는지 시간이 지나면서 좋아지기 시작했다. 마치 중병이 든 아이가 회복되듯 식물도 치료를 하니 회복되는 모습이 뚜렷이 보였고 이를 보는 나는 어떻게 표현할 수 없을 정도로 기뻤다.

나는 미국 생활을 접고 귀국할 때 정원을 쭉 돌아보며 잘 자라주길 기원했다. 그리고 지금 나는 주위의 나무들을 볼 때마다 미국에 남기고 온 정원 속의 내 아이들 생각이 간절하다. 나이 60이 넘어서야 나는 느꼈다. 풀 한 포기, 들꽃 하나라도 얼마나 귀중한 지를…. 그리고 인간의 생명을 다루는 의사들이 의술에 앞서 모든 생명이 중요함을 느끼고 소중하게 생각하며 끝까지 최선을 다해야 한다는 사실도…. ✚

Chapter 04
잊을 수 없는 '특별한' 에피소드

Episode 93

전 재산 줄 테니 3년만 더 살게
해 달라며 울던 회장님

죽음 앞에 직면하면 사람들은…

　대부분 인간이 세상에서 가장 무서워하는 것은 죽음이 다가왔음을 알았을 때라고 한다. 예전에 한 기자가 쓴 '하늘을 보고 땅을 보고'라는 다큐멘터리 책을 읽은 적이 있다. 서대문 형무소에서 "면회가 왔다"고 간수가 호출해 문을 나서면 얼마 안 가서 왼쪽과 오른쪽 두 갈래 길로 갈라진다고 한다. 갈라지는 길의 중앙에 한 나무가 서 있는데, 오른쪽으로 가면 면회소로 가는 길이고 왼쪽으로 가면 사형장으로 가는 길이라고 했다. 일단 사형 언도를 받은 사람들은 이 사실을 아는지라 간수가 왼쪽으로 밀어 붙이면 그 나무를 붙잡고 늘어져서 나무의 가운데가 손자국으로 닳아 있을 정도라고 했다. 예상은 했지만 임박한 죽음을 잠시나마 본능적으로 거부하는 행동인지 모른다.
　병원에 오랜 기간 근무하면서 삶과 죽음을 가르는 장면을 수없이 봐왔다. 자신도 모르게 죽음을 맞이한 사람, 오랜 기간 몸부림치다 생을 마감하는 사람 등…. 오래 전 한 의사가 암 진단을 받았는데 그 분은 암이라고 설명을 해도 믿지를 않았다. 항암제를 머리맡에 놓아 둬도 임박한 죽음을 믿지 않았던 일도 있었다.

어느 누구나 반드시 맞이하는 죽음…. 언제가 됐든 우리는 시한부 인생을 살고들 있지만 대부분 자신은 아니라고 믿으며, 그렇기 때문에 욕망, 욕심, 갈등 등이 사회를 지배하는 지도 모른다. 또한 황혼기를 훌쩍 넘어선 사람들도 권력과 돈에 눈이 멀어 그렇지 않아도 피곤한 육체를 교도소에서 보내는 이야기도 우리 주위에서 그다지 드문 일은 아니다.

사람은 '나만은 죽지 않을 것'이라고 생각한다.
병원에서 수없는 생과 사의 갈림길을 보면서 욕심없이,
화내지 말고 살자고 결심했는데, 어느덧 또 욕심·화를 내니…

모 재벌의 회장. 어린 시절 나의 초등학교 동창의 형으로 동네도 같았다. 중년이 돼서는 대기업의 회장으로 취임해 나와는 거의 마주하기 힘든 위치에 있었다. 그런데 그가 50대 초반에 뇌종양으로 모 대학 병원에서 가망이 없다는 진단을 받은 뒤 내게 연락을 했다. 세브란스 병원의 암센터로 옮겨서 치료를 받고 싶다는 것이었다.

비교적 상태가 심했으므로 입원해 투약을 받았다. 지금도 마찬가지지만 항암제 치료는 매우 힘든 과정이다. 어떤 환자는 "폭탄을 맞는 기분" "땅 속으로 꺼지는 기분"이라고 하는가 하면 "차라리 죽는 편이 낫겠다"고 표현하기도 한다.

입원한 지 1개월쯤 지났을 때 회장이 나를 보고 싶다는 연락을 해왔다. 이미 체중은 반으로 줄어 있었고 처음 보면 누군지 못 알아볼 모습으로 변해 있었다. 그는 오랜만에 나의 이름을 불렀다. "준희야. 내가 너한테 부탁이 있다. 세계 어느 곳이라도 좋으니 내 병을 좀 낫게 해줄 곳이 없겠냐? 여기 의사들은 모두 고개를 젓는 것 같은데 단 0.1%라도, 아니 실험 대상으로라도 치료 받을 곳이 없냐? 너는 내게 진심으로 모든 것을 말해줄 수 있으리라고 생각하는데…."

처절함이 묻어 있었다. 대답이 없는 나를 쳐다보면서 "내 모든 재산 다 줄 테니까 산이나 강가에서 한 3년 만이라도 살게 해 줄 수는 없겠니?" 하고 말하는 것이었다.

    창공은 나를 보고 티 없이 살라 하네.
    청산은 나를 보고 말 없이 살라 하네.
    (중략)
    탐욕도 벗어버려, 성냄도 벗어버려.
    하늘은 나를 보고 티 없이 살라 하네.
    (중략)
    물 같이 바람 같이 살다가 가라 하네.
    강물 같이 바람 같이 살다가 가라 하네.

어느 신사가 쓴 글귀가 생각난다. 나는 방을 나서면서 이제부터는 지금의 나를 행복하다고 여기고 욕심, 성냄 등을 버리고 착하게 살자고 다짐을 했다. 그리고 한 달 뒤 나는 사소한 일로 격하게 화를 내고 있는 나 자신을 봤다. 인간은 망각의 동물인가 보다. ✚

Episode 94

살려달라고 애원하던 그 부모는
"차라리 그때…"라며 한숨 쉬고

라이 증후군 아이와의 만남

시대에 따라 병도 변한다. 아니, 그 나라의 생활수준에 따라 변한다는 말이 더 정확할지도 모른다. 1970, 1980년대 초까지만 해도 어린이들에게 지금은 사라진 질환들이 많았다. 뇌막염, 뇌척수염, 라이 증후군(감기를 앓다가 갑자기 의식이 없어지며 사망률이 높다) 등 심한 경련을 일으키며 의식이 없어지는 질환들이었다.

경련을 일으키는 환자들이 많아 컨퍼런스 룸까지도 병실로 사용했으며 하루에도 수없이 척추천자(척추에 바늘을 꽂아서 척수를 뽑아 원인을 밝혀내는 시술)를 했다. 사실 척추천자는 어린이에게 쉬운 시술이 아니다. 워낙 척수막이 얇아 어른의 경우보다 어려우며, 잘못하면 혈관을 건드려 척수에 혈액이 섞이면 정확한 검사가 불가능했다. 그러나 수없이 하다 보니 이 시술을 정확히 한 번에 해낼 정도가 됐다.

아이들의 등을 구부리게 한 후 척추에 바늘을 꽂으니 부모들은 애처로워서 몸부림을 치는 경우가 대부분이었다. 한 아이가 입원을 했는데 점점 상태가 나빠져 이틀이 지나면서 의식도 없어졌다. 우리의 진단은 라이 증후군이었다. 나는 부모에게 상황을 설명하고 "힘들지 않을까 생각한다"고 말했는데, 그 부모가 나를 붙잡고 통곡하면서 하는 말이, 자신이 3대 독자인데 결혼하고 아이가 없다가 나이 40이 다 돼서야 신의 도움인지 아들을 낳았다는 것이다.

이 아이를 얻기 위해 안 해 본 일이 없다며 반드시 살려 달라고 애원을 했다. 지금은 아들 선호 사상이 많이 없어졌다지만 당시만 해도 아들이 우선이었다. 더구나 4대 독자라니 가능하다면 차라리 자신이 죽겠다는 듯한 상황이었다.

내가 "세상에 안 귀한 사람이 어디 있겠습니까? 우리가 최선을 다해 보겠습니다"라고 했는데도 교수실까지 따라오며 계속 애원을 하는 것이었다. 저녁이 돼서 회진을 마친 뒤 집으로 가려는 나를 붙잡고 "선생님이 직접 봐 달라"고 애원했다. 차마 뿌리칠 수가 없었다.

극적으로 살아난 기쁨과 그 뒤의 탄식

당시는 당직 원장 제도가 있었는데 그날 당직 원장이 동료에게 양해를 구하고 나의 당직일과 바꿔서 그 환자를 봤다. 내가 남아 있는다고 뾰족한 수가 있는 것은 아니었다. 죽을 운이 아니었는지 그 아이는 7일 후 살아났고 10일 후 퇴원을 했다.

그때 눈물을 흘리며 고마워하던 부부, 지금도 그 모습을 잊을 수가 없다. 나도 무언가 했다는 뿌듯함을 느꼈다. 그리고 10년이 지나 우연히 병원에서 그 아이의 아버지를 만났는데 재활의학과에 그 아이를 데리고 왔다면서 나에게 "그때 차라리 죽었더라면…. 사람이 아니고 차라리 동물에 가깝습니다. 말도 못 알아듣고 항상 신음소리만 내고…. 무슨 방법이 없겠습니까?"라면서 길게 한숨을 내쉰다.

  이 아이는 라이 증후군의 후유증으로 정신·신체 장애아가 된 것이다. '생명을 구하는 것이 다 치료가 아니구나' 하는 생각에 가슴이 꽉 막혀왔다. 아이와 부모가 평생 지고 갈 짐이 얼마나 가혹할까? 문득 생각났다. 어느 부모가 심한 장애아와 동반 자살을 했다는 신문 기사가…. ✢

Episode 95

부모는 산에 묻고
자식은 마음에 묻는다는데…

망자를 저 세상으로 보낼 때의 예의

사람을 이승에서 떠나보내는 방식이나 의례는 국가에 따라, 망자의 연령 또는 종교에 따라 모두 다르다. 일본의 장례는 매우 조용하다. 울음소리를 거의 들을 수가 없다. 집에서 장례를 치를 때는 구청에서 내주는 천막을 집 문 앞에 설치하고 문상객을 맞는다. 조문객들도 조용히 인사하고 돌아간다. 냉정하다 싶을 정도로 조용하다.

병원에서 환자가 사망해도 크게 소리 내어 우는 사람은 없다. 예전에 부산의 노래방에서 불이 나 일본 관광객들이 사망한 적이 있다. 그 때도 일본에서 온 가족들은 소리 없이 눈물만 흘렸다.

우리나라는 어떤가? 옛날에는 7일장을 하면서 곡을 해야 했는데, 직접 곡을 하기 힘들면 곡을 하는 사람을 돈 주고 사서라도 '아이고, 아이고' 곡을 했다. 그 전통이 남아서인지 일단 소리 내 우는 것이 일반화돼 있다.

병원에서는 망자의 나이, 성별, 병의 종류에 관계없이 일단 소리 내어 운다. 특히 절망적인 병으로 사망한 경우가 아니면 더 크게 소리를 내고 본다. 뿐만 아니라 시신을 안치하지 않고 둘러메고 데모를 하는 경우도 종종 보는데 망자를 저 세상으로 보내는 예의를 저버리는 것은 아닐까.

정이 많아서일까, 아니면 우리 민족의 무의식에 남겨진 습관일까? 어느 때는 좀 지나치다 싶을 정도로 느껴지는 경우도 많다. 그러나 일단 장례식장으로 이송되면 상황은 달라진다. 나이가 많은 망자의 빈소는 호상이라고 해 눈물을 보이지 않고, 안타깝게 젊은 나이에 사망한 사람의 빈소에서만 진심에서 나오는 애도의 분위기가 느껴진다.

시신 없는 빈소 차린 어느 대학 이사장

사망한 다음에 자식이 잘해봐야 소용이 없다는 소리가 있지만, 자식이 체면치레에 급급해 치르는 장례식도 있다. 모 대학의 이사장이 있다. 이 대학의 이사장을 지내고 매우 고령인 부모와 대학 운영 문제로 소송을 한, 참 한심한 인간이다. 그런데 아버지가 돌아가시자 어머니와 다른 식구들이 차린 빈소를 마다하고 자신이 따로 빈소를 차렸다. 시신이 없는 빈소인 것은 물론이었다. 그래도 명색이 이사장이라고 불효 소리는 듣기 싫어서 한 일이겠지만 내용을 아는 사람은 "천하의 불효자식"이라는 말을 서슴지 않았다. 아무리 돈 때문에 자식이 부모를 살해하는 시대라지만 사회 지도층의 이런 행태는 더 씁쓸하다.

병원의 장례식장 안은 정숙하지만 밖은 눈살을 찌푸리게 하는 경우가 많다. 망자의 가족과 함께 밤을 새우기 위해 술상을 받고 놀음을 한다고는 하지만, 고성이 오가는 떠들썩한 분위기는 지나친 것 아닐까?

애견을 사랑하는 사람들은 개가 사망하면 무덤까지 만들어 주는 경우가 많다. 그런데 내가 맡은 소아심장과에서 아기가 사망하자 시신을 그대로 병원에 내버리고 달아난 부모들도 봤다. 부모는 산에 묻고 자식은 가슴에 묻는다고 하는데…. +

Episode 96
어떤 결정이 옳았을까?

환자의 치료 방법을 결정하는 기로에서…

환자의 치료방법을 결정하는 일은 참으로 어렵다. 의사 생활을 하면 할수록 점점 더 어렵게 생각되는 의학. 그 중에서도 치료방법을 정하는 일이 가장 어려운 것으로 생각된다. 수술을 해야 하나? 항암치료를 해야 하나? 한다면 어떤 치료를? 내 분야는 아니지만 나를 잘 아는 탓에 내가 다른 의사에게 소개해준 환자들의 치료방법을 환자 자신이나 가족들에게 명확히 말해주기 어려운 경우가 많다.

어떤 환자들은 주치의인 내과 의사가 권하는 치료방법과 외과 의사가 권하는 치료방법이 달라 혼동을 느끼고 의심하는 경우도 있으리라고 믿는다. 환자를 두고 같은 병원에서 의사마다 다르게 말하는 것은 분명 경솔하다. 원칙적으로 그 환자에 관여하는 의사들이 신중히 의논을 하고 결론을 말해야 하지만 요즘 의사들은 지극히 개인적이므로 의논을 않거나 의논을 하기 전에 자신의 생각을 미리 이야기하는 일이 빈번하다.

10여 년 전의 일이다. 우연히도 같은 시기에 비슷한 연령의 내가 잘 알던 두 분이 폐암 진단을 받았다. 각자 다른 병원에서 진단을 받았지만 두 분의 암 형태와 진행 상태는 3기로 비슷했다. 친척인 남성 환자는 주치의에게 설명을 들었고 "치료를 받고 싶다"며 나의 의견을 물었다. 나는 폐암 3기 환자가 그 힘든 치료를 받고 좋아졌다는 말을 들은 일이 없다. 그 의미를 비슷하게 이야기하고 환자의 뜻이 중요하다고 말했고, 그는 치료를 받기로 결정했다.

**폐암 3기 진단을 받은 고령의 두 환자가 있었다.
한 분은 치료를 받으며 고통 속에 "왜 말을 안 해 줬냐?"고 필자를 원망했고,
다른 환자는 자유롭게 살다 세상을 떠났으니…**

반면 어머니의 친구 분이셨던 여성 환자는 진단을 받은 뒤 나의 의견을 묻기에 같은 대답을 해줬다. 그러자 그녀는 "그럼 나는 치료를 받지 않겠다"고 하시는 것이었다. 암에 걸린 분들에게 의사는 아무리 치료가 힘든 경우라도 일단은 치료를 권한다. 또한 환자들도 자신이 암에 걸렸다는 사실을 믿지 못하고, 죽음도 생각할 수 없는 것이 보통이어서 대부분이 치료받기를 원한다.

그런데 이 폐암 치료의 고통이 아주 심하다. 우선 수술을 하면 갈비뼈와 폐를 절단했기 때문에 웃기조차 힘들 정도로 고통이 심하며, 화학 요법은 사람을 땅 속으로 밀어넣는 느낌이 들 정도로 힘들다고 한다.

힘든 치료를 거치고 약 2년 뒤 임종을 앞두고 하시던 말씀이 지금도 내 귀에 생생하다. "이렇게 힘든 치료였다면 죽어라 하고 말려 줬으면 좋았지 않았겠는가?" 치료를 거부하고 여행을 다니던 여성 환자는 돌아가시기 약 한 달 전부터 고통을 느껴 병원에 입원하셨다가 세상을 떠나셨다. 상황을 모르는 주위 사람들 사이에는 "혹 자살하신 것 아니냐"는 소문도 돌았다고 한다.

기적도 있고, 같은 병이라도 사람마다 진행이 다 다른데, 결과만 보고 다시 이런 경우를 당했을 때 어떤 권유를 해주는 것이 옳을지 나는 아직도 망설여진다. +

Episode 97

이 젊은이에게 왜 이런 시련을?

부인이 남편 버리고 떠나게 되는 루게릭병

세상에는 일반 사람들이 알지 못하는 희귀한 병이 제법 많다. 암에 대해 생명을 위협하는 병이라며 공포를 갖는다면, 어떤 질환들은 환자들이 차라리 죽었으면 싶은데도 모진 생명을 스스로 끊기 힘들어 견디기 힘든 고통을 감수하는 경우가 있다.

루게릭병. 1930년대 미국 야구의 명문 뉴욕 양키스의 선수였던 루게릭이 이 병에 걸리면서 그의 이름을 땄다. 뇌간과 척수 사이에 있는 하운동 신경원 세포와 대뇌피질 상운동 신경계에 이상이 생기며, 점차 운동 신경이 마비되면서 대개 5년 전후로 사망한다. 그러나 감각 신경에 이상은 없으며, 의식도 명료하고, 안구 운동도 정상이며, 배변과 배뇨 장애도 없다.

의식은 명료한데 심해지면 누워서 꼼짝을 못한다. 감각 신경은 정상이어서 가려움이나 아픔, 결림 등을 수시로 느끼지만 표현을 못하고 혼자서는 아무것도 할 수 없는 상태가 되니 그 고통이란 이루 말할 수 없다.

내가 연세대학교 농구 부장 시절이 끝나갈 무렵 당시 최희암 감독이 프로팀으로 자리를 옮겼다. 그 때 코치로 임명된 사람 중에 몇 년간 미국에서 연수를 하고 돌아온 전 연세대 농구 선수가 있었다. 나는 자주 그 프로팀에 가곤 했는데 그 코치는 모든 일에 열심이었다. 그의 부인은 자주 농구장에 나와서 남편과 함께 있곤 해 그 모습이 보기 좋았다.

그런데 어느 날 농구장을 정리하던 그가 힘없이 쓰러졌다. 처음에는 피곤해서 그러려니 했는데, 동작이 느려지고 자주 물건을 떨어뜨리게 되자 대학병원을 찾았고 루게릭병 진단을 받았다.

처음에는 그래도 희망을 가지고 부인이 부축해가면서 농구장에 매일 출근했으나 시간이 지나면서 점점 더 움직이기 힘들어지자 그는 코치 직을 사임하고 집에 누워 있게 됐다. 그때까지도 부인이 옆에 붙어서 정성껏 간호해주고 있었다.

루게릭병 걸리면 정신은 멀쩡한데 사지를 움직일 수 없게 돼
도움이 필요하지만 한국에는 관련 시설이 없어.
종교기관이 돕기도 하지만…

마약 환자는 자신이 부인을 비롯한 가족을 버리지만 루게릭병은 가족이 환자를 버린다고 한다. 이전에도 다른 루게릭병 환자를 본 적이 있는데, 그의 부인이 약 3년 동안 간호하다가 집을 나갔는데 도대체 어디서부터 어디까지 함께 해야 하는지 도저히 감당이 안 됐기 때문이란다.

이 코치의 부인도 결국 떠났다. 그래서 나는 루게릭병 환자를 돌보는 시설이 거의 없는 우리나라에서 그가 어떻게 남은 생을 살아갈까 걱정을 했다. 그러나 그가 다니던 교회에서 젊은 여성이 부인도 마다한 일을 옆에서 정성껏 간호한다는 말을 듣고 신앙심이 얼마나 크나큰 희생 봉사 정신을 가져다주는지 새삼 느꼈다.

그러나 "하나님, 당신의 힘이 이 불쌍한 환자에게 도움을 주고 있긴 하지만 왜 이런 시련을 하필 이 착하고 성실한 젊은이에게 주신 겁니까?"라고 묻고 싶다. +

Episode 98

네가 먼저 갈 줄 알았더니 내가 먼저…

가슴통증 환자 부축해온 친구가 먼저 심장발작 일으키고

나의 누나는 지금 버클리대학 분자생물의학 분야의 교수로 재직하고 있다. 미국에서 자연과학 분야를 공부했으며 의학의 기초 분야를 공부하다 보니 자연 임상의학 쪽에도 깊은 관심을 가지게 됐다.

그런데 어느 날 혼잣말 비슷하게 "우리 조상들 말씀이 옳은 것 같아. 인생은 운명이 정해져 있어서 우리 모두 살아가는 기간이 정해져 있는 것 같아"라고 하는 것을 듣고 나는 조금 놀랐다. 아마도 그간 암 환자, 기타 당뇨 환자 등에 대한 연구를 임상 분야와 함께 하면서 과학적으로 해석이 안 되는 부분이 많음을 느꼈으리라.

응급실에 들어왔던 특이한 사건들을 보면, 한 중년 여성은 택시를 타고 가다가 200여 미터 떨어진 채석장에서 날아온 돌에 머리를 맞았다(당시는 불광동, 모래내 길에 채석장이 많이 있었다). 달리는 차를 타고 가다가 밖에서 날아온 돌에 맞을 확률이 얼마나 될까? 또 올림픽 대로를 달리던 차가 위쪽 다리에서 떨어진 차에 깔렸다. 이밖에도 우리는 비행기를 놓쳐서 죽음을 면하거나 죽음을 맞이한 사람들의 이야기를 들으면 "그 사람 살 팔자야" 또는 "죽을 팔자야" 등으로 말하곤 한다.

**곧 돌아가리란 사람이 90살 넘도록 정정하고
건강한 사람이 돌연사 하는 모습 수없이 보는 게 병원.
이런 경험 줄곧 하면 나도 몰래 운명론에 빠지고…**

한 40대 남성이 머리 위쪽으로 20cm 가량 튀어나온 물체를 수건으로 감싼 채 응급실로 들어왔다. 열어보니 부엌칼이 머리 위에서 수직 방향으로 머릿속에 깊숙이 박혀 있었다. 그런데도 의식은 멀쩡했다. 사연인즉슨 남편이 술에 취해 깊이 잠들었을 때 죽일 목적으로 부인이 칼을 사용했다는 것이다.

얼마나 힘이 세면 그 단단한 머리뼈를 뚫고 깊이 들어갈 수 있었을까? 남편의 외도에 남자 성기를 자른 사건은 봤어도 칼로 머리를…. 아무튼 신기하게도 신경외과에서 그 칼을 제거했는데 후유증 없이 멀쩡했다고 한다. 어떤 환자는 넘어져서 머리를 책상 모서리에 살짝 부딪히고도 의식을 잃고 얼마 후 사망하는 경우도 있는데….

심장에 이상이 있어 주기적으로 검사를 하던 사람 중에서도 갑자기 사망하는 환자를 본다. 어느 날 가슴에 통증이 심한 40대 남성을 회사 동료가 데리고 병원으로 왔다. 심장과 의사가 그 환자를 보고 있는데 환자를 데리고 온 동료가 갑자기 쓰러진 것이었다. 황급히 조사해보니 급성 심근경색이었고, 바로 심도자실로 옮겨서 처치를 받고 살아났다.

오랜 기간 환자를 보다 보니 과학보다는 운명론자가 돼가는 듯하다. 어떤 아기는 무슨 죄가 있기에 태어나자마자 각종 기형으로 고생하다가 살아보지도 못하고 세상을 떠나는지 모르겠다. 또 어떤 이는 젊어서부터 고 질병으로 얼마 살지 못할 거라는 의사의 선고를 받았지만 90세가 넘도록 꿋꿋하게 살아가기도 한다.

　이는 우리 어머니 얘기다. 아버님이 내과 의사셨는데 우리 어머니는 40대부터 한 달에 10여 일을 아무것도 못 드시고 심한 통증에 시달리며 각종 약을 달고 사셨다. 1975년경 아버님이 수의를 마련하시곤 "너희 어머니, 몇 년 살지 못할 거야" 하셨다. 도대체 무슨 병 때문인지 원인을 알 수가 없었다. 일본 위장관 전문병원, 미국의 유명 병원 등에 자문을 구했지만 결과는 마찬가지….

　오죽하면 1980년대 중반 한번 열어보자는 의견 아래 개복을 해봤지만 소용이 없었다. 그때 아버님을 비롯해 걱정해주시던 친척 친구 분들이 세상을 떠나셨지만 우리 어머니는 90세가 넘은 지금도 하루 한 번씩은 답답하시다며 외출을 하신다.

　삶과 죽음, 질병과 건강. 누구나 제일 관심을 가지는 이 사항들은 팔자 소관일까? 신의 계시일까? +

Episode 99
의사도 포기한 환자가 90세 장수

원인모를 소화병으로 수의까지 준비했던 어머니가…

나의 어머니는 지금 93세이신데 아직도 하루 1~2시간은 외출하시며 여러 부위에 통증은 있지만 비교적 건강하게 사신다. 하지만 어머니가 90세가 넘도록 건강을 유지하며 살리라고 예상한 사람은 아무도 없었다. 내가 중학교 시절 같이 살던 외할머니가 돌아가신 후 천천히 진행된 소화 불량… 시간이 지나면서 점점 심해져 한 달에 반드시 한 번씩은 5~7일간 심한 복통, 구토로 물조차도 드시지 못하는 고통이 시작됐다.

한 달에 7일 간은 링거 주사로 유지됐으니 그 당시 어머니의 친구 분을 비롯해 여러 분이 "남편을 만난 게 천만다행"이라고들 하셨다. 아버지는 내가 대학 시절 "너희 어머니는 얼마 못 살 것"이라며 이미 그 당시에 어머니의 수의를 장만해 장롱에 넣어 두셨다. 아버지도 내과 의사였지만 어머니 병환의 치료를 위해 우리나라의 위장 관계 전문 의사들 거의 전부에게 의뢰를 해 봤으나 허사였다.

내가 레지던트를 끝내고 일본에 연수차 가 있을 때 어머니의 모든 진료

기록과 사진 등을 가지고 가 도쿄여대 부속 소화기병 센터에서 세미나까지 개최했다. 그러나 그곳에서도 "처음 보는 상태"라며 치료 방법을 제시하지 못했다. 이때 나는 처음으로 현대의학이 확인조차 못하는 병이 있다는 사실을 깨달았다.

점차 심해지는 증세에 따라 어머니는 키 1m70cm에 몸무게 40kg 미만이 되는 날이 오고야 말았다. 최종 수단으로 세브란스병원에서 수술을 해보자고 결정했고 당시 신중하기로 소문난 이경식 교수님께 매달리다시피 해 개복 수술을 했지만 아무런 단서도 발견하지 못했다.

그 당시 어머니를 걱정해주시던 친구 분들 중 대부분이 별세하셨고, 몇 분 남으신 분들도 거동을 못하신다. 또한 평생 어머니 병치레로 고생하시던 아버지가 별세하신 지 10여 년이 지났지만 어머니는 여전히 건강하게 지내신다.

30대에 수의를 마련했는데 90세 넘도록 장수. 소화병 탓에 한 끼 한 숟가락 밥 습관 유지한 덕일까?

최근 7~8년 전부터는 그렇게 심하던 소화기 증세도 거의 없어졌지만 병이 사라진 이유도 모른다. 얼마 전 나의 둘째딸 결혼식에서 어머니를 만나신 이경식 선생님은 "매우 건강하셔!"라며 놀라셨다.

일본에서 장수마을의 비결은 소식하는 것이라고 했다. 우리 어머니의 경우 평생 소화기 증세로 한 끼 한 숟가락 정도의 밥으로만 유지한 것이 90세가 넘도록 살아가시는 비결은 아닐까?

어머니는 실제로 죽을 고비를 넘긴 일이 있었다. 30대 말이었다고 하는데 당시 아버지가 근무하시던 병원에서 맹장 수술을 받으셨다고 한다. 그런데 수술이 끝나도 깨어나지 않는다고 해서 아버지가 황급히 수술실에 들어가 보니 산소 탱크의 연결이 잘못돼 있었다는 것이다. 다행히 연결을 바로 한 후 얼마 지나지 않아 정상으로 깨어나셨다고 한다.

  평생을 적게 한 식사, 한 번 죽을 고비를 넘긴 일, 미리 죽을 것이라고 수의를 해놓은 것들이 어머니가 오래 사시는 데 더 도움이 된 것은 아닐까라고 생각하면서도, 죽고 사는 것은 마음대로 되는 것이 아니며 팔자가 정해져 있다는 말이 새삼 되새겨진다. +

Episode 100
필리핀 캐디 데리고 찾아간 의사

"5년밖에 못 산다"고 날벼락 오진을 내리더니…

2011년 겨울 필리핀 가가이안데오로에 10일 여정으로 골프를 치러 다녀왔다. 필리핀의 남부 미다나오 섬에 위치한 곳인데 기온은 28~30도 안팎으로 마닐라보다 기온이 낮고 저녁이면 시원한 바람이 불어오는, 동남아에서는 흔치않게 기후가 좋은 곳이다.

이곳에 선배와 함께 골프를 치던 중 22세 정도의 캐디로부터 "18살에 결혼해 벌써 두 딸을 두고 있다"는 이야기를 들었다. 남편은 바나나 공장에서 일하고 자신은 골프장 캐디로, 아기들은 자신의 어머니가 돌봐준다고 한다.

필리핀은 영어를 제2 외국어로 사용하는 나라지만 교육을 받지 않은 사람들은 영어가 매우 서툴고 발음도 매우 이상하다. 그런데 이 캐디는 고등학교까지 다녀서 영어로 대화하는 데 큰 어려움이 없었다. 나도 이곳이 좋아서 가끔 찾는데 그 캐디는 이 골프장 회원인 선배의 전속 캐디로 낯이 익었다.

캐디라고 해도 하루벌이가 400페소(우리 돈 9000원) 정도에 불과하고, 매일 일이 있는 것도 아니었다.

필리핀에서 우리나라 사람들이 자주 찾는 곳은 마닐라, 세부 등이다. 다녀온 사람들은 이곳 사람들 사이에 빈부 격차가 아주 커서 못 사는 사람들의 환경이 얼마나 나쁜지를 봐서 잘 알 것이다.

그런데 가가이안데오로는 훨씬 낙후된 지역으로, 대부분의 서민은 그야말로 우리나라 1960년대 청계천변의 판자촌보다도 못한 곳에서 생활한다. 그런데 내가 이곳에 도착하기 2~3주 전에 태풍이 덮쳐서 1000여 명이 사망했다고 한다.

의료 수준도 마닐라 등 대도시의 종합병원 수준은 상당히 높은 편이나 이곳은 많이 떨어진다고 한다. 따라서 형편이 되는 사람들은 문제가 생기면 대도시로 가지만 대부분의 서민들은 엄두도 못 낸다.

"누가 이런 엉터리 진단했느냐"고 호통

우연히 이야기하다가 내가 소아심장학 의사라는 것을 안 그녀는, 다음 겨울에 내가 그곳에 가서 다시 만나니 "여동생이 19살인데 심장판막 증세로 앞으로 한 5년 정도밖에 못산다고 하더라. 어떻게 방법이 없겠느냐"고 물었다.

그녀의 말만으로는 정확한 병명, 정도 등을 알 길이 없어서 병원에서 찍은 가슴 사진과 심초음파 CD를 갖고 오게 했다. 수술을 받아야 한다면 우리 병원으로 데리고 와서 수술을 해줄 생각을 하고 있었다. 그런데 가슴 사진과 심장초음과 결과를 본 결과, 태어날 때부터 심장판막의 이상이 있는 질환인데 그 정도가 매우 약한 것으로 치료를 받을 필요가 없는 경우였다.

나의 소견과 함께 약물이나 수술치료도 필요 없다고 적어줬더니 며칠 뒤 의사에게 다녀온 그 캐디는 담당의사가 "누가 이런 말도 안 되는 소견을 줬냐"고 묻더라는 것이었다. 아마도 자신이 확신 없이 진단한 것에 대한 자격지심이 작용했을 것이라고 생각된다. 그러나 나는 환자에게 확신을 주기 위해서 그 의사를 방문했다. 나의 전공 직책과 이런 환자를 수없이 많이 봐왔음을 밝히고 의견을 교환한 뒤 함께 환자에게 설명을 해줬다.

나보다 10살 쯤 아래인 일반의는 처음엔 다소 당황하고 내 방문을 불쾌히 여겼으나 한 동안의 이야기 끝에 나의 의견에 동의하면서 오진을 인정했다. +

Episode 101

필리핀 며느리가
'병 원인'이라는 시어머니

다문화 시대의 신생아와 한국인의 편견

내가 어렸을 때는 우리는 단일민족(백의민족)이라는 말을 많이 들었다. 이는 우리의 금수강산, 동방예의지국이라는 말과 함께 국민의 긍지이기도 했다. 그러나 세월이 지나면서 우리 민족도 역사를 통해 고구려 시대의 만주를 포함한 북방 정벌, 몽골군의 침략, 일본과의 교류를 통해 그들과 많은 피가 섞여 있다는 사실을 알게 됐다.

그런데 최근에 오면서 동남아시아, 중국, 러시아 등에서 많은 여성들이 혼인을 통해 한국 국적을 취득하고 있다. 2세들이 태어나면서 그들의 얼굴 모습이 다르다는 이유로 차별과 냉대를 받아 사회적 문제가 되고 있다. 과거 6.25에 참전했던 미국 병사와의 사이에서 태어난 혼혈아들이 우리 사회에서 심한 냉대를 받아온 것도 익히 알려진 사실이다.

한번은 필리핀 여성이 한국에 시집 와서 아기를 낳았는데 아기의 선천성 심장병으로 나를 찾아왔다. 진료 후 시어머니는 나에게 "우리 집안에는 저런 병을 가진 사람이 없었는데, 아무래도 필리핀 며느리가 문제가 아니냐"고 물었다.

우리는 2차 대전 당시 독일이 순수 혈통을 내세워 유태계 사람들을 수없이 살상한 사실을 책과 영화 등을 통해 보면서 슬퍼하고 분노했다. 그런데 정작 우리 자신이 외국계 한국인을 바라보는 시선은 곱지가 않다.

이제 세계는 변하고 있다. 유럽에서 자신들의 혈통만을 고집하던 프랑스, 독일도 이미 아프리카를 비롯한 여러 민족의 이주를 통해 다문화 국가로 변하고 있다. 미국은 원래부터 유럽 각국 민족, 인디언이 공존하는 가운데 이제는 아시아인들도 적지 않은 수가 모여 이룬 다민족 국가다. 그들에게 이제 미국인이라는 정의는 하나밖에 없다. 하나의 국기, 국가 밑에서 시민권을 받은 모든 사람들이 미국인이다.

이제 우리나라도 다민족 문화권에 속하게 됐다. 우리 국민이, 정부가, 언론이 이를 인정해야 하며 이를 통해 그 후손들이 차별받지 않고 바르게 커서 태극기 앞에서 숙연해질 수 있는 한국인이 돼야 한다. +

Episode 102

가족을 버리는 병, 가족이 떠나는 병

스스로에게 저주 내리는 마약부터
처절한 루게릭병까지

근래 우리나라에서도 연예인 등 일부가 마약 복용으로 사회적 문제가 됐다. 또 이들을 단속하는 전담기관과 공항을 비롯한 입국 지역에서는 마약 탐지견까지 동원해 마약밀수범을 색출하고 있다.

미국에서는 마약과의 전쟁을 선포하고, 멕시코를 비롯한 남미에서 들어오는 마약을 마약 단속국(DEA)이 결사적으로 막고 있다.

대부분 사람들은 심지어 의사들도 "마약을 하다가 끊어버리면 그만이지 왜 야단들인지 모른다"고 한다. 의학 교과서에 마약은 악마가 인간에게 내린 최고의 저주라고 쓰여 있다. 그 이유로 마약에 중독된 사람은 그가 움직일 수 있는 한 마약을 끊을 수 없으며 마약을 시작하면 그 용량이 자꾸 증가하게 되고, 마침내는 뇌를 비롯한 전신에 이상이 오면서 사망하게 된다는 것이다.

그런데 왜 마약을 할까? 마약은 인간이 느낄 수 있는 즐거움 중 최고의 편안함, 안락함, 심지어는 책에 쓰여 있듯이 구름에 떠서 '승천 입지'하는 기분이 들게 해준다는 것이다.

내가 전공의 시절 한 동료가 갑자기 심한 복통으로 입원했다. 의사가 입원하니 "빨리 진통제(데메롤 성분으로 마약의 일종)를 놔 주라"는 성화에 주사를 1대만 놔야 할 것을 3대를 놨다. 그 친구, 편안하게 잠이 들었는데 깨어났을 때 물어보니 데메롤 주사를 맞고 난 뒤 통증은 온데간데없이 사라지고, 온몸이 나른해지면서 그렇게 기분이 편안하고 좋더라고 말한다.

20여 년 전만 해도 우리나라에서는 마약을 구하기가 매우 쉬웠다. 의료용으로 쓰는 데메롤이나 모르핀 등은 신청하기만 하면 보건소에서 개인 병원으로 지급이 됐다. 따라서 이 주사를 맞는 사람들이 제법 있었다. 그 중 의사들이 이 주사를 맞고 중독된 경우가 꽤 있었다.

최고의 쾌락을 준다는 마약.
한번 빠지면 점점 용량을 늘려나가야 하고,
약을 끊으면 '지옥에 간 사람'처럼 돼.
마약에 대한 국민교육 필요하다.

그 중 한 분의 예를 들어보자. 종합병원 마취과 의사였던 A씨는 고질적인 어깨 통증과 스트레스로 데메롤을 맞기 시작해 중독이 됐고 모르핀으로 옮겨 갔다. 이를 안 동료 의사가 그에게 모르핀을 끊을 것을 권유해 독방에 입원까지 시켜봤지만 끊겠다고 다짐하고는 다시 시작하는 일이 반복됐다. 결국 그는 당시 서대문 형무소 의사에게 부탁해 수감까지 됐다.

"다시는 마약을 하지 않겠다"고 울며 간청하는 그를 지방의 병원으로 전출시켜 근무하게 했지만 그는 끝내 자살로 인생의 막을 내렸다.

나는 이 글을 쓰면서 과거 괴로웠던 심정을 새삼 느낀다. 나는 마약에 대해 많은 공부를 했으며, 심지어는 미국 마약국의 소식지까지도 읽은 적이 있다. 나의 가장 가까운 가족이 마약에 중독됐었기 때문이다.

마약에 중독되면 마약을 제 시간에 못하는 경우 마약을 맞기 위해 수단과 방법을 가리지 않게 된다. 중국의 예를 보면 양귀비에서 시작돼 더 큰 마약으로 옮겨가면 집도 팔고 심지어 부인까지도 팔아서 마약을 했다는 이야기가 있다.

주로 병원에서 쓰는 마약의 예를 보자(병원에서 마약은 말기 암 환자 등의 통증을 없애는 데 주로 쓴다). 데메롤에서 모르핀으로 가게 되면 처음에는 하루 1대나 2대 정도 맞지만 시간이 흐를수록 그 횟수가 증가해 심한 경우는 30분마다 마약을 맞아야 하는 지경에까지 이른다. 영화에서 팔이나 다리에 주사를 하도 많이 맞아 주사를 놓을 곳이 없는 사람의 모습도 본 기억이 있을 것이다. 이런 경우 마약을 못하면 이성을 완전히 잃게 된다.

나도 마약을 끊자는 동의를 구하고 시도를 했었다. 그러나 마약 주사를 맞지 않고 10여 시간이 지나자 근육이 튄다는 느낌이 온다며 당사자가 펄쩍 뛰기 시작했다. 진정시키려 했지만 벽에 부딪치고, 창문으로 뛰어내리려 하고, 욕을 하고…. 그야말로 지옥에 있는 사람을 보는 느낌이었.

그리고 24시간 후 잠이 들었는데 몸의 열이 40도까지 올라갔다. 4~5일 후 깨어나서 멍한 사람으로 변했다(우울증의 시기). 그러나 결국 몇 달 가지 않아 다시 약을 맞기 시작했고 2년 뒤 사망했다.

나는 살아가면서 이것을 안타깝지만 내가 받은 큰 교훈으로 여긴다. 왜 마약이 무서운지를 몸소 느끼고 알릴 수 있기 때문이다. 그러나 우리나라의 매스컴이나 마약 단속국은 모든 사람이 피부로 느낄 수 있는 마약의 의미를 알려주지 못하고 있다.

미국 마약단속국의 부국장이 남미에서 오는 마약을 철저하게 단속하자 마약을 거래하는 사람들이 이 부국장을 잡아서 가두고 그에게 마약을 1개월 동안 주입한 뒤 풀어줬다. 마약의 무서움을 잘 아는 부국장은 단속국에 이야기해 창문이 없는 지하실에 다치지 않게 벽을 스펀지로 싸게 하고, 음식과 물은 호수 등으로 자동 공급받게 하면서 자신을 그 속에 가둔 뒤 3개월 뒤 풀어줄 것을 요청한다.

3개월 뒤 그는 밖으로 나왔으나 결국 자살을 택한다. 자신도 어쩔 수 없는 악마의 저주를 더 이상 견딜 수 없었기 때문일 것이다. ✦

Episode 103

세 살 버릇 여든 간다니 여든 꼭 넘겨보자

자장면 곱빼기 한 입에 해치우는 내 버릇 언제까지?

옛날부터 밥은 오래 씹어서 먹어야 건강에 좋다는 말이 있다. 30~40년 전만 해도 우리나라의 식사문화는 '많이 드세요, 천천히'였다. 그런데 우리 집안은 성미가 매우 급하다. 아마도 우리나라에서 급한 걸로 따지면 1, 2위를 다툴 것이라고 생각된다.

우리 어머니가 처음 시집을 오셔서 식사를 하시는데 밥상을 드리고 물 한 그릇을 가지러 갔다 오시면 아버지가 벌써 수저를 놓을 정도여서 어머니는 항상 혼자서 따로 식사를 하셨다고 한다. 그러나 세월이 지나면서 당신도 함께 빨라져 갔다고 하시며 웃으신다. 문제는 40대부터 소화 장애가 심해져 한 달에 4~5일씩 주기적으로 복통, 구토에 시달리신 데는 그런 연유가 있는 게 아닌가 하는 생각이 든다.

그래서 어머니는 상당히 소식을 하셨다. 매일 소화가 안 되기 때문인데 밥은 한 숟가락 정도에 김치 조금… 어떻게 살아가실까 걱정될 정도였고 실제로 아버지나 주위 분들은 어머니가 얼마 못사실 것이라고 걱정을 했다. 그러나 지금 그렇게 걱정하시던 분들이 모두 이승을 하직하셨는데도 어머니는 90세 넘게 정정하신 것을 보면 소식하는 사람이 장수한다는 것을 실감하게 된다.

우리 집에 손님이 오면 식사를 제대로 다하지 못한다. 주인들이 2~3분 만에 뚝딱 해치우기 때문에 손님이 오래 먹을 수가 없었던 것이다. 지금은 캐나다에 가 있는 내 고등학교 동기가 우리 집에서 몇 달을 지낸 일이 있었다. 그런데 우리 식구들의 식사 속도에 맞추다 보니 한 달이 지나서 심한 소화불량에 걸렸다. 그는 그 후 따로 식사를 했는데 밥알을 세면서 씹어 먹어 겨우 소화불량을 극복했다고 말했다.

우리 가족 중에서도 특히 내 식사 속도는 단연 발군이다. 어린 시절 대식구가 식탁에 둘러앉으면 가운데 먹을 만한 반찬을 번개같이 입에다 넣어버리는데 매일 아침 듣는 소리가 "야, 안 뺏으니 좀 천천히 먹어라"였다.

나는 중학교 시절 농구를 했는데 그 당시는 이상하게도 운동 중에 물을 마시면 땀이 많이 나서 안 되고 식사를 하면 몸이 늘어져서 안 된다고 했다. 그러니 연습을 할 때 1시간이 채 되지 않아 배가 고파졌다. 쉬는 시간은 5분 정도였는데, 그 사이에 학교 담을 넘어 자장면 집에서 자장면 곱빼기를 20초 사이에 뚝딱하고 돌아와 소금으로 입을 닦아 냄새제거를 하고 운동을 했던 시절도 있었다. 내가 식사를 더욱 빨리 하게 된 요소다.

**성질 급한 우리 집에 시집온 어머니, 묵으러 온 내 친구가 모두
'초급속 식사'에 맞추려다 심각한 소화불량에 걸렸으니…**

요즈음은 다소 느려진 것 같지만 역시 빠르다. 집에서는 그렇게 빨리 먹어도 소화가 되냐고 하는데 나는 그때마다 "빨리 먹으니까 먹은 것이 전부 소화가 되지 않아 쓸데없는 살이 찌지 않는 거야"라며 궤변을 늘어

놓는다. 나이가 들면서 당뇨가 생겼고 이 때문에 식사의 양을 줄였다. 과거에는 밥을 한 번에 최소한 한 그릇 반 정도는 먹어야 만족했었는데 이제는 반 공기 정도만 먹는다.

식사량을 줄이는 것도 쉽지 않다. 우리의 위가 평소에 식사량을 기억하고 있어 적게 먹으면 부족하다는 신호로 배고픔 증세를 보인다. 그러나 세월이 지나면 위는 적게 먹는 것을 인식(많이 먹을 때보다 실제로 위가 줄어든다고도 한다)해 만족한 상태로 있게 된다.

식사의 속도도 천천히 해야 하는데 이게 좀처럼 되지를 않는다. 집사람이 좀 천천히 들라고 하면 나는 엉뚱한 대답을 한다. "내가 씹지도 않고 삼키니까 음식이 모두 흡수되지 않아서 당뇨가 있는 내게 더욱 좋은 것이다"라고. 이게 핑계가 되나? 내가 생각해도 어이가 없다. 어릴 때 버릇은 여든까지 간다고 하니 내가 이 버릇을 고치려면 여든 살 넘어까지 살아야 할 것 같다. ✦

Episode 104

왕진 가방은
마음까지 치료해줬는데…

아무리 아파도 직접 병원 오게 하는
현재 시스템은 정당한가

지금은 의사가 환자를 방문해 치료한다(왕진)는 말을 들어보지 못했지만 내가 어렸던 시절만 해도 동네에 몸이 몹시 아파서 움직이기 힘들다는 환자가 있으면 의사들은 왕진 가방에 필요한 기구, 약품을 챙겨서 환자를 찾던 시절이 있었다.

나와 친형님이나 다름없는 사이인 김동건 아나운서가 10살 정도 때 6.25 전쟁이 일어나 부모님 그리고 동생과 함께 대구까지 피난을 갔다고 한다. 당시 피난민 행렬이 이어지던 대구에서 가까스로 집을 얻어 생활을 시작했는데 형님의 아버님께서는 생계를 위해 매일 일을 나가시곤 하셨다고 한다. 마침 아버님이 계시지 않는 사이에 갑자기 어머님이 심하게 병을 앓는 일이 생겼는데 어린 마음이지만 걱정된 형님은 동생에게 어머님을 돌보게 하고 병원을 찾아 헤매게 된다. 그러나 열악한 환경인 데다 전쟁 중에 병원을 찾기는 쉬운 일이 아니었다.

한동안 어디가 어딘지도 모르는 길을 다니다 눈에 띈 병원! 얼마나 반가웠는지 눈물이 절로 났다고 한다. 어느덧 해가 져가고 문이 닫힌 병원 문을 두드리자 나이가 지긋한 분이 문을 열고 나와 사연을 듣더니 잠시 기다리라고 한 뒤 왕진 가방을 챙겨 나오시며 앞장서라고 하는데, 정신없이 이 길 저 길 헤맨 뒤라서 집이 어느 방향인지조차 구별할 수 없었다고 한다. 이를 눈치 챈 의사 분은 집 근처에 있는 건물, 상점 등의 특징을 물으시고는 그 근처를 아신다며 집 근처까지 와 겨우 집을 찾을 수 있었다는 것이다.

어머님을 진찰하시고 약을 주신 뒤 문제가 없을 거라며 가시려는 의사에게 조금만 더 계셔 주실 것을 부탁하자 그 의사 분은 몇 시간을 더 지켜보신 뒤 아무 일 없을 터이니 걱정 말고 무슨 일이 있으면 다시 오라고 약도까지 그려주면서 늦은 밤에 길을 나섰다는 것이다.

형님은 그때 의사분이 그렇게 고마울 수가 없었다고 회고한다. 그래서 형님도 커서 의사가 돼야겠다고 다짐을 했는데 인생은 마음대로 되지 않아 방송인의 길을 가게 됐다고 하면서 몇 십 년이 지난 일이지만 아직도 그때를 생각하면 눈물이 난다고 말을 했다. 이야기를 듣는 동안 형님의 목소리에서 나는 그 당시의 감동을 그대로 느낄 수 있었다.

김동건 아나운서가 겪은 '감동의 대구 의사'

언제부턴가 의사가 환자를 찾아 진료해주는 일은 우리나라 대도시에서는 없어졌다. 더구나 환자가 의사를 찾아서 진료를 받는 것조차도 힘들어진 듯한 느낌이다. 의사는 환자 신체의 이상을 치료하는 동시에 마음도 함께 치료해줘야 한다.

어떤 의사들은 과학적으로 질병을 치료하면 되지, 어떻게 그들의 마음까지도 치료할 수 있냐고 물을지 모르지만 육체적인 질환이 있는 사람에게 의사는 절대적 존재로 보이며 그 의사의 한 마디가 얼마나 큰 영향을 미치는지를 알아야 한다. "정말 괜찮겠습니까?" "아무 일도 없을까요?" 라고 누누이 되묻는 환자들에게 의사의 한마디는 하나님의 목소리 이상으로 느껴지기 때문일 것이다.

요즘 현실은 몸이 몹시 아파 생명이 위급한 사람도 어떤 방법으로든 병원을 스스로 찾아와야 한다. 종합병원 의사들이 왕진을 갈 수 있는 시스템이 돼 있지 않기 때문이다. 주사와 약 등을 외부로 가져갈 수도 없고 의료보험도 이를 수용하지 않고 있다.

의료보험을 시행하고 있는 정부, 의사로서의 임무를 다해야 하는 의사들 모두가 무엇이 환자들을 진정으로 위한 길인가를 다시 한 번 되짚어 봐야 할 것이다. 의학을 과학으로만 여기는 의술만이 존재하는 안타까운 실정 속에서 왕진 가방과 함께 했던 인술이 다시 살아났으면 하는 바람이다. +

Episode 105

여행이 가져다 준 행복에 감사

30년 전 방미 국제학회 참석이 처음, 비행기 놓칠 뻔한 아찔한 기억도

내가 처음 해외에 나갔던 것은 1982년 필리핀 마닐라에서 열린 국제학회 참가 때였다. 마닐라 학회를 마치고 소아과 김병길 선생님과 함께 인도네시아 발리를 여행했던 기억은 지금도 잊히지 않는 흥분됐던 추억이다.

다음 해에 1년간의 일본 연수 그리고 1984년에 미국 연수를 거치면서 외국 여행에 대해 어느 정도 익숙해지고 여행 마니아가 됐다. 미국의 학회에 거의 참석하게 됐음은 물론 미국에서 안정된 생활을 시작할 수 있게 된 동기들의 모임(주로 미국 플로리다에서)에도 단골 멤버였다. 이 모임에 한국에서 참가한 동기는 처음 수년 동안 내가 유일했다.

마이애미 시티, 포트로더데일, 올랜도, 탐파 등 플로리다 주에서 좋다는 도시는 모두 다니며 골프 모임을 매년 겨울에 함께 했다. 그리고 1980년대 말 가족과 함께 하는 여행을 시작했다. 소아과 선배 선생님들의 가족, 즉 전굉필 현 연세의대 동창회장 윤형선 선생님, 장길덕 선생님, 백태우 선생님, 지금은 작고하신 황한기 선생님 가족들과 일본 여행을 시작으로 말레이시아 등 매년 겨울이면 빠짐없이 외국 여행을 했다.

하와이 여행도 3번 갔다. 지금은 가격이 너무 비싸져서 갈 엄두가 나지 않지만 당시만 해도 아시아 여행객이 적어서였는지 그다지 비싸지 않았던 카와이섬의 프린스빌리조트…. 수없이 넓은 모래사장을 앞마당으로 자리 잡고 있고, 9홀짜리 골프장 3개가 바로 옆에 있었다. 또 당시 세계 골프장 순위 20위에 있던 프린스 골프 앤드 컨트리 클럽의 웅대한 자태 등 입을 다물지 못하게 할 정도였다.

마우이와 빅아일랜드 여행 후 일행 중 몇 분이 병원 업무 때문에 미리 떠나려고 했는데 당시 서울에 눈이 많이 와서 출발이 연기됐다. 우리는 오하우 섬의 유명한 호텔인 힐튼 하와이언 빌리지의 외부 카페에서 맥주잔을 기울였는데 누가 시작했는지 모르게 노래가 시작됐다. 약간 취기가 돌면서 흥겹게 노래가 계속됐다. 그런데 누가 신고를 했을까? 경찰 오토바이가 와서 우리를 보고는 그냥 돌아갔고 우리의 흥겨운 시간은 밤이 늦도록 계속됐다. 이국의 백사장 사방에 불이 지펴져서 아름다움을 더하는 정경 속에서 불렀던 우리들의 노래는 지금도 잊히지 않는 추억으로 남아있다.

북유럽 여행 중 노르웨이의 오슬로에서 밤 9시경에 골프를 시작해서 새벽까지 치기도 했다. 마침 백야여서 가능했던 한밤중의 골프도 두고두고 이야깃거리가 됐다. 이 시점을 시작으로 본격적인 골프 여행이 계속됐다. 팜스프링스, 페블비치, 올랜도, 캐나다 등 비행장에서 골프장으로 직행하는 경우도 많았다.

한번은 올랜도에서 덴버를 거쳐서 팜스프링스로 가는 비행기를 탔는데 우리 일행은 가족까지 거의 20명이나 됐다. 인솔자였던 나는 잠을 자느라고 비행기에서 기장의 안내 방송을 듣지를 못했다. 덴버에서 비행기가 서자 그 비행기를 다시 타고 팜스프링스까지 가는 줄로 알았던 우리는 짐을 그대로 두고 휴식을 위해 비행기에서 내렸는데 우리가 나오자 그 출입구의 봉쇄가 시작되는 것이었다. 황급히 알아보니 다른 비행기로 옮겨 타야 한다는 사실을 알고 통사정해 문을 열고 비행기로 다시 들어가 짐을 찾아서 다른 비행기까지 전력 질주했다. 늦게 도착한 우리는 기다려준 비행기에 가까스로 탈 수 있었다.

그런데 우리만이 아니었다. 한 외국인이 또 있었는데 그와 얘기해보니 그는 미국인이고, 더욱 놀란 사실은 심장 외과의사로 한국에도 온 일이 있는데 자신은 열심히 팜스프링스 학회에서 발표할 것을 준비하다가 안내 방송을 놓쳤다는 것이었다. 당시 인솔자인 나의 잔등을 진땀으로 흠뻑 젖게 한 사건이었다.

호주를 거쳐서 뉴질랜드 남섬의 크라이스트처치에서 버스로 10여 시간 이동해 찾아간 밀포드사운드의 아름다움을 뒤로 하고 골프가 치고 싶은 욕심에 내가 제안해서 4인승 비행기 몇대로 30분여에 걸쳐서 돌아온 적이 있다. 비행기에서 내리자 대부분의 사람들이 멀미를 호소하면서 나를 원망했지만 골프장에는 한 명도 빠짐없이 참가했으니 그 당시 골프에 대한 열기가 어떠했는지는 짐작할 수 있을 것이다.

여행은 15년 정도 계속됐고 그 후 내가 연세대 농구 부장을 맡으면서 뜸해졌다. 이 여행이 어찌 보면 사치스럽다고 생각할 사람도 있을지도 모른다. 하지만 한 해를 아끼며 건전하게 지내다가 한 여행이 우리 모두에게 가져다 준 육체적·정신적 건강이 지금에 우리를 있게 하는 한 요인이었다고도 생각이 든다.

우리가 함께 여행하면서 서로를 이해할 수 있게 돼 지금도 함께 자리를 하는 일이 많다. 여행을 하기 전엔 기대감에 오히려 일을 열심히 했으며 여행 후에도 활기차게 살아갈 수 있었다. 짧은 인생에서 우리에게 남겨준 아름다운 추억들을 지금도 가끔 꿈속에서나마 다시 찾기도 한다. ✢

Episode 106

스토킹을 스토킹으로 갚은 의사

규정대로 불끄고 여자를 검사했는데 여자는…

 길가에서, 지하철에서, 학교 교실에서 때와 장소, 연령을 가리지 않고 성추행 문제가 기승을 부리고 있다. 그런가 하면 얼마 전에는 여성이 거짓으로 성추행을 당했다고 고소를 했다는 이야기도 들린다.
 내가 미국에 가 있을 때 당시 산부인과 의사에게서 들은 이야기다. 여성을 진찰하기 위해 내진을 했는데 집으로 돌아간 여성이 의사에게 성추행을 당했다고 고소를 해 의사가 패소하고 벌금을 낸 일이 있다고 한다. 그 일이 있은 뒤 의사들은 여성 환자를 볼 때 반드시 간호사를 입회시키고 진찰을 하게 됐다는 말을 들었다.
 요사이 남자들이 여성들에게 당하는 일도 많다. '꽃뱀'이 등장해 남성을 꼬셔 술집으로 데리고 간 뒤 술값을 바가지 씌우는 일도 흔하게 일어나고 있다. 그런가 하면 지하철 등에서 일부러 자극적인 자세를 취한 뒤 흥분한 남자가 이에 화답(?)을 하면 갑자기 돌변해 성추행을 했다고 항의해 당황하는 남성에게서 금품을 갈취하는 경우도 있다고 한다.

어느 심리학자가 "남성들은 여성을 본능적으로 좋아한다. 어느 누구도 여성이 싫다, 나는 아니다는 말을 하는 것은 진심이 아니다. 다만 지성으로 욕망을 억누르고 있는 것이다"고 말한 것이 기억난다. 하나님은 인간의 뇌를 음, 양이 합쳐지는 것을 기본으로 창조하신 듯하다.

심장내과에서 있었던 일이다. 불을 끄고 커튼을 친 뒤 젊은 여성 환자에게 심장초음파 검사를 했는데 그 여성이 돌아가서 초음파를 시행한 의사에게 전화를 해 "왜 그때 커튼을 치셨어요?" "왜 불을 끄셨어요?"라는 내용의 전화를 매일 했다고 한다. 이 담당의는 정신과 의사와 상의했는데 정신과 의사는 "매일 공중전화에서 그 여성에게 전화를 하고 받으면 바로 끊으라"는 권유를 했다는 것이다.

이 의사, 매일 여성에게 전화를 했는데 며칠이 지나자 소리 지르며 "누구냐, 왜 나를 괴롭히느냐"며 고통을 호소하더란다. 그 후부터는 담당 의사에게 오던 그 여성의 전화가 없어졌다고 한다. 아마도 그 여성도 매일 전화를 받고 스토킹을 당하는 괴로움을 몸소 느꼈기 때문이 아니겠느냐고 했다는데 참 믿기 힘든 씁쓸한 이야기다. ✚

Episode 107

한 그릇 더 먹었는데 보신탕이라는 "날벼락"

보신탕과 관련해 벌어졌던 에피소드들

우리나라에는 몸에 좋다는 음식이 많이 있다. 과거에는 도롱뇽이 몸에 좋다고 해 어렸을 때 도롱뇽을 길가에서 팔던 것이 기억이 난다. 실제로 도롱뇽을 산 채로 많이 먹은 친구도 있다.

그 외에 뱀도 있다. 지금의 서대문 4거리에서 세종로 쪽으로 가면 오른쪽에 동양 극장이 있었고 그 건너편으로 뱀탕집이 많았다. 그러나 뭐니 뭐니 해도 우리나라에서 보신탕 하면 먼저 개고기가 떠오른다. 여름이 되면 개고기를 먹는 사람들이 아마도 지금보다 과거에 더 많았던 것 같다.

내가 초등학교 4, 5학년 시절 아버님이 소고기국을 사주신다며 음식점에 들어가서 한 그릇을 더 시켜 먹었는데 그 당시 기억으로 상당히 맛있었다. 그런데 다 먹은 후에 아버님이 "네가 먹은 것이 개고기다"라고 말씀하셨다. 그 후 내가 소아과로 돌아와서 당시 주임교수가 개고기를 좋아하셔서 여름이면 매주 토요일 점심에 돌아가면서 돈을 내 함께 보신탕을 먹었다.

그러나 7년 전 미국에 가 있는 동안 개를 키우면서부터는 내가 키우는 개 생각에 개고기를 먹지 않았다. 개고기를 좋아하는 사람은 어느 음식보다도 그걸 더 좋아한다. 나는 선배 한 분과 골프를 자주 쳤는데 골프가 끝나면 주위의 개고기집에 반드시 들렀으며, 그 선배는 개고기를 먹은 후 그릇에 담아서 집에까지 가져가곤 했다.

개고기 에피소드 한 가지. 소아과 야유회를 북한강에서 하곤 했는데 그 자리에 교수, 간호사 가족까지 포함해 한 100여 명이 참석하곤 했다. 한 번은 주임교수가 내게 이번 야유회 점심식사 메뉴를 보신탕으로 하면 어떻겠느냐고 하는 것이었다. 나는 하루 전 먼저 야유회 장소에 가서 근처 마을에 보신탕을 준비해 달라고 부탁했다.

이 보신탕은 야유회 당일 큰 솥에 담겨져 끓고 있었다. 100여 명 모두가 모여 앉아 고깃국을 먹었는데 맛이 좋다고 야단이었다. 식사 후 놀이시간이 지나고 돌아갈 시간이 됐는데 주임교수의 짓궂은 한 마디. "오늘 여러분이 드신 점심은 보신탕이었습니다." 맛있다고 한 그릇씩 더 먹었던 사람들이 역겨워하며 메스꺼워하던 모습을 보고 역시 선입견이 무섭다는 것을 느꼈다.

보신탕은 한국, 중국 사람들이 주로 먹는다. 서구에서 발표한 10대 혐오 식품(몽골 마유주, 아이슬란드 하칼, 중국의 뱀술, 필리핀의 발룻 등과 함께)에 개고기가 속한다는데, 미국에서 개를 잡아먹다가 들켜 구속까지 당한 한국 사람들이 있다고 한다.

미국에서는 아파트에서 개와 함께 둘이서 생활하는 사람들을 흔히 볼 수 있다. 가끔 있는 일이지만 자신의 재산을 애견에게 상속하는 사람들도 있는 걸 보면 서구에서는 개에 대한 대접이 매우 좋다고 생각된다.

그러나 최근 미국에서도 집에서 키우던 개들을 길가에 몰래 버려서 사회적으로 문제가 되고 있다. 그러면서도 LA에선 개고기를 먹었다는 이유로 신고돼 동물애호협회의 항의를 받고 동네에서 추방당한 한국 사람들도 있다고 한다. ✢

Episode 108

필리핀에서
언양불고기 먹고 "얼음땡"

반가운 마음에 2인분 꿀꺽했더니 극심한 저체온증이…

눈이 하얗게 쌓인 산 중에서 길을 잃고 정신을 잃어가는 사람의 저체온증을 막아주기 위해서 알몸으로 안아 몸을 비벼주며 잠들지 말라고 소리치는 장면 등을 영화로 본 경험이 누구나 있을 것이다. 얼마나 추우면 저렇게 온몸이 흔들릴 정도로 괴로운 걸까? 나도 궁금했다.

학회 일로 필리핀 마카티에 간 적이 있다. 나는 마카티 내에서 필리핀이 자랑하는 쇼핑센터인 그린벨트를 구경하다가 한국 퓨전 음식점을 발견하고 들어갔다. 메뉴에 언양불고기가 있는 게 아닌가! 반가운 김에 2인분을 시켜 먹어치웠다.

그리고 쇼핑센터 내를 구경하고 있는데 약 30분쯤 됐을까? 배가 아프기 시작했다. 화장실에 들어가니 설사가 끝없이 나오면서 열이 나는 것 같은 느낌이었다. 호텔로 돌아가려고 방향을 잡았는데 그때 마침 길거리 행사로 교통이 차단돼 걸어서 15분 정도 걸리는 호텔을 향해 서둘렀다. 그 와중에도 배가 아프고 열이 오르면서 정신이 혼미해지기 시작했다.

호텔 정문까지 가까스로 와서 안내원의 부축을 받고 호텔 방으로 돌아와 마침 가지고 간 항생제를 먹었다. 그런데 구토 증세가 나면서 변기통에 있는 대로 토해낸 뒤 조금 편안해지나 싶더니 갑자기 추워지기 시작했다. 이불을 겹으로 덮었으나 아래위턱이 소리를 내며 부딪칠 정도로 추위가 엄습했고 모든 근육이 아파왔다. 내가 느끼기에 당시 심박동은 200회가 넘는 듯했다.

나는 가까스로 항생제를 더 먹고 이불 속에서 몸을 벽에 대고 비벼댔으나 얼마 안 가 의식을 잃었다.

내 생각에 그때가 저녁 7시 정도였던 것 같은데 깨어보니 새벽 3시였다. 8시간 내리 잠을 잤던 것이었다. 세균이 내 몸에 들어와 급성 패혈증을 일으킨 것인데 마침 가지고 간 항생제가 큰 역할을 했다고 본다. 이런 경우 살아났다는 게 신기하다. 왜 의사에게 치료를 요청하지 않았느냐고 의문을 가질 수도 있으나 그럴 경황도 없고 일요일 오후라서 연락해도 큰 도움이 안 됐을 것이다.

아마도 하나님께서 너는 아직 하늘나라 올 시간이 안 됐다고 데려가지 않으신 것 같다. 마카티에서 언양불고기라니…. 필리핀인이 대부분인 퓨전 음식점에서 누가 언양불고기를 찾겠는가? 상한 고기를 먹었으니 그냥 균 덩어리를 먹은 셈이다.

외국 특히 후진국에서는 호텔 안 또는 초특급 음식점만 이용해야 한다는 사실을 새삼 다시 마음에 새겼다. 만일 내가 지역 응급실로 갔더라도 필리핀 의료 상황으로 봐 내 상태는 더 악화됐을지도 모른다.

우리나라라고 해서 심한 식중독에 걸리지 말라는 법은 없다. 휴일이나 저녁 또는 객지에서 이런 일을 당했을 때 즉각 대처할 수 있는 시스템이 필요하다. 그러나 지금의 의약분업 상태로는 항생제도 급하게 구해 쓸 수 없는 것은 물론 작은 병원에서는 긴급 대처를 위한 시설, 인적, 구조 등에 문제가 적지 않다. 응급환자를 바로 보고 즉각 대처할 수 있는 시스템이 더욱 확충돼야 한다. ✢

Episode 109
"도망가라" 환자 부추긴 의사

환자복 입고 줄행랑 쳤던 사람들의 사연

　세상은 참 불공평하다고 생각된다. 방글라데시에서 태어난 가난한 아이와 선진국의 부자로 태어난 아이는 그렇다 치고, 태어날 때부터 심장병을 가지고 고생만 하다가 걸음마도 떼기 전에 세상을 하직하는 아이들…. 이름하여 선천성 심장병.

　이 병이 있다고 모두 죽거나 불행해지는 것은 아니다. 대부분의 경우는 수술을 해 완쾌하는 것이 보통이며 일부 복잡한 기형들만 문제가 된다. 그런데 1980년대 초에는 의료보험이 없는 경우도 많았지만 수술 비용도 무척 비쌌다.

　카터 미국 대통령이 1970년대에 한국을 방문해 심장병 어린이를 미국으로 데리고 가 수술해주고 한미재단이 한국의 심장병 어린이를 미국으로 보내 수술을 해줬다. 1980년대 초 한국에도 심장재단이 발족돼 선천성 심장 환자들을 거의 무료로 치료해 줬지만 혜택을 받지 못하는 사람들도 많았다.

　당시만 해도 선천성 심장질환을 제대로 진단하고 치료하는 병원은 세브란스와 서울대병원 두 곳 뿐이라고 해도 과언이 아니었다. 따라서 지금은 정년퇴임한 서울대 윤용수 선생님과 나는 초창기 선천성 심장 환자를 보면서 자주 얼굴을 맞대고 의논했다. 그러다보니 지방의 환자들이 서울로 몰렸고, 그 중 많은 경우 제대로 진단받을 비용이 없어서 발을 굴렀다.

어떤 할아버지는 손자를 데리고 외래를 방문했는데 진단비가 모자란다고 하소연했고, 또 급히 수술을 해야 한다고 하면 입원, 치료비가 부담돼 망설이는 경우도 많았다. 당시만 해도 병원의 환자 관리 체계(비용 문제)가 다소 허술한 데도 있어서 초음파 등 진단을 무료로 해주기도 했다. 그러면 나중에 달걀을 몇 줄 가져와서 고마움을 표시한 보호자도 있었다.

그러나 입원하고 수술하는 경우는 조금 달랐다. 특히 시간을 요하는 환자는 심장재단의 도움을 기다릴 시간이 없는 경우도 많아 애를 태우기도 했다. 심장재단 뿐 아니라 개인조합 등 여러 단체에서 도움의 손길을 줬지만 워낙 환자가 많았다. 당시는 출산율이 높아 1년에 약 6000명의 선천성 심장 환자가 태어나는 것으로 추정됐다. 여기에다가 그때까지 수술을 받지 못해 적체된 환자까지 합하면 몇 개 병원이 감당하기에는 어려움이 많았고, 도와주는 손길도 턱없이 부족했다.

한 번은 5살 아이의 심실중격수술이 성공적으로 끝났다. 그래서 퇴원 권고를 했는데도 환자의 아버지는 좀 더 있겠다며 퇴원을 하지 않았다. 알고 보니 퇴원 수속을 할 돈이 없었던 것이다. 나는 상담사를 통해 여러 군데로 도움을 청해봤으나 이미 수술을 마친 환자에게 도움을 주는 곳은 없다는 대답뿐이었다.

회진을 돌고 외래로 돌아오다가 환자의 아버지를 만났다. 그는 미안한 표정으로 "죄송합니다. 잘 치료해주셨는데…" 하는 것이었다. 나는 "죄송하긴요. 그런데 저 같으면 도망가겠는데요" 하고 무심코 한 마디 던졌다.

다음날 아침 회진을 도는데 환자가 없어졌다. 옷은 그대로 있는데 환자와 아버지가 보이지 않았다. 오후가 돼서야 환자가 환자복을 입은 채로 병원을 빠져나간 것을 알 수 있었다. "나 같으면 도망가겠는데…" 한 마디가 용기를 준 것일까? 불쾌하기보다는 왠지 기분이 좋았다. 나중에 알았지만 돈을 안 내고 줄행랑(?) 치는 환자가 꽤 있어서 당시 병원에는 도주 환자를 찾아내 병원비를 받아내는 전담 팀까지 있었다. 이 팀들이 찾아봤지만 허탕을 쳤고, 나는 "찾아도 받아낼 돈이 없을 것 같으니 그대로 두면 어떠냐"고 했다.

**퇴원하래도 안 나가고 뭉그적거리는 환자가 있었다.
알고보니 수술비 낼 돈이 없다고. 지나는 길에 "나 같으면 도망간다"고
슬쩍 한 마디 던졌더니 아뿔싸, 다음 날 환자와 아버지는 사라지고…**

그리고 몇 년이 지난 뒤 무교동의 술집에 갔다. 그 당시엔 큰 홀이 있고, 무대에서 가수가 노래를 부르는 스타일의 술집이 많았다. 술집의 화장실에 가면 남자들이 소변을 보는 뒤에서 향수를 뿌려주고 팁을 받는 사람들이 있었는데 나는 그것을 매우 싫어했다. 소변을 보는데 뒤에서 건드리는 것도 그렇고 향수 냄새 또한 역겨웠으니까. 그런데 내가 화장실에 갔는데 웬일인지 내게 서비스(?)를 해주지 않는 것이었다. 내가 싫어하는 것을 미리 알 리도 없는데…. 싫어하는 일도 나만 안 해주니 다소 서운(?)하기도 했다.

그런데 자리로 돌아오니 시키지도 않은 안주와 술 1병을 웨이터가 가져다줬다. 어느 사람이 서비스로 보냈다는 것이다. 그리고 그곳에서 몇 년 전 소리 없이 병원에서 사라진 아이의 아버지를 만났다. 그는 "죄송하다"며 "그동안 신촌 근처를 지나가기만 해도 무서웠고 외래에도 갈 수 없었다"고 했다.

나는 "이제 당신을 알아보는 사람도 없고, 아이의 상태가 어느 정도인지 봐야 하니까 걱정말고 병원에 오라"고 했다. 그 아이는 지금 30세가 넘어서도 가끔 나를 찾는다. 자신의 부인, 아들과 함께…. ✚

Episode 110
의사는 가족이, 검찰은 본인이 좋다?

가족에게 '외계인'으로 통했던 시절

지금은 다소 상황이 달라졌지만 "의사는 가족이 좋고 검사는 본인이 좋다"는 얘기가 있다. 건강보험이 완전히 실시되기 전만 해도 병원의 수입은 좋았다. 개인 병원을 하는 의사들은 하루 종일 환자를 보느라 고생을 해서 지치고, 대신 돈을 쓰는 쪽은 부인과 자식들이었다. 검사는 젊어서부터 '영감님' 소리를 들으며 각 지방에서 권력의 상징으로 대접을 받지만 봉급이 많은 것은 아니어서 그런 얘기가 있었던 것 같다.

나는 전공의 시절 그리고 전임강사 시절이 어떻게 지나갔는지 기억이 거의 없다. 그만큼 휴일이고 밤도 없이 매일매일을 보냈다. 우리 집사람은 그 시절을 이렇게 회상한다. 전공의 시절 한 달에 한두 번 집에 들어오는데 밀린 잠을 자느라 정신이 없고 어린 애들이 울기라도 하면 신경질만 냈고, 그나마 한밤중에 들어왔다가 새벽에 다시 나가버리니 애들이 어쩌다 아빠를 보면 낯설어 울거나 물끄러미 쳐다만 봤다고…

소아과를 전공한다면서 아이가 이가 났는지, 걷기 시작하는지, 말은 하는지 전혀 무관심했다고 한다. 심지어 어떤 때는 섭섭해 "아이를 혼자 낳았냐"고 투덜대도 들은 척도 하지 않았다고도 한다. 어쩌다 아이가 아프다고 하면 "열나고 설사한다고 죽는 아이 아직 못 봤다"고 매몰찬 소리를 하기나 하고….

한 번은 아이가 설사를 심하게 하다 탈수 상태가 돼 나에게 연락을 시도했지만 핸드폰이 있는 시절도 아니어서 연락이 안 됐고 집사람이 혼자 아이를 병원에 입원시킨 일도 있었다. 아버지라는 사람이 만 하루가 지나서야 나타나서는 미안한 듯 "아이가 많이 아팠나 보구나"라고는 다시 사라져 버려 어처구니 없었다고 한다.

**소아과 전공의가 자기 아이들은 어떻게 크는지 알지 못할 정도로 바빴지만,
도약을 위해서는 등에서 흐르는 식은땀도 못 느낄 정도가 돼야…**

전공의 시절이 지나고 교수직에 올랐으나 그 시절이 내게는 더 부담이 컸다. 논문을 내야 하고 선진국에 뒤져서는 안 된다는 강박관념 탓에 이 시절이 내가 일생에서 공부를 가장 많이 한 시절인 것 같다. 그러니 자연스럽게 계속해서 일요일이고 밤이고 없었다. 아이들이 유치원에 다니는지 초등학교에 들어갔는지 전혀 관심이 없었으며, 가족에게 나는 완전히 '외계인'이었다고 한다.

나만 그랬던 걸까? 어찌 보면 전공의 시절 그리고 조교수 시절까지 의사의 10여년은 가족들에게는 잃어버린 세월이기도 했으리라. 그러다보니 요즘엔 집사람이나 딸들의 새로운(?) 면을 보는 것도 같다. 30년 이상을 살았는데도 잘 모르겠다고 하면 집사람은 "그건 젊었을 때 그만큼 가족에게 관심이 없었기 때문"이라고 반박한다.

어느 분야나 마찬가지로 도약을 해야 하는 시기는 긴장과 힘든 일의 연속이다. 더구나 의학은 생명을 다루기 때문에 잠시도 방심할 수 없는, 등에서 흐르는 식은땀도 느끼지 못하는 시기를 모든 의사들이 겪는다고 생각한다. +

Episode 111
차라리 수술을 안했더라면…

돌아보면 안타까운 그때 그 환자들

의료계에 몸담고 있다 보면 가슴 아픈 사연들을 많이 만난다. 내가 치료한 아이 중 15년이 지난 지금도 눈에 선하게 떠오르는 아이가 있다. "선생님, 주사 아프지 않게 놔 주세요"라며 눈물을 글썽이던 3살난 어린아이의 그 눈동자…. 이 아이는 생후 9개월에 심실 중격 결손증으로 수술을 받았다.

2세 미만에서는 크기가 큰 중격 결손도 수술을 하면 좋아지는 것이 상례인데, 이 아이는 이미 폐혈관까지도 이상이 와 있는 상태였다. 수술 전 검사소견에서 심한 폐혈관 고혈압이 있는 것으로 확인됐지만 나이가 어리고 그대로 두면 100% 사망하게 되니 수술을 하면 그래도 희망이 있다는 판단 아래 수술을 권했다.

그러나 수술 후 계속되는 심부전증으로 사흘이 멀다 하고 입원 치료를 받았다. 나중에는 주사바늘을 찌를 데가 없어서 손등, 손목에서도 혈관을 찾아야 할 정도였다. 결국 수술 3년 만에 고생만 하다가 저 세상으로 떠났다. 나는 지금도 생각한다. 차라리 그대로 두었다면 사망 전 고통을 줄일 수 있었을 텐데….

나와 20여 년 전부터 여행을 함께 다녔고 골프도 거의 매주 함께 했던 학교 선배이자 과 선배이신 분이 암, 그것도 췌장암 진단을 받으셨다. 내가 대학병원에 있으니 그 분은 나와 의논했고 나는 주치의를 정해 드렸다. 예후가 나쁘다는 췌장암이지만 그 분야의 의사에게 물으니 "치료만 잘 하면 괜찮아진다"고 말했다.

**주사바늘 찌를 곳이 더 없을 정도로 주사를 많이 맞은 3살 어린이부터,
고통에 방바닥을 긁을 정도로 수술 후유증에 시달린 선배까지.
의사는 최선을 다했지만 그 결과는…**

종합병원을 찾는 환자들은 항상 느끼겠지만, 이 선배는 자신도 의사이고 선배이면서도 담당의 앞에서 터놓고 질문을 못하고, 알고 싶은 게 있으면 나를 통해 묻곤 했다. 그 분은 투병 의지가 매우 강했다. 원래 성격이 차분한 데다 법 없이도 살 분이었다. 수술 후 퇴원하고도 매일 여의도 주변을 부인과 함께 걸으며 운동을 계속해 나갔다.

그 사이 나는 미국으로 건너가 있었는데 어느 날 연락이 왔다. 다시 입원을 하셨다는 것이다. 이번엔 지난번에 수술을 한 뒤 담도가 막히면서 염증이 와서 다시 수술을 해야 한다는 것이었다. 다시 수술을 받았지만 상태는 좋아지지 않았다. 주치의에게 통증이 심하다고 하면 "수술을 하면 다 그런 것"이라는 퉁명스런 대답만 돌아왔다.

결국 얼마 못 가 돌아가셨는데 원인은 수술 뒤 생긴 염증에 따른 패혈증이었다. 통증이 얼마나 심했는지 돌아가신 뒤 밑에 깔았던 자리를 치우니 고통을 혼자 참느라고 손톱으로 긁은 자국이 바닥 여러 군데에서 발견

됐다고 한다. 이 분은 암 진단을 받고 바로 둘째 아들의 결혼식 날짜를 급하게 잡았다. 결혼식이라도 보시고 가겠다는 심정에서. 그러나 결혼식을 바로 눈앞에 두고 세상을 떠나셨다.

　함께 여행을 다니던 분들은 모두 의사 분들이었다. 우리는 지금도 가끔씩 말한다. "그때 차라리 수술을 안 했더라면 좀 더 오래 살아 아들의 결혼식도 볼 수 있었을 것이고 고통도 훨씬 적었을 텐데"라고… +

Episode 112

진찰대 위에 회칼 꽂은 남자

돈 뜯어내려다 특진비 두배 낸 보호자 이야기

　미국이나 일본, 특히 일본에서는 환자가 사망하면 그 원인이 무엇이든지 먼저 의사에게 수고했다고 인사한 뒤 변호사를 선임하고 고소를 한다. 우리나라처럼 고함치거나 행패를 부려서 기선을 제압하려는 시도는 보기 어렵다. 어떤 방식이 더 무서운지는 모르겠다. 선진국에선 의료 사고 전담 변호사들이 수단과 방법을 가리지 않고 소송을 벌여 승소하는 경우가 많고, 엄청난 액수를 감당해야 하는 의사들은 의료사고 보험에 반드시 가입한다.

　지금은 조금 나아졌지만 10여 년 전만 하더라도 상황은 지금과 많이 달랐다. 어느 산부인과 여의사는 환자가 사망하자 유가족들이 시신을 둘러메고 병원에서 시위하는 것도 모자라 병원과 집을 점령하고 난리를 피우는 것을 견디지 못해 자살한 사건도 있었다. 또 모 대학병원의 소아심장 전문의는 폭력배까지 동원해 괴롭히는 것을 견디다 못해 미국으로 몇 개월간 피했던 사건도 있었다. 법으로 해결하라고 하면 "법 좋아하네"라며 마이동풍이었다. 기물 파손 및 폭력으로 경찰을 불러도 속수무책이었다.

내가 조교수 시절 때 일이다. 일요일 저녁 선배 교수님으로부터 전화를 받았다. 잘 아는 사람의 아이인데 심장 부전증이 있어 응급실로 왔으니 직접 봐달라는 것이었다. 환자를 살펴본 결과 심부전 증세가 매우 심해서 환자 부모들에게 자세히 설명했다. "지금 상태가 아주 위독합니다. 조금 늦은 것 같습니다. 치료를 해도 살아날 확률이 매우 낮습니다." 보호자의 동의와 애원으로 집중 치료실에 입원시키고 치료를 했지만 이틀이 지나 사망했다.

**치료가 어렵다는 데도 애걸복걸해 입원시켜 줬더니
환자가 사망하자 삼촌이라는 사람이 찾아와 칼을 내 책상에 꽂아.
과거에 비슷한 경험 없었다면 아마도…**

지금도 잊히지 않는 화요일 아침…. 외래에 있는데 병실에서 전화가 왔다. 그 아이의 삼촌이란 사람이 난리를 피우는데 말리는 사람의 따귀를 때리고 기물을 파손하고 있다는 것이었다. 나는 어이가 없었다. 한 시간쯤 지났는데 그 삼촌이라는 30대 남자가 내 방 문을 거칠게 열고 들어와서 "당신이 주치의야? 애 죽여 놓고 여기 앉아 있어?" 하면서 주머니에서 칼을 뽑더니 책상 위에다 꽂는 것이었다. 고등학교 때 비슷한 경험을 하지 않았다면 나는 아마 자지러지게 놀랐을 것이다.

내가 "당신이 삼촌이라고? 당신을 본 적이 없는데 이제 나타나서 난동이야? 그리고 칼을 뽑아? 당신이 삼촌이라도 아기 부모와 함께 왜! 무슨 유치한 짓이냐"고 하자 그 사람은 "너 정말 죽어 볼래?" 한다. 이건 정말로 유치한 공갈 협박이었다. 그동안 별 사람들을 다 봤지만, 일요일 밤에 환자를 데려와 치료가 힘들다는 설명까지 했는데도 부탁해 입원한 사람들이 정말 말도 안 되는 억지를 부리는 경우였다. 내가 강하게 나가자 보호자라는 사람들은 병원장실로 쳐들어갔고, 그래도 소용이 없자 결국 내게 다시 찾아와 특진비를 빼 달라고 요구했다.

나중에 안 일이지만 그 환자의 아는 사람 중에 원무과 직원이 있었고 그의 코치(?)로 돈을 좀 받아내 보려고 시도했다고 한다. 나는 퇴원장을 가져 오라고 해서 보통 100% 부과하는 특진비의 상례를 깨고 200%를 부과했다.

지금은 의사가 잘못을 감출 수 있는 시대가 아니다. 언론에서는 환자 사망 등으로 문제가 생겼을 때 의사들이 감추려고 하면 알아낼 방법이 없다고 말하는 것이 보통이다. 그렇기 때문에 환자나 보호자들이 법으로 불가능하다고 생각하고 법을 따르기 이전에 병원이나 의사를 상대로 악을 쓰는 것이다.

그러나 일부 양심을 파는 의사를 제외하고 적어도 대형 병원, 대학 병원 등에서는 사망 원인을 조작하는 일은 있을 수 없다. 간호사와 다른 의사들의 감시(?)의 눈이 도처에 있으며, 양심에서 벗어난 행동을 방관하지만은 않기 때문이다. ✢

Episode 113

'맥주병 환자' 신고 질주한 구급차

정말로 응급환자 운반했는지 확인하는 시스템 만들어야

　나는 밤 12시 통행금지가 시행되던 때 군 복무를 했다. 밤 12시가 넘으면 경찰이나 구급차 외에는 누구도 마음대로 다닐 수가 없었다. 교통지옥이라는 말도 없었고, 길이 막힌다는 건 상상도 못하던 시절이었다.
　당시 우리 의무대에는 군의관 여러 명이 있었는데 그 중에 대학 선배 한 사람이 술을 무척 좋아해서 우리는 자주 술을 마셨다. 그런데 술을 마시다 보면 12시를 넘기는 일이 많았고, 그때마다 우리는 군 응급차를 이용하곤 했다. 한밤중에 아무도 다니지 않는 길을 달리는 기분도 괜찮았다.
　당시 119 구급대는 없었고 병원의 구급차도 적었다. 말이 구급차였지, 규모나 시설은 형편없었다. 그런데 교통이 전혀 막히지 않으니 응급 환자를 빨리 옮기는 데는 문제가 없었다.
　한국이 경제적으로 크게 발전하면서 병원도 대형화되고 그에 따라 구급시설과 응급차도 많이 늘어났다. 교통은 복잡하고 응급을 요하는 환자도 많아지니 소방서에 '119'라는 전화번호로 국민의 질병 관리를 비롯한 여러 문제를 해결해주는 시스템이 생겨났고, 민간 응급차 그리고 병원의 구급차도 대형화됐다.

> **구급차가 뒤에서 달려와 비켜주려니 서두르던 구급차가 내 차를 받아.**
> **"전화번호 줄테니 연락하라"는데도 핏대를 올리는**
> **구급차 운전자에게 "어떤 환자길래…"라고 따지니**

전국적으로 교통이 막히다 보니 응급차는 양보를 받아 달릴 수 있게 하는 법이 적용됐다. 그러나 워낙 교통지옥이다 보니 응급차가 빨리 가는 데 문제가 많다. 얼마 전 TV를 보니 응급차가 사이렌을 울려도 운전자들이 잘 비켜주지 않는다면서 응급차에 카메라를 달아 경찰이 이를 철저히 단속하기도 했다는 보도가 나왔다. 응급환자는 일분일초가 급하기에 당연히 모든 차량들이 양보를 해야 한다.

내가 환자를 보려고 신촌에서 영동의 병원으로 가던 중 뒤에서 사이렌을 울리며 달려오는 응급차에게 비켜주려다 그 응급차가 무리하게 옆으로 튀어나오면서 내 차와 충돌한 적이 있었다. 그러자 응급차 운전자가 내려서 내가 응급차를 막아서는 바람에 사고가 났다며 큰소리를 쳤다. 어이없던 나는 내 전화번호를 주면서 어서 환자를 병원으로 데려가고 나중에 연락하라고 했지만 사고 문제를 계속 추궁하는 것이었다.

화가 난 나는 "도대체 어떤 환자냐"면서 "나도 의사인데 좀 보자. 급한 환자라면서 이럴 시간이 있느냐"며 응급차 뒷문을 열고 들여다봤다. 황당하게도 환자는 없고 온통 맥주 박스가 실려 있었다.

요즈음 내가 의사여서 주의 깊게 보니 ○○정신과, ○○피부과 등을 써 붙인 응급차도 눈에 띈다. 미국의 경우 의사에게는 앞에 의사라는 표시를 해주고 응급차 같은 대우를 해준다. 그리고 더 급한 환자는 헬리콥터도 쉽게 이용해 이송할 수 있다.

  이제 응급차에 대한 규정도 선진화돼야 한다. 정말로 응급 환자를 이송했는지 병원에서 확인을 받아두는 제도 등 말이다. 그래야 일부지만 다른 용도로 교통질서를 무시하고 달리는 가짜(?) 구급차의 횡포를 막아 교통질서도 지키고 위급한 환자를 이송하는 일도 더 쉬워지리라 본다. ✚

Episode 114

대통령 이야기

"얻다 대고 반말이야!" 고함친 경호실장

언젠가 나라를 호령하던 대통령 두 분이 죄수복을 입고 법정에 선 장면이 TV를 통해 방영됐을 때 이를 본 많은 사람들은 "대통령으로서 당당한 모습은 없고, 오히려 가련한 생각이 든다"는 얘기들을 했다.

이들은 그나마 재판만 받았지만 그들이 나라를 호령하던 시절, 반대파에 섰던 장군들이 잡혀가기도 했다. 취조실에 들어가기 전에 장군복 대신 계급장 없는 남루한 옷을 입히고 온갖 고문을 했다고 하니 이를 당한 사람들의 치욕과 고통은 상상이 안 될 것이다.

의복이 날개라고 했다. 의복에 따라 사람들이 달리 보인다. 정장을 하고 근엄하게 보이는 사람도 남루한 의복을 입으면 그 위상은 하늘과 땅 차이다. 직업에 따라 갖춰 입는 군복, 간호복, 의사가운, 법복은 입으면 멋있고 근엄하게 보이지만 환자복, 죄수복을 입으면 얘기는 달라진다. 큰 질환 없이 검사를 받으려고 환자복을 입은 사람들도 한결 같이 자신의 모습이 마치 환자같이 느껴진다고 하니…

한 20년 전 나는 눈 부상으로 입원한 일이 있었다. 평소 의사 가운을 입고 다니지 않았으므로 당시 병실에 근무하던 간호사들은 환자복을 입은 나를 당연히 알아보지 못했다. 도움이 필요해 벨을 눌러 간호사에게 요구사항을 이야기 했더니 "그런 사소한 일로 부르지 마세요. 우린 무척 바쁜 사람들이니까요" 하며 뒤도 돌아보지 않고 나갔다. 나중에 내가 누구인지 알고 나서 얼굴을 못 들던 그 간호사… 환자복을 입으면 다 만만해 보여서 그랬는지 여하튼 어이없는 일이었다.

30여 년 전까지만 해도 의사들은 그들의 권위를 내세웠다. 주임교수가 그 과에서는 신과 같은 존재라고 해도 과언은 아니었다.

일주일에 한 번 주임교수 총회진이 있는 날, 그 뒤로 교수, 전공의, 학생들이 따라서 도는데 회진을 도는 인원이 만만치 않았다. 그 당시 병원 6인실에는 앞문과 뒷문이 있었는데 주임교수가 환자를 다 보고 뒷문으로 나갈 즈음 뒤쪽의 전공의 학생들이 앞문으로 들어가고 있는 웃지 못할 광경도 흔했다.

이 당시에는 50~60대 교수들이 환자에게 무심코 반말 비슷하게 하는 경우가 있었다. 소아과 교수 한 분은 갓을 쓴 노인이 데리고 온 손자를 보고 "아 그놈, 뉘 집 자식인지 참 잘생겼다"라고 했다가 노인에게 법도도 모른다고 혼이 나서 진땀을 흘린 일도 있었다.

한번은 당시 대통령이 입원을 했는데 회진을 돌면서 대통령에게 "아, 많이 좋아졌네. 곧 퇴원해도 되겠네!" 하고 병실을 나서는데 뒤따라 나온 경호실장이 "얻다 대고 반말이야. 이 새끼야" 하며 정강이를 차는 바람에 푹하고 쓰러지고 나서 며칠 병원을 나오지 못했다고 한다. 그 후에도 말투는 여전했다고 하니, 버릇고치기가 어렵긴 어려운 모양이다. ✚

Episode 115
일주일 내리 잠못자면 이런 증세가…

머리가 깨질 듯이 아파 잠들려 해도 눈만 멀뚱멀뚱…

1년차 전공의는 어느 과든지 전문의가 되는 과정에서 가장 힘든 시기라고 생각한다. 나는 군대를 다녀와 전공의를 시작했기 때문에 더욱 힘들었다. 우리 학년이 졸업할 때는 미국으로 갈 수 있는 길이 막힌 시대였으므로 군 제대 후 국내에서 전공의를 하는 의사들이 많았다.

내가 1년차일 때 군대를 다녀와서 함께 소아과를 했던 우리 동기 4명은 가급적이면 집에 안 가고 함께 당직을 서는 날도 많았다. 군대를 안 가고 졸업 직후 바로 전공의를 시작했던 우리 동기들이 4년차였으므로 우리는 더 조심스러웠다.

전공의 과정은 군대의 계급 서열보다 더 무서웠다. 당시 우리 과는 안 그랬지만 대개는 1년차 전공의가 회진을 위해 오후 5시경 회진 준비를 하고 기다려도 4년차 전공의는 병실에 내려오는 시간이 제멋대로였다. 밤 11시나 12시에 내려와서 회진을 도는 등 정말 못된 전공의도 있었다. 일반인들은 그 이유를 이해하지 못할 것이나 소위 폼도 잡고 1년차들을 길들인다는 인식도 있었다. 뿐만 아니라 당시에는 1년차가 환자를 위한 모든 일을 다 했고, 2년차만 돼도 일선에서 일하는 법이 없었다.

　7월이 되면서 점차 일에 익숙해지기 시작했다. 1년차 5명 중 1명이 폐결핵으로 집에서 당분간 쉬게 됐다. 그런데 우리 과 교수가 무의촌 담당 교수가 되면서 또 1명이 무의촌 진료로 빠졌다. 그리고 며칠 뒤 원인 불명의 고열로 다시 1명이 입원했고 이어서 심한 복통으로 또 1명이 입원해 나 혼자 남게 됐다. 당시 교수들이 일곱 분이 있었는데 반드시 1년차가 회진을 담당해야만 했다. 지금 같으면 그런 일은 있을 수가 없지만 당시만 해도 혼자 남은 내가 밤에는 응급실 환자, 낮엔 입원 환자를 혼자 다 봐야 했다.

일주일 동안 한잠도 못 잤는데 왜 잠은 안 올까?
수면제 맞고 안경을 깨뜨리면서 졸도하듯
잠든 뒤 24시간이 지나 깨어보니, 이럴 수가…

　아침에 회진을 도는데 교수들이 나를 기다리는 경우까지 생겼다. 하루를 꼬박 새고 나니까 다음날 오후에는 졸음이 밀려 왔다. 이런 현상은 다음날까지 계속됐다. 3일째가 되자 오히려 머리가 맑아지는 듯했다. 그리고 5일째 아침에 환자에 대한 설명을 하는데 "바리움으로 환자 장을 꼬이게 했습니다"라는 발표를 했다. 의도와는 다르게 말이 헛나온 것이었다. 주위 의료진이 놀라는 것은 당연했다. 그리고 6일째가 되자 머리가 심하게 아파왔다. 식사도 할 수 없었다.

　그리고 다음날 나는 교수 한 분과 회진을 도는데 환자에게 교수가 설명을 해주는 도중에 서서 자다가 들고 있던 차트를 떨어뜨렸다. 놀란 그 교수가 "무슨 일이냐"며 물은 뒤 진상을 알고는 올라가서 자게 했는데 누워도 머리만 띵할 뿐 잠이 오지 않았다. 입학 동기인 2년차가 수면제 주사를 놓아줬는데 반도 들어가기 전에 책상에 얼굴을 부딪쳐 안경을 깨뜨린 채로 그대로 잠이 들더라는 것이다.

   잠에서 깨어나니 머리가 깨지는 듯 아팠다. 창밖을 보니 해가 지고 있었다. 그런데 밑이 축축해서 바닥을 보니 온통 젖어 있었다. 다음날 저녁이었고 오줌을 침대에 싸면서 24시간이 넘게 잠을 잔 것이었다.

   범인을 수사할 때 잠을 안 재우는 것이 얼마나 무서운 고문인가를 느끼게 해준 사건이었다. 그나마 정신없이 일을 하면서 7일간 꼬박 새웠는데도 그 정도인데 움직이지 못하게 세워놓고 밤을 새우게 한다면 아마도 누구나 차라리 죽고 싶을 것이다. 그리고 그 밤을 꿀맛 같이 보내고 다음날 나른한 상태에서 정신은 맑아졌다. 그런데 지난 7일간 내가 한 일이 정확하게 기억나지 않는 것이다. 나는 겁이 났다. 내가 환자를 보는데 무슨 실수한 것은 없을까? 이 얼마나 위험한 일인가! 이런 경험이 훗날 전공의 시스템을 바꾸는 데 큰 계기가 됐다. ✤

Episode 116
의사 엉덩이 주무른 그녀

수술실 한켠에 또다른 긴장감이…

 롱우드 애비뉴. 보스턴의 하버드 의대 부속 아동병원이 있는 거리 이름이다. 1985년 1년간 가 있던 곳. 처음 보스턴에 도착한 시기가 가장 추웠던 겨울이어서 그랬는지 모르지만 썰렁하고 유럽풍의 낡은 건물이 하얀 눈에 덮여 있고, 거리는 좁고 음산한 느낌을 주는 등 첫인상은 그리 좋지 않았다.
 말은 잘 안 통하고 그나마 한 6개월이 지나면서 눈치만 늘어 남이 웃으면 함께 웃는 수준까지는 갔다. 나를 초대한 소아심장병리 담당 교수 부부와 스페인에서 온 나와 같은 신세의 의사 넷이서 소아심장 구조학을 공부했는데, 6개월이 지나자 임상 상황이 알고 싶어졌다. 그래서 심장병 환자가 수술을 하다 사망하면 심장을 갖고 우리 방에 와 사망 원인을 함께 규명하던 유명한 심장외과 의사에게 부탁해 심도자 검사실로 이동을 했다.
 오전에는 심장검사실에서 공부를 하고 오후에는 원래 위치로 돌아오곤 했다. 임상검사실과 병실을 오가며 느낀 것은 '역시 하버드'란 느낌이

온다는 것이었다. 우리나라에서는 생각도 못할 정도로 환자의 상세한 기록, 즉 병력, 심초음파 기록, 심도자 기록, 수술 기록, 병리 기록이 있었고, 사망했다면 부검 기록까지 한 눈에 볼 수가 있었다.

밖은 조용한 거리. 그러나 병원 안은 미국 각지에서 온 환자들로 넘쳐났다. 검사실에 간 지 두 달이 지나서부터 가끔 조수를 섰다. 앞에 주치의가 서고 그 옆에 조수, 그리고 나는 주치의 앞에 서는데 간호사들은 마취과에서 1명, 검사실 근무자가 3명 정도 검사실에 들어왔다. 기기를 건네주는 등 보조 이외에도 의사의 땀이 떨어지지 않도록 도와주는 것도 간호사들의 큰 일 중의 하나였다.

어느 날 조수를 서고 있는데 한 간호사가 나에게 와서 땀을 닦아줬다. 보통 이마의 땀을 거즈로 닦아주는 것이 보통인데, 한참 긴장해 환자에 집중하고 있다 보니 이 간호사가 내 잔등까지 닦아 주고 있었다. 그런데 조금 있으려니 맨손으로 내 양 엉덩이를 쓰다듬고 있었다.

보통 검사실의 환자가 누워 있는 테이블은 우리의 허리 위에까지 올라오기 때문에 엉덩이 쪽은 남에게 보이지 않는다. 더구나 내가 벽 쪽에 서 있고 모든 행위는 앞의 주치의가 있는 곳에서 이뤄지기 때문에 내 쪽에는 아무도 없었다. 지금이라면 이건 성추행이지만 그 당시 싫지는 않았다. 그러나 앞에서 눈치챌까 봐 조마조마했다. '그만두라'고 소리칠 수도 없고 몸으로 뿌리칠 수 있는 상황도 아니고…. 한 10여분이 하루 같이 길게 느껴졌다.

검사가 끝나고 휴게실에 있는데 그 간호사가 들어오면서 의미심장하게 웃는다. 그런데 전형적인 영국계 사람들에서 볼 수 있듯 온몸이 검은 점과 털로 싸여 있었다. 아무리 얼굴이 괜찮은 여성이라도 징그러웠다. 나는 서투른 영어로 "무슨 짓거리를 한 거야"라고 소리치며 방을 나섰다. 오드리 헵번 같은 미인이었다면 얼마나 좋았을까? +

Episode 117
미국에서 수갑차고 횡재한 나

"손댔다"는 이유로 경찰은 다짜고짜 수갑을 채우고…

1984년 소아 심장학을 공부하려고 미국 보스턴으로 갔다. 영어도 잘 못하는데 미국 생활을 시작하니 모든 일이 스트레스였다. 다행히 누나가 하버드 의대 교수로 있어서 집을 구하는 문제는 해결됐지만 두 딸을 초등학교와 유치원에 입학시키는 일, 교장과의 면담 그리고 전화, 가스, 전기 연결하는 일들을 모두 전화로 해야 하는데 영어가 잘 들리지 않았다.

병원에 가서도 완전히 꿀 먹은 벙어리였다. 영어를 못한다고 피하는 성격은 아니지만 들리지 않으니 꼼짝할 수가 없었다. 두 달 정도 지나자 보스턴 지역 소아 심장학 컨퍼런스에서 환자에 대한 설명을 나보고 하란다. 지정된 환자의 차트를 보는데 왼손으로 흘겨 쓴 글씨를 알아볼 길이 없다. 과장 비서의 도움을 받아 정리를 하고 컨퍼런스 시간에 그대로 읽었는데 내 발음이 이상해 알아듣지를 못한다. 그 다음 주부터는 인쇄를 해 나눠주고 읽는 것으로 위기를 넘겼다.

이런 상황에서 과감(?)하게 나 혼자 중고차 회사에서 자동차를 구입했는데(미국의 중고차 판매상들은 사기꾼 수준이다) 구입 후 일주일 정도 지나면서부터 문제가 생기기 시작했다. 판매업소에 가져다주면 수리했다고 찾아가라지만 다시 고장나는 일이 반복됐다. 화가 난 나는 차를 팔았던 담당 직원을 찾아갔다.

그러나 그는 차를 팔 때와는 다른 태도로 고장 문제는 서비스 파트에 가라며 상대도 안 해줬다. 그러고는 자리를 떠나려 해서 "당신이 차를 팔 때 문제가 있으면 해결해 주겠다고 하지 않았느냐"며 어깨를 잡았는데 그가 넘어지고 말았다. 한 5분도 안 지났는데 경찰이 들이닥쳤다. 경찰 두 명이 다가오더니 두 발 벌리고 두 손을 책상 위에 올리란다. 그리고 수갑이 채워지고 영화에서만 보던 경찰차 뒤에 밀어 넣어졌다.

**사기 친 중고차 판매인의 어깨를 잡았더니 얼씨구,
그는 바닥에 나뒹굴고 출동한 미국 경찰은 사지를 벌리라더니
영화에서처럼 나를 경찰차에 밀어넣고…**

눈앞이 깜깜해졌다. 말도 잘 안 통하는 미국에서 체포되다니…. 출발을 하면서 경찰관이 "어느 나라 사람이며 직업이 뭐냐"고 묻는다. 나는 의사고 보스턴 아동병원에 공부하러 와 있는 한국인이라고 하자 그는 차를 세우면서 "삼촌이 한국전에 참전한 일이 있어 한국에 대해 들은 바가 많다"며 "그런데 당신은 미국 사회를 모르는 모양인데 미국의 프로팀 감독들은 화가 나도 뒷짐을 지고 언성만 높인다"고 했다.

손을 대면 폭행죄가 성립되기 때문이라고 설명하며 그 경찰관은 "사기성이 많지만 중고차 판매상들에게 절대 손은 대지 말라"며 "처음이고 몰라서 한 일이니까 풀어준다"면서 돌아가라고 했다. 금방 다시 돌아온 나를 보고 놀라는 그 직원, 이번에는 친절하게 안내해서 차를 완전하게 수

리받을 수 있었다.

그 후 며칠이 지나 신호등 앞에 서 있는데 뒤차가 와서 부딪혔다. 보험회사에 가서 수리비를 책정 받았다. 그 당시 미국의 자동차 보험은 두 가지가 있었다. 하나는 보험회사가 지정하는 회사에 가서 수리하고 돈은 보험회사에서 직접 지불하는 것이고, 두 번째는 보험회사로부터 내가 직접 비용을 받아 공장을 찾아가 수리하는 방법이었다.

나는 두 번째 방법을 택하고 오는 길에 집 앞에 있는 공장에 차를 맡겼다. 그런데 한 밤중에 전화가 왔다. 무슨 말인지 알아듣기가 어려웠는데 뭔가 보험료 책정이 잘못됐다는 말, 그리고 다시 수정할 수 없겠냐는 내용 같았다. 나는 영어가 안 되니까 "노(No)"만 연발했다. 그리고 다음날 일찍 차를 맡겼던 공장에 가서 보험회사에서 준 수표를 보자고 하자 주인이 당황하면서 모든 수리는 물론 내부 정리와 외부 칠까지 다 해준단다. 나는 우선 수표를 보자고 우겼는데 수리비에 0이 하나 더 매겨져 있었다. 보험 회사의 착오였던 것이다.

보험회사에는 미안했지만 생전 처음 그리고 이국에서 수갑을 찼던 억울함이 상쇄되는 것 같았다. +

Episode 118

'노래하는 나체男'에 꽂힌 일본女

서먹하던 병원에서 노래 발표 뒤 '원조 욘사마' 되고…

1982년 전임강사가 되자마자 지금은 작고하신 흉부외과 선생님의 권고로 아무 준비 없이 일본 심장혈압연구소로 연수를 갔다. 병원에서 내준 기숙사에서 묵으면서 직접 의식주를 해결했는데 문제는 언어였다. 일본어 철자 하나 배우지 않고 갔으니….

그 시절만 해도 서울과 비교해서 시설이나 경제에 있어 차이가 날 때였다. 방에 붙어있는 조그만 화장실에 수도꼭지가 하나 있는데 처음에는 그곳에서 빨래와 목욕을 해결했다. 그러나 한계가 있었다. 어차피 마켓도 다녀야 하고, 그래서 처음 간 곳이 동네 목욕탕이었다. 남녀가 들어가는 문은 분명 따로 있는데, 돈은 남녀탕이 다 보이는 높은 곳에서 30대 여성이 앉아서 받았다. 옷을 벗는데도 물끄러미 아무렇지도 않게 바라보는 모습이라니….

고기가 먹고 싶어서 제일 싼 고기를 매번 사니까 주인이 뭐라고 말을 하는데 도무지 알아들을 수가 없었다. 소고기라고 사서 구워 먹은 고기가 나중에 알고 보니 말고기라나… 우리나라에서는 그 당시는 병원 내에서도 담배를 피웠는데 일본은 금연이었다. 나는 담배를 피우려고 항상 병원 밖으로 나가곤 했다. 여러 가지로 환경도 안 맞고 언어도 통하지 않고 어쩔 수 없이 받는 스트레스가 나를 엄습해왔다.

**코앞 기숙사에선 간호사들이 벌거벗고 오락가락.
양주 한 병을 꺼내 나체로 술을 마셨는데,
다음날 간호부장이 "좀 보자"며 뒷방으로 끌고가서는…**

나는 병원에서 내준 직원 기숙사의 4층에 기거했는데 바로 앞이 간호사 기숙사였다. 한 3m밖에 떨어져 있지 않아서 건너편을 거의 다 들여다볼 수 있었다. 저녁 8시경이 되면 교대가 됐는지 대개 목욕 시간이었다. 그런데 이 여성들 도무지 예의(?)가 없다. 옷을 하나도 입지 않은 채 왔다 갔다 하는 것이었다. 당시만 해도 청년이었던 내 앞에서….

하도 싱숭생숭해 일본에 입국할 때 산 양주를 꺼내 베란다에 나가서 불은 다 끄고 팬티만 입은 채로 마셨다. 오래간만에 마시는 술, 그렇지 않아도 피곤한데 금세 취기가 돌았다. 아침에 일어나보니 술 한 병이 깨끗이 비어 있었다. 병원에 나가 지도교수와 함께 회진을 돌고 나니 간호부장이 나를 잠시 보잔다.

그래서 간호사 데스크 뒤에 있는 방에 들어가자 벽에 세계 각국의 담배가 모두 진열돼 있지 않은가! 일본은 이미 남성들이 담배를 끊기 시작하고 여성들이 오히려 담배를 많이 피우던 시절이었던 것이다.

간호부장이 "선생님, 노래를 너무 잘 한다는데요"라고 말했다. 그러고 보니 나도 전날 밤 술을 마시면서 노래를 부른 기억이 조금은 나는데 간호부장 왈, 50곡 넘게 노래를 불렀다는 것이었다. 벌거벗은 남자의 최고 인기 노래였다.

    그 후 송년회에서 '공개적으로' 노래 부를 기회가 생겼다. 그 후로는 외로워서, 스트레스 받아서 담배 피우러 나갈 필요가 없었다. 개인 음악회 효과는 대단했다. 병원에서 마주치면 "안녕하세요"가 고작이던 직원들이 매우 따뜻하게 대해줬다. 컨퍼런스 스케줄도 미리 적어주고, 테크니션들도 자기들이 하는 일을 손짓발짓으로 열심히 알려줬다.

    요즘 생각해보면 일본인들은 유명세를 탄 사람에게 확 쏠리는 경향이 있는 듯하다. 욘사마를 비롯한 한국의 연예인들에게 일본이 열광하는 것은 우리 상식으로는 잘 이해가 가지 않는다. 우리나라 사람들 같으면 그렇게 열광하지 않을 것이란 생각 때문이다. 아무튼 일본에서의 1년은 그 이후 다소 즐거운 생활로 변했다. ✚

Episode 119
의사 자신이라면 받지 않을 항암치료를 왜 환자에게 권하나?

효과 없이 고통만 주는 치료는 재고해야

일본에서 한 의사가 "호흡기를 떼지 못할 정도로 심한 환자나, 의식이 없으면서 식사도 호스를 통해서 주입해야 하는 환자들을 편하게 해줘야 하지 않겠느냐"면서 호스로 주입하는 음식을 줄여나가는 방법을 써서라도 일찍 고통을 없애주는 것이 좋다는 내용을 실은 서적을 출간해 센세이션을 일으켰다. 이 책은 출간된 지 얼마 되지 않았는데도 50만부가 팔려나갔다고 한다.

그는 또 이 책에서 암 말기 환자에게 신체 통증을 막으려고 마약까지 써가면서 일시적으로 생명을 연장시키기 위해 화학요법을 하는 것은 편안하게 죽을 권리를 빼앗는 것이라고 주장하고 있다. 나도 이런 의견에 전반적으로 동의는 하나 일부러 음식까지 제한하면서 생명을 단축시키자는 데는 의문을 가지고 있다. 그보다는 효과 없이 고통만 가중시키는 치료를 재고하는 것을 제안하고 싶다.

의학의 발전이 일부 암환자에게 크나큰 도움을 주는 것은 확실하다. 진단 기술의 발달로 각종 암의 조기 발견이 가능해지면서 암으로 인한 사망률을 크게 줄였고, 과거에는 진단을 받으면 6개월 후 사망한다던 간암도 치료 및 간 이식을 통해 10여년 이상 정상 생활을 하는 사람들도 많아졌다. 또 대장암, 유방암, 위암, 갑상선암 등의 예후도 놀랄 만큼 좋아진 것은 사실이다.

그러나 그 밖의 대부분의 암은 예전과 달라진 것이 별로 없다. 나는 대학병원에 근무하면서 많은 암환자들로부터 부탁을 받았다. 그 중 췌장암에 걸린 선배 의사가 있었다. 온갖 치료를 다 받다 돌아가셨는데 지금 같으면 그 분에게 그런 치료는 받지 말라고 강력하게 권했을 것이다.

몇 개월 더 살 치료를 받다 몇 달 일찍 가다니…

나중에 그 선배의 담당의사에게 "만일 치료가 잘됐더라면 얼마나 더 살 수 있었느냐"고 물었더니 몇 개월이라고 말한다. 그런데 수술 후유증으로 오히려 몇 달 일찍 사망했다는 것이었다. 그런 것을 환자에게 자세히 설명도 않고 치료를 받아야 한다고 권했다니….

물론 암 진단을 받은 환자들은 어떻게 해서라도 병마에서 벗어나려고 노력하며, 치료를 포기하는 것은 쉬운 일이 아니다. 그러나 최소한 담당의사는 필요 없이 고통만 주는 치료는 권하지 말아야 한다고 본다.

폐암으로 두 차례에 걸쳐 화학요법을 받았으나 별 차도가 없어서 3차 치료를 권유 받은 환자가 나에게 치료를 부탁한 적이 있다. 주치 의사에게 치료의 효과와 여부를 재확인 했는데 "치료를 받아도 되고 안 받아도 된다"는 대답이었다. 이 말은 치료를 해도 별로 효과가 없다는 뜻이지 않은가? 그렇다면 애초에 왜 의사는 환자에게 그 치료를 권했을까?

이처럼 치료 효과를 거의 장담 못 하는데도 치료를 권하는 경우가 종종 있다. 한 몇 년을 더 살 수 있다면 고려해 볼만도 하지만 몇 개월을 더 살자고 그 어려운 화학요법을 받아야 한단 말인가? 그나마 몇 달 더 산다는 보장이 있는 것도 아닌데…. '최선을 다 한다'와 '한번 해 본다'는 큰 차이가 있다고 본다. 그보다는 어떻게 하면 환자가 고통 없이 더 살 수 있는가를 찾아보고 의사 자신이 당했을 때를 염두에 두면서 치료 방법과 여부를 권해야 하지 않을까 생각된다. +

Chapter 05
운동 그리고 건강 이야기

Episode 120

연세대 농구부 전성기와 나

10여 년 농구부장 맡으며 사랑 불태워

　중고교 시절 농구 선수로 뛴 후 의과대학에 들어와서도 전국의대 체육대회에서 농구 우승 6연패를 차지한 인연으로 의대교수 20여 년 재직 중 연세대 농구부장을 맡았다. 거침없는 위력을 펼쳤던 서장훈 선수가 대학 3학년 말 때 일이니 세월은 정말 빠르다. 의사로서보다 농구에 더 열중했던 농구부장 10여 년 세월이었다. 자식 같은 선수들과 함께 해서 행복했고, 내가 좋아하는 운동을 늘 접할 수 있어서 행복했다.

　선수들이 부상을 당하면 그들을 돌보는 것도 내 일이었다. 한 번은 일산에서 프로팀과 연습 경기를 하는 도중 우리 선수가 상대방 선수에게 부딪쳐 쓰러진 뒤 일어나지 못했다. 상대팀 감독과 선수들이 쓰러진 우리 선수를 보면서 의식이 없는 것 같다며 우리를 손짓해 불렀다.

　가보니 선수는 눈을 감은 채 쓰러져 있었는데 눈을 깜박거리는 등 무의식 상태로 보이지는 않았다. 나는 선수를 감독실로 옮기게 한 후 선수의 이름을 부르며 "야, 나 설 부장이야!" 했더니 이 친구, 눈을 번쩍 뜨면서 일어났다. 시합에서 실수를 연발하다가 또 실책을 하자 쓰러진 김에 감독에게 혼날까봐 그냥 의식이 없는 척 하고 있었는데, 내가 호명하자 들통났다는 생각에 즉각 일어났다는 것이다.

10년 넘게 농구부장을 했으니 선수들의 심리 상태도 잘 알게 됐다. 부상을 잘 당하는 선수, 거의 부상이 없는 선수의 구별이 가능해진다. 유연성이 있고, 넘어질 때 힘을 빼고 쓰러지는 방향으로 그대로 나가는 즉, 저항을 안 하는 선수(쓰러질 줄 아는 선수)와 무리하지 않는 선수는 부상을 거의 당하지 않는다. 그러다보니 넘어지는 방법을 알고 유연성이 있는 선수는 간혹 쓰러져도 걱정을 안 하게 됐다. 반대로 대학 4년 동안 계속해서 부상을 당하다가 선수 생명이 끝난 경우도 적지 않다.

한번은 여자 프로농구 결승전 시합장에 갔다가 한 팀의 에이스이며 국가대표였던 선수가 발목 부상으로 뛰기 힘들게 됐다. 그러자 그녀는 내게 "어떻게든 계속 뛰게 해 달라"고 했고, 나는 할 수 없이 마취제를 써 시합에 나가게 했다. 그 팀이 우승을 했지만 나는 무리하게 선수를 뛰게 했다는 생각으로 한동안 걱정했던 기억이 지금도 생생하다.

부상 이외에도 공동생활을 하다보니 독감, 소화불량으로 병원을 찾는 경우도 있는데, 시즌 중에는 가급적 입원을 시키지 않으려고 한다. 그런데 어떤 중소 종합병원은 돈을 목적으로 선수에게 입원을 강권하기도 했다. 의사인 나에게 진상을 좀 알아봐달라고 하는 경우가 많았고, 내가 그 병원에 전화를 하면 80% 정도는 입원을 취소하는 경우를 경험하면서 의사가 부끄럽게 느껴지기도 했다.

나는 일생을 소아심장학에 전념하면서도 이에 관한 책은 하나도 쓰지 못했다. 그런데 연세대학교 농구 부장을 맡은 후 여러 차례 농구 관련 세미나를 개최했고, 미국에서 농구에 관련된 많은 서적 및 비디오 등을 종합했다. 당시 연세대 최희암 감독과 상의해 '슈팅학'이란 책도 썼다. 의학적 견지에서 농구 슈팅 방법을 소개한 내용이었다.

    이제는 세월이 지나 어린 학생으로만 보였던 선수들이 결혼을 하고, 아이를 낳아 병원으로 데리고 오기도 한다. 의젓한 가장이 된 제자를 보면서 대견스럽기도 하고, 손자나 손녀 같은 느낌이 들어 기쁘면서도 화살같이 지나가는 세월이 무상하다. ✚

Episode 121

의대생들의 별난 체육 열기

전국 의대생들이 만나는 체육대회가 있었으니…

필자가 의과대학 다닐 때 전국 의과대학 체육대회는 기대에 설레는 축제의 장이었다. 전국의 의과 대학생들이 만나서 배구, 야구, 축구, 농구, 탁구, 테니스 등 다양한 종목을 1년에 한 번씩 겨루는 축제였다.

의대생들의 대회라고 해도 그 수준은 매우 높았다. 중학교 때 전국 체전에서 1위와 3위를 했던 탁구 선수 출신, 야구 선수였던 학생이 있는가 하면 연식 테니스 선수 생활을 했던 학생은 전국 대학생 테니스 대회에 출전했을 정도로 실력파였다.

나도 중학교와 고등학교 1학년 때까지 농구 선수 생활을 했고, 그 외에도 우리 농구부에는 중학교 때 선수였던 후배가 2명 더 있었다. 따라서 우리 의과대는 내가 예과 2학년 때부터 졸업할 때까지 5년간 내리 우승을 했던 기억이 난다.

내가 의대 체육부장이던 시절, 부산 의대에서 체육대회가 열렸다. 우리 농구부는 승승장구하다가 준결승에서 모 지방대학과 시합을 하게 됐는데 한 5분 정도 경과하다보니 상대방 선수들이 심상치가 않았다.

전반전이 끝나고 나는 이의를 제기했다. "너희 선수들 적어도 5명은 의대생처럼 보이지 않는다"고 했더니 "의대생이 맞다"고 우기는 것이다. 나는 학생들을 만나자고 해서 해부학이 무엇이냐고 물었더니 그 학생들, 한참 있다가 안 배워서 무슨 소린지 모르겠다고 했다. 나중에 알고 보니 정규 2부 리그 대학의 농구 선수들이었다.

**경쟁이 얼마나 심했는지 의대생 아닌 일반 농구선수를
동원한 대학도 있었다. 야구시합 중 난투극을 벌이다
사망자가 발생하는 비극 탓에 전국대회 자체가 없어져버려**

창피하다며 뒤도 돌아보지 않고 도망가는 선수들을 보면서 그렇게 해서라도 이기고 싶을까 하는 생각이 들었다. 하긴 요즈음 각종 대회를 보면 수단과 방법을 가리지 않고 이기고 보자는 게 우선이고, 스포츠맨십은 상실된 것 같은 분위기가 많다.

내가 대전에서 공군으로 근무할 때 전국 의대 체육대회가 대전에서 열렸다. 멀지 않은 거리였으므로 후배들 응원 차 구경을 갔는데 사고가 발생했다. 야구 경기 도중 투수가 던진 공에 타자가 맞았는데 이것이 빌미가 돼서 양 팀 간에 집단 난투극이 시작됐다. 그런데 힘이 부친 한 학생이 야구 방망이로 상대방의 허리를 겨냥해 휘둘렀는데 그 학생이 앉으면서 피하다가 오히려 머리를 맞고 사망한 것이었다.

이 사건이 발생한 뒤 전국 대회가 없어졌다. 무척 아쉽다. 전국의 의대생들이 모일 수 있는 유일한 통로였고, 의대생의 스트레스를 서로 풀어가던 그 모습이 사라진 것이다. 없애기보다는 그 사건을 계기로 보완하고 수정해 더 나은 만남의 장으로 키워갈 수는 없었을까? +

Episode 122

한국 수영장, 요즘은 물 맑나?

똥·오줌 난무했던 그 시절 그 곳

의예과 여름 방학 때 나는 종로에 있는 YMCA에서 수영을 배웠고 어느 단계에 이르자 인명구조원 훈련을 받기 시작했다. 당시만 해도 체력이 그렇게 좋지 못했던 나는 훈련이 끝나면 완전히 녹초가 됐고 다음날 수업시간엔 조는 게 일이었다. 인명구조원 자격시험에서 제일 힘든 일이 손발을 묶고 물속에서 30분가량 견디는 것이었는데 이 역시 재수 끝에 통과하면서 거의 1년 6개월이 지나서야 고급 인명구조원 자격을 얻었다.

본과 1학년 여름방학 때는 서울운동장 수영장에서 수영 강사 훈련을 거쳐 수영강사 자격을 얻었다. 그리고 본과 2학년 여름, 서울 타워호텔 수영장(당시 타워호텔 수영장은 서울에서 워커힐 수영장과 더불어 최고 인기 장소였다)에서 인명구조원으로 아르바이트를 시작했다. 주로 수영장 옆에 설치된 감시대 위에 앉아서 사고 여부를 확인하는 일이었다.

아침부터 수영객이 몰리기 시작해 11시가 넘으면 완전 만원사례를 이루곤 했는데 수영장 주위의 그 넓은 바닥에는 일광욕을 하며 누워 있는 사람들로 발 디딜 틈도 없었고, 수영장 안에도 조금 과장해서 물이 안 보일 정도로 사람이 많았다.

그런데 높은 망루에서 보니 여기저기서 녹색 물이 번지고 있는데 실은 수영객들이 물속에서 오줌을 누고 있는 것이었다. 하늘을 보면서 딴 청을 하지만 위에서 보면 노란 물이 그 사람의 몸 중심으로부터 시작해 퍼져나가는 것을 확연히 볼 수 있었다. 남녀도 없었다. 화장실에 가기 귀찮다고 수영장에서 소변을 보다니…. 그러나 하도 사람들이 많아서 어느 사람이 범인(?)인지 확인할 수 없었고 따라서 통제도 불가능했다.

사람 주위로 노랗게 번져가는 저 색깔은…

소변을 보는 주위에서 좋다고 물놀이를 하는 사람들. 그들이 오줌 물을 갖고 논다는 것을 안다면?! 최근 20년간은 실외 수영장에 가본 적이 없다. 따라서 아직도 일부 수영객들이 수영장 내에서 몰래 실례를 하는지는 알 길이 없지만 수영장에도 CCTV를 설치해야 하지 않을까 하는 생각까지도 든다.

또한 당시는 수영장 물을 한 번 바꾸는 데 비용이 많이 들었으므로 주로 소독약을 많이 투여했다. 미 8군은 한국 내 수영장에 소독약이 많아 인체에 해롭다는 경고도 한 바 있었다. 내가 미국에서 수영장을 소유한 친구들에게 부럽다고 했더니 그들도 "관리가 어렵고 비용도 막대하게 들어가는 빛 좋은 개살구"라고 말했던 기억이 난다.

바닷가는 어떨까? 강릉 경포대 해수욕장에 가서 그곳에 근무하던 동료 구조원과 얘기하다가 "가족이 함께 와서 아기가 용변을 모래사장에서 보게 하고 모래로 덮어버리는 사람이 적지 않다"는 소리를 들었다. 실제로 저녁이 되자 여기저기 대변을 보고 몰래 묻어버린 장소를 치우는 장면을 보고 공중도덕 문제가 심각함을 느꼈다. 수영장에 갔다 와서 눈병을 비롯해서 여러 가지 질환이 생기는 원인의 큰 부분이 바로 이런 것이며, 이런 행동 하나하나가 전염성 질환을 퍼뜨리는 요인이다.

  수영장에서는 익사 사고도 종종 일어난다. 그러나 이에 못지않게 건강을 해치는 오물, 쓰레기 방치, 함부로 침 뱉기 등도 간단치 않다. 수영시간이 끝나면 물체를 빨아들이는 기구를 들고 수영장에 들어가 청소를 하는데 이게 완전 대박! 주인을 알 수 없는 귀걸이, 반지, 콘택트렌즈 등이 다른 이물질에 걸려 꽤 많이 걸려 나왔다. 무심코 하는 행동들이 우리의 건강을 해친다는 사실을 알아야 할 것이다. ✢

Episode 123
몸은 늙어도 운동은 즐겨라

청춘 같은 마음 가진 중장년이 잘 빠지는 몸 실수들

인간은 태어나서 성장하고 성인이 되면 바로 노화의 길을 걷게 된다. 경험이 절대적으로 필요한 일부 운동을 제외하고 근육의 힘이나 탄력이 중요한 운동에서 10대 후반~20대 초반이 전성기인 것이 이를 말해 준다. 수영, 미식축구, 피겨 스케이팅, 마라톤 등은 20대 후반만 돼도 은퇴해야 하는 운동들이다.

그런데 중년을 지나고 70세가 넘어도 변하지 않는 것이 있다. 그것은 우리 마음이다. 아직도 내 마음은 젊고, 젊은이들처럼 열정적인 사랑을 하고 싶다는 것이다. 아무리 나이가 들어도 아름다운 로맨스 영화나 소설을 보면서 주인공과 희로애락을 함께 하는 게 인간이다. 자신도 모르게 젊은 주인공의 입장이 되는 것이다.

50대에 한 발을 세면대 위에 올려놓고 씻다가 넘어져서 팔이 부러진 사람, 양손에 책을 들고 또는 양손을 주머니에 넣고 계단을 내려오다 넘어져서 다리가 부러진 사람, 평생 안 하던 야구를 하다가 TV에서 본대로 흉

내 내며 2루 베이스로 슬라이딩 하다가 다리가 부러진 사람, 나이가 들어서도 자신은 운동신경이 발달돼 있다며 스키를 서둘러 배우다 부상을 당하는 사람 등등…. 이런 경우들은 자신의 운동기능이 저하됐다는 사실을 인식하지 못해 생기는 현상이다. 그나마 이 같은 사고는 짧게는 몇 개월 길게는 1년 이상 정도만 고생하면 되지만 그보다 더 심각한 사고도 더러 있다.

미국으로 이민 간 의과대학 동기가 앨라배마주에서 개업이 성공해 방이 대여섯 개, 화장실도 여러 개나 있는 2층짜리 대저택에서 살았다. 지붕에 약간 이상이 생기자 이 친구, 나이 생각은 않고 사다리를 대고 2층 지붕에 올라가 수리를 하다가 떨어졌다.

내 몸 늙는 건 생각않고 드라마 속 청춘남녀 같은 마음 계속 품는 게 인간.
그러다가 운동이라도 하게 되면 프로선수 흉내 내다가 큰 부상을 입고…

의식 불명으로 몇 달 간 사경을 헤매다 살아났는데 그의 딸 결혼식에 참석하러 간 내가 "이 친구야. 무슨 짓을 한 거야. 일찍 세상 떠나려고 했냐"고 핀잔을 주자 "그 정도는 식은 죽 먹기로 생각했는데…"라며 피식 웃는다.

나이가 들면 근력만 떨어지는 게 아니다. 신체 디자인에 이상이 오면서 균형성, 순발력, 유연성이 감소하는 게 가장 큰 문제다. 고령이 된 사람들을 보면 걷는 모양이 이상한 경우를 많이 본다. 정상적으로 무릎을 써서 걷지 못하고 균형이 맞지 않는다. 이 나이에 큰 질환으로 연결되는 많은 원인이 넘어져서 한동안 거동을 못하게 되는 것이다. 시간이 지나면서 걷기조차 힘들어지거나 걷는다고 해도 운동을 못해 당뇨, 고혈압 같은 병이 급속히 악화되면서 수명이 단축되는 예가 매우 많다.

그런데 문제는 대부분의 사람들이 자신의 운동력이 떨어졌다는 사실을 인정하고 어쩔 수 없는 현상으로 치부한다는 점이다. 인체는 나이들어가지만 고령이라도 웬만한 운동을 즐기면서 살 수 있다. 우리 신체는 나이가 들면서 노화 현상이 자연스럽게 진행되지만 운동은 이를 극복하게 하며, 노화를 지연시킬 뿐 아니라 20대는 아니더라도 40대의 젊은 육체로 발달시키기도 하는 것이다. 몸은 운동을 시작하는 나이에 머문다고 한다. 40대에 운동을 시작하면 70이 돼도 40대 체력과 몸을 유지할 수 있다는 것이다. 이런데도 운동을 시작하지 않을 것인가? +

Episode 124
뇌가 함께 움직여야 근육이 쑥쑥

긍정적인 생각은 치료 효과도 가져와

우리의 뇌는 한 번에 여러 가지 일을 수행하지 못한다. 샷을 하면서 골프 스윙 방법을 생각하거나, 스윙이 너무 빠르면 공이 눈에 들어오지 않는다. 운동에서 "머리를 쓰라"거나 "집중을 하라"는 것은 뇌와 근육이 함께 움직이게 하라는 의미다.

내 친구 중 한 명은 골프를 칠 때 '지난번에 이 홀에서 슬라이스가 났다' '정신없이 연습 스윙을 하다가 공을 치는데 제대로 나가는 일이 없다' 등 부정적인 생각을 많이 한다. 이래서는 제대로 될 리가 없다. 공부를 하면서 음악을 들으면 효과가 없다는 사실도 이미 여러 실험으로 판명된 바 있다.

질병은 어떤가? 영화나 소설에서 보면 "너는 좋아질 수 있다. 정신을 차려라. 의지가 있으면 나을 수 있다"는 대사를 많이 듣는데, 이는 긍정적인 생각이 치료에 효과가 있다는 의미다. 실제가 그렇다.

현대 사회가 복잡해지면서 질병에 대한 공포심을 갖는 사람들이 늘어나고 있다. 너무 자주 검진을 하고 조금만 이상해도 병원을 찾는 사람들 중에는 오히려 이로 인해 또 다른 마음의 병을 얻는 사람들을 간간이 본다.

운동이나 공부를 하거나 사회생활을 할 때 뇌가 함께 하면서 긍정적 사고와 집중력을 발휘해야 바람직한 생을 살 수 있다는 조언을 하고 싶다. +

Episode 125

치매와 '운동 보약'

운동하면 몸뿐 아니라 뇌도 덜 늙어

얼마 전 나와 동갑인 지인에게 연락한 일이 있었다. 딸이 전화를 받으며 어머니가 시골에 계시다고 얼버무려서 자세히 물어보니 "치매 초기로 진단을 받았다"는 것이다. 너무 이른 나이에 치매가 걸렸다니 정말 충격적이어서 위로의 말도 못했다.

보건복지부 통계에 따르면 치매는 65세 이상 인구의 8.3%인 34만여 명이 앓고 있는데, 2020년에는 10만 명이 더 늘어날 것이라고 한다. 치매란 라틴어에서 유래된 병명으로 '정신이 없어진 것'이란 의미다.

치매는 뇌의 신경세포가 감소해 뇌가 위축되면서 다른 신경세포와 정보 전달이 안 돼 기억장애 등 인지능력이 저하되는 증상이다. 치매를 일으키는 원인은 여러 가지가 있다. 혈관성 치매, 기타 화학물질, 뇌 기능 장애를 초래할 수 있는 질환이 원인이 된다고도 하지만 퇴행성 뇌 질환인 알츠하이머가 가장 큰 원인으로 파악된다. 이 병명은 1906년 의사 알츠하이머가 처음으로 이 질환을 기술한 데서 비롯됐다.

기억력 장애, 언어 장애, 일상생활 수행능력 저하, 판단력 장애 등의 증세가 서서히 진행되는 질환이다. 우리나라에서는 노망이라고 불리기도 한다. 그러나 나이가 들면서 진행되는 건망증은 치매와는 관계가 없는 것으로 알려져 있다.

많은 사람들이 기억력이 저하되면 치매가 아닌가 하고 걱정하면서 억지로 머리를 쓰면 예방이 된다고 믿기도 한다. 그러나 이는 근거가 없는 말이다. 어떤 사람들은 치매를 '기억의 지우개'라고 표현하기도 하는데, 실상 치매는 인간이기에 소유하는 지성과 감성이 모두 지워지는 질환이다.

**규칙적인 유산소 운동을 하면 뇌 혈액순환이 촉진되고,
스트레스 호르몬이 줄면서 뇌가 덜 늙는 효과를 볼 수 있어**

그런데 간혹 병원에서는 이 심각한 질환을 오진하는 경우도 가끔 있어 신중한 검사가 요구되고 있다. 치매는 단순히 환자 자신에게만 불행한 것이 아니라 가족들에게는 참으로 황당한 믿을 수 없는 현실이기 때문이다.

내가 잠시 미국에 있을 때 허리를 다친 필자의 어머니가 병원에 입원했다. 전화로 연락을 하던 중 어머니가 헛소리를 하시는데 정신과 의사가 진찰을 해보고 치매가 왔다고 진단했다는 것이다. 어머니가 사람을 잘 알아보지 못한다고 하셔서 참으로 막막했다.

그런데 그간 어머니에게 투약됐던 약을 조사하는 과정에서 통증을 다스리는 약물 하나가 노약자에게 쓰면 혼란, 환상, 기억장애가 온다는 사실을 알고 그 약을 끊어 보자고 했는데, 하루가 지나니까 정신이 멀쩡하게 돌아왔다고 한다. 치매라고 오진한 의사에게 화가 나기 이전에 하나님께 감사하는 마음이 먼저 들었다.

진단만이 문제가 아니다. 미국과 일본 등 선진국에서는 치매 치료기관

들이 상당히 발전돼 있지만 우리 현실은 그렇지 않다. 우리도 노인 인구가 늘어나는 현실에서 치매 환자를 관리하고 돌봐주는 전문병원이 건립돼야 할 것이다.

미국의 한 치매 연구소는 치매에 유전적 요인이 크게 작용한다고 발표하기도 했다. 대부분 가족구성원들은 부모님이나 배우자가 치매라는 현실을 인정하고 싶지 않아 병원을 찾는 시기가 늦어지는 경우가 많다. 그러나 치매는 조기 발견, 조기 치료가 가장 중요하다. 특히 집안에 치매 내력이 있다면 노년기 초기부터 정기적으로 검사를 받는 것이 좋다.

2009년 통계청 보고에 따르면 65세 이상 노인이 10.7%로 증가했으며, 2040년이 되면 32.5%로 국민 3명 중 1명이 노인일 것으로 추산된다. 뇌의 무게는 1년에 1g씩 줄어들고, 뇌세포는 하루에 10만개가 퇴화되기 때문에 나이가 들수록 기억력은 감소된다.

규칙적이고 체력에 적합한 운동을 지속적으로 생활화하는 사람은 퇴화 정도를 완화시킬 수 있다고 한다. 규칙적인 유산소 운동을 하면 뇌의 혈액 순환이 촉진되고, 스트레스 호르몬 분비가 줄면서 엔돌핀이 활성화되기 때문에 뇌기능이 향상된다. 운동은 몸뿐 아니라 정신에도 보약이라는 결론이다. +

Episode 126

복면 쓴 한국인에 '햇볕정책' 필요한 이유

자외선 차단제 두텁게 바르는 한국인들

골프장에서 있었던 일이다. 우리 앞에서 골프를 치는 4명이 모두 얼굴을 가리고 있었다. 파 3홀에서 밀려 있는데 우리 뒤의 팀 사람들이 걸어가고 있는 앞 팀 사람들을 향해서 "또 저 친구들이네. 왜 얼굴에 복면을 쓰고 다니는 거야! 저렇게 남에게 혐오감을 주는 사람들은 골프를 못 치게 해야 해" 하면서 화를 내고 있었다.

사실 요사이 골프를 치는 사람들은 얼굴에 자외선 차단제를 두텁게 바른다. 걷거나 등산을 하는 사람들도 자외선 차단제는 물론 복면까지 쓴다. 한술 더 떠 자외선이 차단된다는 옷도 선전에 열을 올리고 있다.

일본에서는 자외선이 모자란다며 가능하면 자외선을 받도록 한다. 서양에서는 수영장이나 해변은 물론 집 마당에 누워 선탠을 하는 사람들이 많다. 그런데도 우리나라에서는 검버섯과 주름이 많이 생기는 등 피부를 노화시킨다며 외부에 나갈 때는 지나치게 자외선 차단에 신경을 쓴다.

자외선은 몸에 나쁘게 작용하기보다는 오히려 좋은 점이 더 많다. 우리

건강과 수면에 지대한 공헌을 하기 때문이다. 우울증이 많은 북반구의 핀란드, 스웨덴, 노르웨이 등은 1년에 거의 4~5개월간 태양이 없다. 따라서 우울증 환자가 많고 태양이 없는 계절에는 다른 나라로 태양을 찾아 떠나는 현상도 있다. 몇 년 전 인도네시아에 쓰나미가 닥쳤을 때 피해를 입은 외국인 중 스칸디나비아반도 사람들이 많았던 것도 그 때문이다.

자외선이 피부 노화를 촉진시키는 것은 사실이다. 또한 눈에도 안 좋아서 가능하면 자외선 차단 선글라스를 권하기도 한다. 그러나 이 같은 부작용은 자외선을 강하게 그리고 오랫동안 쬐었을 때 생기는 현상일 뿐이다.

우리나라에선 봄, 가을, 겨울에는 태양빛을 많이 받아도 부족한 편이다. 여름철이라도 2시간 이상만 안 쬐면 된다. 적절히 자외선을 받아야 비타민 D가 생성되고 숙면을 취하며 우울증을 줄이는 등 건강을 유지할 수 있다.

우리나라는 화장품을 가장 많이 쓰는 나라 중 하나라고 한다. 화장품 회사의 과잉 광고에 홀려 자외선 차단제를 무분별하게 바르고, 자외선 차단 의복을 값비싸게 구입하는 사람들을 보면 안타깝다. 자연을 거스르는 일은 함부로 해서는 안 된다. 하늘은 우리를 보호하기 위해서 자연을 내려준 것이며, 거기에는 자외선도 포함된다. ✛

Episode 127
TV 보면서 운동하면 좋다는 헛소리

머리로 근육 생각하며 해야 효과 최고…
TV보며 운동하면 하나마나

운동을 하는 대부분의 사람들은 운동은 근육을 중심으로 한 신체의 기능으로만 생각한다. 그러나 운동의 효과는 뇌가 함께 작용해야 발전이 가능하다.

미국에서 한 팔로 무거운 아령을 들어올리는 이두박근 강화운동 실험을 했는데 대상자들을 세 그룹으로 나눴다. 첫 번째 그룹은 TV를 보면서 운동을 했고, 두 번째 그룹은 이두박근이 움직이는 상태를 확인하며 운동을 했고, 세 번째 그룹은 여럿이 함께 운동하도록 했다.

3개월 후 보니 두 번째 그룹의 운동효과가 가장 좋았다. 더구나 이들에게선 운동을 하지 않은 다른 쪽 팔에도 이두박근이 잘 발달된 사실이 확인됐다. 두 번째는 여럿이 함께 운동한 세 번째 그룹이었다. 제일 운동효과가 없었던 것은 TV를 보며 건성으로 운동을 한 첫째 그룹이었다.

여기서 알 수 있는 것은, 뇌와 함께 운동해야, 즉 자신의 근육운동을 눈으로 확인하며 운동을 하거나, 아니면 최소한 다른 사람의 운동하는 모습이라도 보면서 운동해야지, TV 보며 하는 운동은 효과가 극히 적다는 것이다.

그런데 요즘 피트니스 센터에서 수많은 사람들이 열심히 달리는 러닝머신에는 거의 100% TV 모니터가 달려 있다. 지루함을 달래기 위해서라지만 운동을 하라는 곳에서 운동효과를 떨어뜨리는 설치를 해놨으니…

이처럼 운동에 집중하지 않고 TV 등을 보면서 걷거나 뛰면 효과는 반감된다. 1시간을 운동해도 20분 정도 운동한 효과밖에는 얻을 수 없는 것이다. 걷기나 달리기 운동을 할 때도 무릎과 팔의 움직임, 호흡과 운동의 조화를 생각하면서 운동해야 충분한 효과를 얻을 수 있다.

내가 연세대학교 농구부장을 할 때 느낀 일인데 대부분의 선수들은 막연히 슛을 한다. 링을 보면서 공이 링 속으로 쏙 빨려 들어가는 모습을 상상하고 슛을 해야 확률이 높아지는데 대충 던지는 것이다.

야구의 경우도 훌륭한 투수는 포수의 미트를 끝까지 보면서 투구를 해야 하고, 타자의 경우는 공을 끝까지 보고 스윙을 해야 하는데 그렇지 못한 경우가 대부분이다. 선동열 선수가 전성기 시절 의외의 선수에게 3점 홈런을 맞았는데, 경기 후 그 선수는 인터뷰에서 눈 딱 감고 휘둘렀는데 어쩌다 맞았다고 해서 좌중을 웃긴 일이 있다. 공을 끝까지 보고 스윙을 해야 하는 골프도 아마추어들에게 물어보면 공을 본 기억이 없는 것 같다고 말들을 한다. 눈먼 사람이 공을 치는 것과 마찬가지다. ✢

Episode 128

'운동'이라는
건강보험 들어 놓으셨나요?

영국인은 75세 때 가장 행복하다는데 우리는…

60세가 되는 한 여성은 결혼 뒤 지난 30여 년간 시집살이를 하며 말 한 마디 못하고 살았다며, 자식들은 다 결혼하고 남편과 둘이 남은 지금이 가장 행복하다고 말한다. 또 직장을 이미 7년 전에 사직하고 후배의 회사에서 명칭만 전무로 있는 친구는 30대 중반 모 국회의장의 수행 비서를 할 때가 가장 행복했고 그립다고 했다.

나는 언제 가장 행복했을까? 인터넷에서 실시된 '언제가 가장 행복했냐'는 설문조사 결과를 보니 주로 젊은층이 대답해서인지 답변이 다양했다. 유치원 때, 18세 때, 오래 살아봐야 알 것 같다 등등….

영국의 유력지 '텔리그라프'는 영국인들이 75세 때가 가장 행복을 느끼는 나이라고 대답했다면서 이 나이는 경제적, 가정적 부담이 없는 시기이기 때문이라고 보도했다.

행복을 느끼는 나이는 국가 수준에 따라, 또 직종이나 경제력에 따라 매우 차이가 있을 것이다. 아마도 노후 보장 정책이 잘 돼 있는 나라에서는 부담이 없는 노년기가 직장이나 자식에 대한 부담을 모두 떨쳐버린 후라서 가장 행복을 느낄 수도 있을 것 같다.

여태까지 우리 부모들은 자식을 키우는 데 일생을 바쳤다. 학비를 대주는 것도 모자라 자식이 성인이 된 뒤에는 집까지 팔아 자식에게 올인했다. 의사 아들을 뒷바라지하고 노년기에 자식에게 버림받아 어렵고 외롭게 살아가는 분들도 적지 않다.

얼마나 영리하게 인생을 사느냐에 따라
60세 이후 인생의 행복이 완전히 달라져

그러나 이제는 부모들도 자신을 챙기는 방법을 알게 됐고 노후 준비들을 착실히 하고 있다. 지금 90세를 바라보는, 65세에 대학교수를 정년퇴직한 분이 언젠가 통증 때문에 필자를 찾아와서 하신 말씀이 기억난다.

"나는 정년퇴직 뒤 나머지 인생은 덤으로 사는 것이라고 생각했어요. 경제적 여유도 있고…. 70을 넘기면서는 병치레도 많이 했습니다. 그러고 보니 덤으로 산다던 세월이 벌써 25년이나 지났습니다. 다시 과거로 돌아갈 수 있다면 열심히 건강도 챙기고 노년을 위해 운동이라는 보험도 들고 싶습니다. 나처럼 인생을 살아온 사람들을 보면 겉만 멀쩡했지 신체의 부품들은 모두 고장난 것이나 다름없어요. 온몸의 통증은 물론 걸어다니는 병원이라 해도 과언이 아닙니다. 인생의 질은 돈보다 더 중요한 게 건강한 신체인 것 같아요."

우리나라 기준으로 볼 때 65세 사람이 90세까지 살 확률이 70%가 넘는다고 한다. 몸에 통증이 있는 것을 나이 탓으로 돌리고 살기에는 너무도 긴 세월이다. 우리의 신체는 노화의 길을 걷고 있지만 노구도 운동을 하면 노화가 늦춰지면서 나이보다 젊게 살 수 있다.

미국의 부상 방지 클리닉에서 만난 90, 85, 82, 80세 네 할머니는 일주일에 두 번씩 골프를 치시는데, '무엇이 가장 힘드냐'는 질문에 공을 칠 때 거리가 안 나가는 것이라며 밝게 웃었다.

이 분들은 60세쯤부터 운동치료 클리닉과 골프 부상방지 클리닉에서 지속적으로 운동을 하신 분들이었다. 골프장에서 나란히 티샷을 하고 전동 카트 없이 걸어가는 모습들이 너무도 아름답게 보였다.

그래서, 필자 역시 이 글을 쓰는 지금이 인생에서 가장 행복한 시기인지도 모르겠다. +

Episode 129

외국출신 국가대표,
탁구 돼도 축구는 안 된다?

국적보다 핏줄에 너무 민감한 한국인들

1984년 내가 미국에 연수차 가 있을 때 나보다 몇 개월 먼저 근무하던 의사 부부와 식사를 할 기회가 있었다. 나는 우리가 영어를 잘 못한다고 말을 시작했는데 그 의사, "내 부인도 영어를 전혀 못 한다"고 대답했다. 그 때까지만 해도 나는 미국에 거주하는 코가 큰 사람들은 모두 영어를 잘 하는 것으로 알고 있었는데, 스페인에서 온 이 미국인처럼 생긴 사람이 영어를 못 할 줄이야 어떻게 알았겠는가?

인종은 많이 섞여 구분하기 어려운 경우가 많지만 대부분의 경우 겉모습만으로도 구분이 가능하다. 동북아시아에 가보지 않은 외국인들은 한국인과 일본인을 잘 구분하지 못하지만, 우리는 일본의 거리를 걸으면서 한국인과 일본인을 대개 구분해낸다.

나 역시 미국에 거주하면서 여행할 때는 그저 다 같은 미국인들로만 보였던 사람들을, 영국계, 프랑스계, 이탈리아, 그리스, 아랍, 이스라엘, 북유럽계 등으로 구별할 수 있게 됐다. 그때서야 미국은 세계 모든 민족이 모여서 이룬 나라라는 생각이 새삼 들었다. 인종에 따라 모습, 언어, 생활 습관만 다른 게 아니라 질병의 종류도 많이 다르다.

세계적으로 미국, 캐나다, 호주 등 정도만이 일정한 민족이라고 부를 만한 뿌리가 없지 않은가 생각된다. 그러나 어느 나라도 순수 민족이라고 자부할 수는 없다. 세계화로 인해 다민족화가 돼가고 있기 때문이다.

우리도 과거에 몽골, 중국, 일본인들과 많이 섞였으며 현대에 와서는 동남아인들이 결혼을 통해 한국 국적을 얻고 있다. 과거에 우리가 자랑하던 단일 민족은 이제 더 이상 자랑거리일 수가 없다. 순수 혈통을 주장했던 독일이 지나친 순수혈통 유지 정책으로 유태인을 모두 없애려던 비인간적인 사건은 아직도 우리 기억 속에 남아 있다.

미국 시민권자 동포 선수에 감동하는 한국인들

체육계를 살펴보면 축구의 경우 귀화한 외국인이 국내 선수로는 활약할 수 있어도 국가 대표로는 국민 정서상 뛸 수 없다고 한다. 반대로 농구나 탁구에서는 귀화한 선수들도 우리 국민으로 받아들이는 등 종목마다 다른 듯하다. 그런데 요즈음 인기가 치솟고 있는 골프를 보자. 미국 시민권이 있는 선수들을 우리나라 선수로 분류하기도 하고 한국계라면서 매스컴이 특별한 관심을 보이기도 한다. 심지어는 미국 여자 골프투어에서 우리나라 선수가 100승을 달성했다고 크게 보도됐는데, 그 중에는 미국 시민권자가 여러 명 포함돼 있다.

마침 당시 나는 미국에 있었는데 한 미국인이 나에게 "미국 시민권을 소유한 선수를 한국에서는 왜 한국인이라고 보도하는지 모르겠다"고 의문을 표시했다. "그런 식으로 보면 미국인은 없는 것 아니냐"는 질문이었다.

실제로 미국 사람들, 특히 골프장에서 선수들을 응원하는 미국인들은 한국계 미국 시민권자를 당연히 미국인으로 여긴다.

  미국 시민권을 소유한 사람은 우리나라에서 그렇게 중요시하는 군 복무를 하지 않아도 된다. 그런데 매스컴은 왜 그들을 한국인으로 보도할 정도로 관대할까? 아무리 피가 물보다 진하다고 해도 우리도 이제는 인정해야 한다. 우리 시민권을 획득한 모든 사람은 우리 국민으로 동등한 대우를 받을 자격이 있는 명실상부한 한국인이며, 우리 조상의 피를 받았더라도 다른 국가의 시민권을 받은 사람은 당연히 그 나라의 국민이라는 것을! +

Episode 130
'운동천국 불신수술' 운동전도사

"수술밖에 없다"는 선고를
세 달 운동으로 물리친 70대 여인

대학교수에서 정년퇴직하신 N선생님(70대 여성)이 3년 전 나를 찾았다. 심한 요추 디스크와 척추강 협착증으로 진단을 받은 상태로 걷기조차 힘들었다. 이 분은 2~3개 대학병원에 다니며 치료를 받으려 했는데 모두 수술을 해야 한다는 소리만 들었다.

수술 자체가 두려운 이 분은 수술을 거절하고 백방으로 치료를 알아봤으나 허사였다. 허리가 심하게 아파 외출을 못하니 심적으로 우울 증세도 왔다. 어떻게 나와 연결돼 허리 운동을 권유받고 집에서 운동을 시작했지만 "처음에는 믿음이 가지 않았다"고 말한다.

대학병원에서 수술밖에 없다고 한 데다 기계나 장비도 없이 2~3가지 집에서 하는 운동만으로 "몇 달 지나면 좋아진다"고 하니 믿지 못하는 것도 당연하다. 운동해 보고 2~3개월 지난 뒤에도 차도가 없으면 수술을 받아야겠다고 생각했다고 한다. 그런데 3개월이 지나면서 점차 통증이 줄어들어 외출이 가능해지자 이 분은 희망을 갖기 시작했다.

아침, 점심, 저녁 할 것 없이 시간만 나면 허리운동을 했다. 그리고 6~7개월이 지나면서 외출을 하는 데 전혀 지장이 없어졌고 웃음을 다시 찾았다. 이 분은 그 후 허벅지에 다소 통증만 남은 상태였는데 다시 운동을 추가해 지금은 누구보다 허리의 근육 디자인이 좋고 근력도 강하다. 여기에 더해 이제는 발목, 무릎, 허벅지, 골반 운동을 하고 있는데 50대 남성도 하기 어려운 정도의 횟수로 운동을 하고 있다.

이 분은 이제 머리-어깨 정렬의 이상을 치료하는 '잔등 리모델링'을 시작하려고 한다. 자신하건대 살아가는 동안 누구보다도 건강한 신체를 유지할 수 있을 것으로 본다. 실천의지가 워낙 강한 분이기 때문이기도 하다.

또한 이 분은 모임 등에서 장소를 가리지 않고 직접 시범을 보이며 운동을 권유한다. 이 분을 잘 아는 친구들은 시와 때를 가리지 않고 터져 나오는 운동시범을 보면서 놀라워한다. 대개 한 가지 이상의 통증을 갖고 있는 친구들이 운동을 해서 나아졌으면 하는 안타까운 심정에서 그리했을 것이다.

세브란스병원 운동치료클리닉에서도 우연히 만난 다른 환자들에게 자신의 경험담을 들려주며 격려한다. 친구 분 중 함께 오는 분들도 "나는 저 할머니처럼 열심히는 못하겠다"고 할 정도다.

허리디스크나 협착증의 치료에 대해 한국에서는 치료만 하면 바로 낫는다는 한방병원이나 척추전문병원이 많다. 허리통증을 없애준다는 기구들에 대한 선전도 많아 허리 아픈 사람들에게 혼동을 주고 있다.

나의 선생님 중 한 분의 부인은 허리 디스크로 수술도 받고 각종 치료도 받아 봤으나 진전이 없었다. 그 뒤 즐기는 골프도 그만둔 채 우울한 증세 속에서 살아 왔다. 내가 운동방법을 알려줬지만 적당히 한두 달 하다가 통증이 그대로이자 포기했다. 이유는 기구를 사용하는 운동도 아니고 그저 단순히 몸으로만 하는 운동인데다, 한두 가지 정도지만 운동을 하는데 매우 힘이 들고 통증도 오니까 "이 힘든 일을 꼭 해야 하나?" "그런다고 정말 나을까?" 하는 의구심이 작용했으리라고 본다.

이런 반응은 그동안 내가 운동치료를 시도한 대부분의 환자에게서 발견된다. 여러 곳에서 치료받다가 효과를 못 본 분들이 내게 오는데, 한두 달 지나면 다른 곳으로 갔다가 다시 돌아오기도 한다.

그리고 3~4개월 동안 꾸준히 운동을 하고 나면 그때서야 미소를 되찾곤 한다. 선생님의 사모님도 다른 병원에서 치료받기를 한두 차례, 그러나 결국 진전이 없자 다시 우리 클리닉으로 내원했고 나는 운동지도사를 붙여 하루에 한 시간씩 허리운동을 하게 했다. 그러나 이 분은 이마저도 일주일에 한두 번을 빼먹었다.

**한국 병원에선 툭하면 "수술밖에 없다"고 하지만
실제로 수술받은 허리병 환자 중 효험 못본 경우 많아.
간단한 운동만 꾸준히 하면 좋아지는 환자 많은데…**

그러던 중 앞서 이야기한 할머니와 운동 치료실에서 우연히 만난 이후 조금씩 열심히 운동하기 시작했다. 선생님 부부는 3개월간 유람선 여행을 계획했었는데, 여행이 가능할 것 같지 않으니 해약해야겠다고 내게 말했다. 나는 "이 상태로 한 달간 운동을 하고 유람선 안에서도 운동을 계속하면 좋아질 것"이라고 조언했다. 이 부부는 여행을 떠났고 여행 두 달 만에 국제전화가 왔다. "지금 유람선인데, 이제 정말 많이 좋아졌다"고….

골프장, 헬스클럽 등에 다녀보면 중년을 지난 대부분의 사람들이 허리와 어깨에 통증이 있음을 볼 수 있다. 미국의 통계에서도 인구의 90%가 이 같은 통증을 갖고 있는 것으로 나왔다. 그러나 수많은 치료방법에 갈피를 잡지 못하고 무심코 지나가는 경우가 많다. 그리고는 이런 상태에서 비롯되는 신체디자인의 이상에 따라 통증에 시달리며 살아간다.

N선생님과 같은 '운동치료 전도사'들이 많이 나타나 다른 사람들에게 정확한 처방운동이 우리 몸을 얼마나 좋게 하는지를 더욱 널리 알렸으면 좋겠다. 운동전도사를 통해 이 세상이 밝아질 그 날을 기대해 본다. ✚

Episode 131

암 덕분에 프로급 골퍼 된 남자

기적은 따라오는 것이지 밀치고 잡는 게 아니다

내가 학생 시절 외과의 원로교수 한 분이 암에 대한 강의를 하다가 갑자기 "인간은 참 알 수가 없는 것 같다"고 하면서 자신이 겪은 이야기를 해주신 적이 있다. 얘기인즉슨 얼마 전 한복을 곱게 차려입은 50대 여성 한 분이 외래로 찾아와서 10년 전 간암 진단을 받고 가망이 없다는 판단 아래 퇴원했는데, 시간이 가도 죽지를 않고 이제 10년이 돼서 다시 찾아왔다는 것이었다.

10년 전의 기록이 미미하게 남아 있어 확인해 본 뒤 다시 검사를 해 봤다. 정상 소견이 나왔다. 10년 전만 해도 의학이 초보 단계에 있었고 기록도 완벽했다고 보기 어려워 그럴 수도 있겠거니 생각했다. 그러나 내가 전임이 된 80년대에도 비슷한 사례를 볼 수 있었다.

1980년 중반 40대 의사가 위암 3기 진단을 받고 부인과 함께 운영하던 병원을 부인에게 맡기고 자신은 골프에 전념했다. 죽음이 가까이 왔다는 사실을 잊기 위해 아침부터 저녁까지 몰두했다고 한다.

세월이 자신도 모르게 흘러 어느덧 5~6년이 지났는데 전혀 악화되는 증세도 없고, 오히려 식욕이 좋아지는 것 같은 느낌이 들어 병원을 다시 찾은 결과 암이 흔적도 없이 사라졌다는 사실을 확인할 수 있었다. 그 덕에 거의 프로 수준까지 골프 실력이 늘었고, 지금은 병원 운영과 골프를 병행하며 살아가고 있다.

아마 많은 사람들이 이와 비슷한 이야기를 들은 경험이 있을 것이다. 언젠가 TV에서 '암을 이겨낸 사람들'이라는 제목의 프로그램이 방영된 적이 있다. 암 진단을 받고 산 속으로 들어가 자연식을 하면서 암이 치료됐다는 등의 인터뷰와 상황이 소개됐다.

우리가 의학으로 설명할 수 없는 일이 일어나고 있고 또 일어날 수 있다고 생각한다. 그러나 이에 너무 집착한 나머지 큰 문제를 일으키는 경우도 많다. 내가 근무하는 심장혈관병원은 암센터와 인접해 있다. 나는 가운을 입지 않고 돌아다녀서 내가 의사인지 알기 어렵다. 암 센터의 외래를 지나다 보면 "이 병원에 아무리 다녀도 고생만 하고 낫지를 않는다. 강원도에 한 요양소가 있는데 그곳에서 생나무 뿌리 등으로 식사를 하고 삼림욕을 하면 암이 없어지는 경우가 많다더라"고 말하며 환자들에게 접근하는 사람들이 있다.

암 진단 뒤 고통 잊으려 골프만 쳤는데 어느덧 암은 사라지고 골프실력만 늘어. 오진으로 암 진단 뒤 '사망의 공포'에 시달리는 사람도 있는 등, 현대의학은 아직도 모르는 것 투성이

이들은 또한 "필리핀에 유명한 도사가 있는데 그가 당신의 몸을 2~3일 치료하면 바로 암세포가 당신의 몸에서 떨어져나간다"는 소리도 한다. 병마의 고통 속에서 지푸라기라도 잡고 싶은 심정인 환자들에게서 돈까지 빼앗으려는 참으로 파렴치한 사람들을 보면서 분노를 느낀다.

사람은 누구나 죽음을 맞는다. 그러나 자신이 언제, 어떻게 죽음을 맞이할 지를 모르기 때문에 사람들은 지나친 욕심을 내고 그 짧은 생 속에서 서로 싸우며 살아간다. 그것이 살아 있다는 증거이기도 하지만.

그래서 의사들은 신중해야 한다. 아무렇지 않게 내뱉는 말 "혹시 암인지도 모르겠습니다"라는 말이 환자에게 주는 공포가 얼마나 큰지를 알아야 한다. 객관적으로 확인된 말만 해야 의사로서의 자격이 있는 것이다.

마음 속에서 죽음을 경험한 사람들이 많다. 잘못된 의사의 판단으로 절망하고 자신의 죽음을 기정사실화했던 사람들의 이야기다. 우리나라에서 제일 유명하다는 대학병원에서 척추암 선고를 받은 중년의 남자가 내게 도움을 청하면서 마지막으로 가장 유명하다는 미국의 암 병원을 소개해 달라고 했다.

미국 병원 측에서도 한국의 대학병원에서 확진된 것을 다시 재검진할 필요가 있느냐고 난색을 표했지만 "환자의 마지막 소원"이라고 우겨 재검진을 받게 했다. 유언도 남긴 이 환자는 우리나라 병원에서 확진 받은 뒤 6개월 만에 미국에서 재검진을 받았는데 놀랍게도 암이 아니라는 판정을 받았다. 의사가 쉽게 생각했던 것이다. 아니, 소홀했다고밖에 볼 수 없다. 놓칠 수 없는 부분을 소홀히 하면서 한 사람에게 반년 이상 죽음에 직면한 고통을 준 것이다.

이같은 일은 지금도 가끔 일어나고 있다. 의사는 기적을 만드는 사람이 아니다. 현대의학이 확인할 수 있는 것을 객관적으로 판단하는 것이 의사의 소임이다. 죽음의 판정을 받았다가 돌아온(?) 사람들은 말한다. 죽음의 공포를 당해보지 않은 사람들은 잘 모른다고…. 그리고 자신이 죽지 않는다는 사실을 알았을 때 이제부터는 작은 일에 감사하고 남을 돕고 착하게 살겠다고 맹세했지만 그 마음이 1년을 채 가지 않더라고….

의료계에서 40년을 보내면서 나는 단언할 수 있다. 기적은 따라오는 것이지, 밀치고 잡는 것이 아니라는 것을. 우왕좌왕 하지 않고 정도를 따라 살아가는 것이 병을 치유하는 데도 큰 도움이 된다는 사실을…. ✣

Episode 132

생각하면 골프가 안 되는 이유

우리 뇌는 동시에 두 가지 일을 못한다

　우리 신체에서 의학적으로 제일 미지의 부분은 뇌신경계라고 생각된다. 뇌신경은 한 번 손상을 받으면 재생이 어려운 조직이며 우리 신체의 모든 부분을 조율하는 기관이다.
　미국 텍사스 주립대학의 한 교수는 "우리 뇌는 한 번에 세 가지 이상의 것에 집중할 수 있는 능력이 없어서, 만일 생소한 단어 스무 개를 외우게 한다면 다음날에 기억나는 것은 단어 세 개가 고작"이라고 했다. 따라서 너무 많은 부분을 생각하고 처리하려 들면 능률도 안 나며 효과적인 수행도 불가능하다는 게 이 교수의 주장이다.
　운동은 어떨까? 운동할 때 우리는 흔히 근육만 작용시키면 되는 것으로 잘못 이해하고 있다. 그러나 실제로는 운동하는 근육에 생각을 집중해야 해당 근육의 발달이 적절히 이뤄진다. 몸과 생각이 따로 노는 게 아니란 사실이다.
　그러나 우리 뇌는 두 가지 일을 동시에 하는 데에 비효율적이다. 한 가지를 생각하면서 다른 일을 수행하기가 쉽지 않다.

운동에서도 우리는 두 가지를 한꺼번에 할 수 없다. 골프를 예로 들어보자. 처음 골프를 시작하는 사람들은 10개도 넘는 방법을 생각하면서 공을 친다. 즉 그립, 백스윙 방법, 스윙 플랜, 오른발 안쪽에 저항 등…. 아마 20여 가지는 넘어갈 것이다. 필드에서 연습 스윙을 하면서도 생각을 한다.

그러나 공을 실제로 칠 때는 공은 전혀 안 보고 자신이 생각하던 방법만 시행하면서 공을 친다. 그래서 운이 좋으면 공이 곧바로 나가고, 안 그러면 좌우 하늘로 맘대로 날아가게 되는 것이다.

골프 코치들은 반드시 공을 봐야 한다고 외친다. 그러나 싱글 골퍼를 제외하고는 이것이 안 된다. 왜냐하면 생각을 하면 전혀 공이 보이지 않기 때문이다.

그렇다면 프로골퍼들은 어떨까? 그들은 거의 모두 공을 끝까지 본다. 이것은 어려서 성장기 때부터 체계적으로 훈련했기에 가능한 일이다. 모든 운동에 있어서 어려서부터 했던 사람들과 성인이 돼 시작한 사람 사이에는 큰 차이가 있다. 어려서 시작한 사람은 공을 보면서 다른 근육을 조절하는 기능이 가능해진다. 어려서부터 배운 사람은 우리가 흔히 쓰지 않는 근육이 이미 발달돼 있는 것이다.

일반 골퍼들이 "또 공을 안 봤어" 하고 자책하는 것을 자주 보는데 이는 당연한 것이다. 그들의 기능이 늘어서 여러 가지를 생각하지 않고도 공을 칠 수 있게 될 때 공은 당연히 눈에 보이게 될 것이다.

프로골퍼들도 어이없는 실수를 했을 때 그것을 계속 염두에 두고 플레이하면 실수를 연발하는 경우를 본다. 이럴 때 해설자들은 집중력을 잃었다고 말한다. 즉 다른 생각을 하면서 맥박이 증가하고 공은 못 보게 되는 현상인 것이다. +

Episode 133

한국인은
골프 운동신경 특별나다고?

운동과 학업 병행하는 미국
vs 골프에 올인해 인생망치는 한국

　10여 년 전 연세대학교 농구부장을 맡으면서 수 년에 걸쳐 많은 선수들을 봐왔다. 고교에서 가장 잘한다는 선수들이 연세대학교에 입학한다. 그러나 그 중에서 프로 농구에서 대성하는 선수는 2~3년에 1명 나올까 말까 한 것이 현실이었다. 프로농구에서 서장훈, 김주성 등이 오랜 기간 정상의 자리에 있지만 이는 매우 힘든 일이다. 아마도 공부해 성공하는 것보다 더 힘든 일일지 모른다.
　이들 외에도 대어, 몇 년에 나올까말까 한 선수라고 극찬을 듣던 몇몇 선수들도 빛을 못보고 사라져간 경우도 있다. 대부분 선수들은 자신이 매우 농구를 잘 하는데 감독이 시합에 기용을 하지 않아 실력 발휘를 못한다고 생각한다.
　그러나 운동신경이나 운동능력은 타고나는 것이며, 이를 후천적으로 잘 육성해야만 뛰어난 선수가 될 수 있다.
　우선 훌륭한 선수는 긴장감을 극복할 수 있어야 하는데 이는 정신력으로만 되는 게 아니다. 마라톤에서 손기정 이후 처음으로 올림픽 금메달을 획득한 황영조 선수의 경우 맥박수가 분당 50회를 넘지 않았다고 한다. 사람은 긴장을 하면 카테콜아민의 분비가 늘어나면서 심박수도 빨라진다. 이렇게 되면 안정된 운동 능력을 발휘하기가 힘들다.

"나는 잘하는데 감독이…"라고 생각하지만

그러나 황영조처럼 긴장해도 보통 사람의 심박수 이상으로 증가하지 않는 사람은 정상적인 운동능력을 발휘할 수 있다. 운동선수의 타고나는 자질에는 여러 가지가 있다. 유연성, 집중력, 앞서 말한 심폐능력 등이다. 이런 조건들이 함께 어우러지지 않으면 연습에서 잘해도 큰 경기에서는 실력을 발휘하기 어렵게 되는 것이다.

내가 미국 캘리포니아에 거주할 때 가끔 팜스프링스의 골프장을 찾곤 했다. 어느 날 팜스프링스의 한 리조트 골프장에 갔는데 한 번에 50~60명이 연습을 할 수 있는 드라이빙 레인지(연습 공을 치는 곳)가 동양인으로 만원이었다.

젊은이들이 공을 치고 있었고 그 뒤에는 의자를 놓고 어른들이 한 사람씩 앉아 있었다. 뒤에 안 일이지만 한국 학생 100여 명이 단체로 동계연습을 왔고 뒤에 앉았던 사람들은 부모들이라는 것이었다. 진귀한 광경은 미국의 지역 신문에 보도되는 등 화제가 됐다.

문제는 부모들이 직업까지 제쳐놓고 자식의 골프를 위해 2~3개월씩 함께 거주하면서 전문가가 아닌데도 코치 역할까지 맡아가면서 자기 자식은 꼭 성공할 것이라고, 성공해야 한다고 믿고 있다는 사실이다.

이들 골프 여행단을 총괄하는 한두 명의 미국인 코치들은 정확한 상태를 이야기하지 않고 그저 "열심히 하면 가능하다"고 부추긴다. 이는 다분히 상업적 목적이 있는 것이다.

현재 미국, 캐나다, 호주, 뉴질랜드 그리고 동남아시아에 수도 없이 많은 한국 학생들이 골프와 영어를 배우기 위해 나가 있다. 이들 중 몇 명이나 소기의 목적을 달성할까? 미국 통계에 따르면 미국에서 남자 프로골퍼로 성공했다는 소리를 들을 확률은 골프를 시작한 사람 10만 명 중 1명 꼴이라고 한다.

스탠퍼드와 골프 병행한 미셸 위

그런데 미국에선 중고교 시절 골프를 하더라도 반드시 학업을 병행한다. 소질이 있어 학교 측이 골퍼로 나갈 것을 권해도 거부하는 학생들도 있다. 부모들은 자식의 장래에 대해 조언만 해줄 뿐 강요하는 일은 없다.

한국 프로 선수들은 대학 재학 중이거나 대졸자가 많다. 그러나 그들 중 과연 몇 명이나 수업을 제대로 듣고 학업에 열중했을까? 우리는 한국계 미셸 위가 명문 스탠퍼드대학에 다니면서 골프 시합에 나오는 것을 봤다. 미국의 대학 중 선수가 운동을 잘한다고 건성으로 학점을 줘 졸업시키는 곳은 없다.

그럼에도 불구하고 골프를 비롯한 대부분 종목의 미국 선수들이 대학을 거친다. 이는 운동만으로는 일생을 살아가는 데, 사회생활을 하는 데 부족하다고 느끼기 때문일 것이다. 반대로 우리의 현실은 벌써 중고교 시절부터 공부는 집어치우고 운동에만 전념시킨다.

만일 미국의 부모들이 한국 부모처럼 자녀의 일에 적극적으로 관여하고 채찍질을 한다면 어떤 결과가 나올까? 과연 한국 선수들의 '골프 운동신경'이 뛰어나 좋은 골퍼들이 많이 나오는 것일까?

한국 골퍼들이 세계적으로 재능을 나타내는 것이 반가우면서도 그 그늘에서 오늘도 사라져갈 수많은 선수들의 앞날이 더욱 걱정되는 이유다. +

Episode 134

"지금 골프를 하는 거냐" 미국인 질문에 당황

"내일은 좀 더 나아지겠지" 오늘도 골프장으로

내가 처음 골프채를 잡은 것은 1984년 미국에 있을 때였다. 미국에 가서 6개월이 지나 미국 생활에 조금 익숙해질 무렵, 미국에 사는 의대 동기들이 골프를 권했다. 그 당시 가장 가격이 쌌던 윌슨 골프채 한 세트를 사서 연습장에서 남이 치는 것을 보며 한 4~5번 연습을 하고는 보스턴 근교의 퍼블릭 골프장을 찾았다.

혼자서 나갔더니 미국인 부부와 함께 하라고 한다. 첫 번째 홀, 부부가 치고 나서 내 차례, 드라이버를 잡고 공을 쳤는데 픽 소리를 내면서 한 20m쯤 나간다. 다음은 3번 우드 또 뒤 땅, 그 다음은 4번 우드, 나는 골프는 무조건 작은 번호의 채부터 순서대로 치는 줄 알았다. 지금 생각하면 그 골프장은 거리는 짧았지만 좁고 물이 매우 많았다.

세 번째 홀에 갔을 때 함께 하던 미국인이 "지금 골프를 처음 하는 거냐"고 묻고는 "그렇다면 7번 아이언 하나만 가지고 플레이 하되 항상 티를 꽂고 하라"고 말해주는 것이었다. 지금 생각해 보면 그 사람들이 얼마나 답답했을까 싶다. 동양인과 골프를 치는데 그냥 땅만 파고 있고 그것도 롱 아이언까지 사용해가면서 옆의 사람은 신경도 안 쓰고 밭을 매고 있으니…. 한 일곱 번째 홀쯤 갔는데 가지고 간 공이 모두 없어졌다. 염치없이 미국인이 준 볼까지 다 없애고는 아홉 번째 홀이 끝나자마자 줄행랑쳤다.

그 후 한참 동안 골프채를 안 잡았는데 마침 대구 병원의 의사가 보스턴에 온 김에 골프를 치러 가자고 한다. 내가 머뭇거리자 "나갑시다. 괜찮아요. 내가 조금 쳤으니까 가르쳐 드릴게요"라고 한다. 우리는 근처 골프장으로 향했다. 이 골프장은 첫 번째 홀에 기다란 통을 놓고 그 속에 각 팀의 공을 한 개씩 넣어둔 후 그 공의 순서에 따라 시작을 하는 독특한 방식이었다.

따라서 첫 번째 홀 주위에는 시작을 기다리는 골퍼들이 의자에 모여 차례를 기다리며 앉아 있었다. 우리 차례가 돼 같이 온 친구가 드라이버로 공을 쳤는데 앞으로 나가는 공이 내 눈에 들어오지 않았다. 그 친구, "공이 어디 갔노" 하는 와중에 웃음소리가 들리는데, 공이 옆으로 한 1m 정도 굴러 간 것이었다. 다시 쳤지만 숲속으로 들어갔고 내가 친 공은 땅으로 한 50m 굴러갔다. 그때 어찌나 창피했던지 골프채를 남겨두고 앞으로 뛰어가는 해프닝도 있었다.

이렇게 해서 내 골프생활이 시작됐지만 순탄하지 않았다. 매일 "이제 알았다"를 연발하다가도 다시 모르겠는 골프, 공이 어디로 갈지 모르는데 바로 날아가면 안도의 한숨을 쉬곤 하던 나의 골프…. 나이 60이 넘어서야 정식으로(미국에서) 배우기 시작해 요즈음은 골프장에서 의식을 갖고 비교적 여유 있는 라운딩을 하게 됐지만 아직도 알다가도 모르는 게 골프라고 생각된다. 우리 인생보다도 굴곡이 더 심한지도 모르겠다. 운동 중에서 각 동작마다 치유법이라고 기술되는 운동이 골프 말고 더 있을까? 마치

병든 사람을 치료하는 것과 유사하다.

의사인 내가 보건대 골프의 기술을 교정하는 것도 사람을 치료하는 것과 비슷하다는 생각이 든다. 즉 같은 병이라도 사람마다 증세, 예후치료, 결과 등이 다르듯이 골프도 같은 방법으로 가르쳐도 받아들이는 사람에 따라 다른 것 같다(물론 모든 운동이 비슷하지만 골프는 더욱 심하다고 한다).

유명한 스님 중에는 절에서 벽만 보고 앉아서 오랜 시기를 보낸 후에 깨달음을 얻었다는 분이 있다. 미국에서 골프를 보기 플레이 정도 치던 사람이 죄를 지어 형무소에 들어갔는데, 무료한 시간을 달래려고 자신이 다니던 골프장을 연상하면서 하루에 수도 없이 눈을 감고 라운딩을 했다고 한다. 그리고 그가 출소 후 얼마 지나지 않아서 거의 프로 수준의 실력을 보였다는데, 골프도 생각만으로 통달이 되는 것일까?

유명한 미국 프로 골퍼의 이야기가 생각난다. 그는 "젊은 시절, 밤이 되면 골프장에 나가 더 나은 골프를 칠 기대에 빨리 아침이 되기를 바랐다"고 했다. 더 나은 삶을 기대하며 사는 인생처럼 '내일은 좀 더 나아지겠지' 하는 기대감에 나는 오늘도 골프장으로 향한다. ✚

Episode 135

골프에 미치면 일어나는
별의별 현상들

7번 카테터를 달래야 하는데 "7번 아이언 줘요"

운동은 넓은 장소에서 할수록 인기가 많고, 하는 사람도 더 재미있다고 한다. 작은 구장에서 하는 운동보다 넓은 야구장, 축구장, 미국의 경우는 미식축구장에서 하는 운동에 관중들은 열광한다. 그런가 하면 우리나라에서는 비싼 운동에 속하지만 선진국에서는 이미 일반화된 골프는 전 세계적으로 최고의 인기 운동으로 자리매김하고 있다.

골프에 미친 사람들이 아무 장소에서나 무심코 골프 치는 시늉을 하다가 다른 사람을 의식하고는 멋쩍어 하는 모습을 가끔 본다. 다른 운동과 달리 골프는 하다가 잠시만 쉬어도 금방 실력이 추락하는 어려운 운동인데 이것이 또한 매력으로 작용한다.

내 친구는 밤에 누워서 잠을 청하다가 갑자기 일어나더니 거실로 나가서 '이제 알았다'며 스윙연습을 하더라는 것이다. 매일 '알았다'고 하며 '이젠 됐다'고 하다가 며칠 지나지 않아 다시 실망하는 운동이 골프다.

필자가 미국에서 골프 부상방지 클리닉에 있을 때 알아낸 사실이 있다.

골프를 위해 필요한 근육은 연습을 해도 48시간 이상 지나면 우리 몸이 기억을 못한다고 한다. 또 하나, 우리 뇌는 한 번에 두 가지 일을 못해서 만일 골프장에서 이것저것을 생각하면서 스윙을 하면 반드시 실수가 나온다는 것이다.

가끔 골프장에서 "난 이 홀만 오면 오른쪽으로 간다"고 하면서 공을 치는 사람도 있는데, 이 경우 대개 말대로 되는 경우가 많다. 이것이 바로 뇌의 작용이라고 한다. 이처럼 어려운 운동인데, 우리나라에서는 언제부턴가 프로 선수들의 시합을 중계하면서 '즐기면서 해야 한다'는 말을 자주 한다.

미국의 골프 황제로 불리는 잭 니클라우스가 10여 번 우승하고 난 후에도 "지금도 선두로 마지막 날을 맞으면 밀려오는 무서움이 나를 엄습한다. 이것을 이겨내야 챔피언이 될 수 있다"고 말한 일이 있다. 집중을 해야지, 결코 즐길 수 있는 운동은 아니란 뜻이다.

말도 많고 에피소드도 많은 골프. 필자도 일찍부터 골프에 매진했고 어떤 날은 밤에 누워 있어도 골프공이 눈앞에 왔다 갔다 하기도 했다.

심장 검사 중에 심도자 검사라고, 수술을 위해 정밀 검사를 하는 과정이 있다. 이때 심장까지 넣는 도자(가운데 구멍이 있는 긴 줄)를 영어로 '카테터'라고 부른다. 심장 검사가 시작되면 혈관을 찾은 후 혈관의 크기에 따라 카테터의 크기를 정해 간호사에게 번호를 말하며 달라고 하는데 예를 들어 "7번 카테터 줘요"라고 한다.

그런데 내가 간호사에게 "7번 아이언 줘요"라고 말했다. 말한 나 자신도 화들짝 놀라 "7번 카테터라는데 왜 놀라" 하면서 얼버무렸다. 골프에 세뇌가 돼 시도 때도 없이 골프 스윙 흉내를 내는 사람을 보면 가끔 핀잔을 주던 나였지만 7번 아이언을 달라고 말하고 나서야 "미치긴 미쳤구나"라는 혼잣말이 나도 모르게 나왔다. +

Episode 136

골프는 컨트롤하는 운동인데…

컨트롤 안 되는 골퍼들의 좌충우돌 사건들

세계적으로 유명한 골프 선수 타이거 우즈의 헤드 스피드가 시속 150마일이라고 한다. 우리가 평소 자동차를 타고 달려도 나오지 않는 매우 빠른 속도다. 아마추어 중년 남자 골퍼들의 스피드는 80에서 100마일이다. 골프공이 골프채에 맞으면 그 딱딱한 공이 타원형으로 일그러지면서 날아간다고 한다.

언젠가 야구선수가 던지는 공을 쳐보려고 타자석에 들어섰는데 투수가 공을 던지자 나도 모르게 타자석에서 뒤로 물러섰다. 110마일 정도였다는데, 바람을 가르는 소리와 함께 위협을 느꼈다.

실제 골프장에서 보면 위험천만한 일들이 자주 벌어진다. 공을 치려는데 앞으로 나서는 사람, 옆 홀과 바로 붙어 있지만 아무런 안전시설이 없는 골프장, 그리고 옆이나 뒷사람을 살피지 않고 하는 연습 스윙 등이 있다.

내가 잘 아는 사람이 옆 사람이 휘두른 채에 눈을 맞아 실명한 경우도 있었다. 필자는 다니던 골프장의 환자들을 돌봐준 적이 있어 이런 사고를 많이 봤다. "나는 아니겠지" 하는 안일한 생각이 부른 재앙들이었다.

또 하나, 골프를 너무 심각하게 쳐서 생기는 사고도 있다. 많은 사람들이 골프를 즐기지 않고 스코어나 옆 사람에 신경 쓴 나머지 공이 잘 맞지 않으면 캐디에게 화를 내거나 화에 못 이겨 공이나 골프채를 던져 버리는 일을 자주 봤다.

보통 때 혈압이 높거나 심장 관상동맥에 이상이 있는 고위험군 사람들 중 너무 긴장해 골프를 치다가 갑자기 쓰러져 병원에 실려오는 경우도 드물지 않다.

간혹 카트를 타고 가다가 부주의 탓에 사고가 난 경우도 있다. 몇 년 전 모 골프장에서 다음 홀로 가다가 너무 급하게 돌면서 옆 좌석에 탄 사람이 밖으로 튕겨나가면서 사망한 사고, 비오고 천둥 치는 날 번개에 맞아서 사망한 사람 등….

그러나 가장 많은 사고는 역시 신체의 부상이다. 프로 선수들은 주로 손목 부상이 많지만 아마추어들은 허리 부상이 가장 많다. 테크닉이 좋지 않은 것도 문제지만 준비 운동도 없이 바로 골프를 치는 게 보통이기 때문에 일어나는 부상이다.

최근에는 골프장에서 도우미를 동원해 시작 전에 준비 운동을 시키지만, 기껏해야 5분 정도에 그친다. 안 하는 것보다야 낫지만 큰 도움은 안 된다. 준비 운동은 적어도 20분 이상 해야 부상방지 효과가 있다. 충분한 준비 운동은 부상을 막아줄 뿐 아니라 첫 홀에서 부드럽게 공을 칠 수 있게도 해준다.

골프장에 드나드는 사람들을 보면 대개 매우 바쁘게 움직인다. 가까스로 시간을 맞출 정도로 아슬아슬하게 골프장에 오는 사람들이 많고, 그러다 보니 좁은 골프장 진입로에서 속도를 높이는 경우가 많다. 이 때문에 생기는 사고도 적지 않다.

좁은 곡선 도로에서 앞차를 추월하다가 일을 마치고 내려오는 골프 도우미 차와 충돌해 도우미는 숨지고 골퍼는 크게 다친 일도 있었다. 필자의 친구는 골프를 친 뒤 맥주를 두어 잔 마시고 운전하다가 졸음이 온다고 느꼈는데 깨어보니 병원이었다고 했다.

'자신을 컨트롤하는 운동'이라고 생각하면서 여유 있게 골프를 즐기는 것이 좋을 것 같다. 푸른 잔디 위를 걷는 것만으로도 즐거움을 느끼면서….

필자가 미국의 골프 부상방지 클리닉에 있을 때 그곳의 책임자가 했던 말이 생각난다. "골프는 하루 사이에도 10타 이상 차이가 나는 운동이며, 골프를 잘 친다고 해서 자랑할 것은 못 된다. 자주 쳐야 잘 되며, 몇 달만 안 쳐도 초보자로 되돌아가는 것이 다른 운동과 차이나는 특징이다." +

Episode 137

'신체 리모델링'이 불러온 수많은 사연들

유방암 절제 뒤 목통증 40대부터 골프 허리병 60대까지

'신체 리모델링' 책이 CNB미디어에서 2012년 발간됐다. 책을 쓴 모든 사람들이 그렇듯이 나는 특히 조금 더 세세한 부분에 신경을 썼더라면 하는 아쉬움이 많다. "각 신체의 부위마다 예를 많이 넣었다면 보는 이들이 좀 더 쉽게 이해하고 가슴에 와 닿게 할 수 있지 않았을까" 하는 생각이다.

중앙일보의 오경아 기자가 내게 "책을 봤는데 상세한 내용을 좀 더 알았으면 한다"고 찾아왔다. 나는 신체 디자인과 신체 리모델링이 일반인과 의료계에 확실히 전달될 수 있는 방향으로 인터뷰를 했고, 중앙일보에 게재된 내용은 이제까지 언론에 보도됐던 어느 내용보다도 진실하고 설득력이 있는 보도였다.

그 기사를 보고 많은 환자의 문의가 있었고 여러 명이 나를 찾아 왔다. 한 50대 후반 남성은 7년 전부터 허리가 아팠는데 점차 심해져서 여러 병원에 다니며 물리 치료, 척추에 주사, 한방 치료 등을 받았지만 소용이 없었다고 말했다.

그는 요추 디스크 수술을 받았지만 2~3년은 괜찮았다가 다시 허리 통증이 심해져 재수술을 받았는데, 그래도 통증이 심해 의자에 앉기조차 힘들어져 회사를 퇴직하고 집에서 지낸다고 했다. 그런데 온종일 누워 있다 보니 오히려 밤에 잠도 오지 않고 누워 있는 자세에서도 통증이 와, '이렇게 살아 무엇 하나' 하고 한강에 나가 물밑을 쳐다보기까지 했다는 것이다.

다른 한 66세 남성은 10년 전 골프를 치다가 허리를 다치고 나서부터는 1년에도 여러 번 허리통증 때문에 누워 지내는 일이 반복됐다고 한다. 병원에서는 단순 척추 협착증이라고 해 물리치료와 주사치료를 시행했으나 진전이 없었다. 통증이 점차 심해져 수술을 받자 다소 호전되는 듯했다. 그런데 5년 전부터 다시 통증이 생겨 걷는 데 지장이 생기자 지팡이를 사용하게 됐고, 1년쯤 지나자 어깨와 목에도 통증이 심해져 병원을 찾은 결과, 목에도 디스크가 있다고 수술 권유를 받았다. 하루하루 미루는 사이 무릎에도 통증이 생겼다. '이제 내 육체도 다 됐구나' 하고 포기 상태로 살기로 했는데 신문에 난 기사에서 자신보다도 나이가 많고 증세도 심했던 분이 신체 리모델링을 통해 완쾌됐다는 내용을 보고 나를 찾아왔다고 했다.

'신체 리모델링' 책에 대한 아쉬움 많지만, 수많은 사람이 책 읽고 상담차 찾아오니 국민 신체자세의 문제점 새삼 드러나

어떤 40대 후반 여성은 오른쪽 유방에 암이 생겨 유방을 절제했다. 그 뒤 1년이 지나도록 오른쪽 겨드랑이와 잔등이 심하게 당겨지는 느낌이 들어 고통스러웠는데 지금은 목과 머리에도 통증이 심해졌다며 나를 찾았다. 평소 기흉으로 인해 호흡에 문제가 있어 요가 등을 열심히 했지만 별로 효과가 없었고, 최근에는 허리와 무릎에까지 통증이 생겼다고 했다. 결국 겨드랑이의 문제가 위로는 어깨, 아래로는 허리까지 문제를 일으키게 된 것이었다.

한 22세 젊은이는 책에서 자세에 대해 기술한 것을 보고 지나가는 사람을 봤더니 대부분 목이 앞으로 나와 있어서 자신도 거울에 비쳐 본 결과 목이 앞으로 많이 나와 있는 것을 보고 놀랐다며 찾아왔다.

혼자 사는 노인 인구가 급속히 증가한다는 보도에서 노인들의 재정적 그리고 육체적 문제를 언급한 적이 있다. 육체적으로 건강해야 노인들도 일자리를 얻을 수 있다. 조금만 움직여도 온몸이 쑤시는 상태 또는 허리 등에 통증이 있다면 아무 일도 할 수가 없다. 노인 인구의 취업률이 OECD 국가 중 최하위라고 개탄만 할 것이 아니라 일할 수 있는 몸을 만들어주는 일이 급선무가 아니겠는가? 앞으로 신체검진과 운동치료 클리닉이 활성화돼 국민건강에 일조할 수 있기를 기대해본다. +

나오는 글

영차! 내 인생 4모작 향해 출발!

중학교 다닐 때만 해도 사고뭉치에
의대교수 꿈도 못 꿨던 내가
40여년 몸담았던 연세대학교 의과대학에서 정년퇴임!

하지만 여기서 끝이 아니다.
책 '신체 리모델링' 발간에 운동치료 클리닉까지….
나의 또다른 의(醫)야기는 지금부터 시작이다.

심장학→연세대 농구부장→운동치료 거쳐 이제 '여성 신체리모델링'으로

2013년 8월 말로 거의 40년간 몸담았던 연세대학교 의과대학에서 정년 퇴임하게 됐다. 지나온 삶을 되돌아 볼 때 후회 없는 인생이었다고 선뜻 대답하기는 어렵다. 그러나 크게 아쉬웠다거나 부족한 인생은 아니었다고 생각된다. 많은 사람들이 축하해주며 감회를 묻지만 별다른 느낌이 없다. 다만 그날에 맞춰서 나온 '신체 리모델링' 책이 대견스러울 뿐이다.

며칠 집에서 쉬다가 볼 일이 있어서 학교를 다시 찾았는데 마치 아직도 계속 다니는 곳에 당연히 온 것 같은 느낌이었다. 오랜만에 음대를 지나 예과 때 수업을 하던 장소로 나오니 옛일이 어제 일처럼 스쳐간다. 의과 대학에 입학을 하고 처음 학교에 왔던 날이….

내가 중학교를 다닐 때만 해도 아니, 고등학교 졸업할 시기까지도 나를 비롯해서 아무도 내가 의대교수가 될 수 있으리라고는 꿈도 못 꿨다. 나는 중학교 때부터 농구를 시작했고 고등학교에서도 1학년 말까지 농구를 했다. 그 당시 연세대학교 체육부장이셨고 우리나라 농구계의 대부셨던 故이성구 선생님이 농구보다 공부하는 것이 너의 미래를 위해서 좋겠다고 조언해주셨다.

그 때부터 중학교 과정을 공부하고 고2 말 당시 명문 고교에 입학시험을 치렀으나 낙방했다. 그리고 몇 달 뒤 처음 모의고사를 봤는데 운동부 친구들이 와서 내가 10등을 했다고 말했다. 그럴 리가 없다고 생각하며 성적을 확인을 해보니 뒤에서부터 10등…. 앞이 캄캄해졌다. 고3 10월에 모의고사를 봤는데 담임선생님이 부르시고는 "너 커닝해서 성적이 좋아진다고 무슨 이득이 되냐!"고 호되게 나무라셨다. 그리고 다음 시험 때는 내 곁에서 감시까지 하셨는데 전교 5등!! 나도 믿기지 않는 결과였다.

전교 5등을 했다고 그 때부터 공부를 소홀히 했으니 연세의대에 낙방했다. 당시 제일 좋다는 양녕학원에서 입학시험을 봤는데 경쟁률이 자그마치 15 대 1이었다. 떨어진 후 미등록 학생이 생겨 가까스로 입학을 했다. 그리고 다음해 연세의대에 입학할 수 있었고 힘들게 예과를 지나 본과에 올라왔다. 하지만 영어 기초가 없던 나는 영어원서 교과서로 학업을 따라가는 데 힘겨운 4년을 보냈다. 소화도 안 되고 스트레스가 쌓여 체중이 67kg(키 180cm) 이하로 줄었다.

군대를 다녀와 소아과 전공의가 됐는데 선배나 친구들은 "네가 소아과를 하니 앞으로 소아 사망률이 증가할 것"이라고 농담도 했다. 그리고 소아심장 교수직에 올랐다. 심장 초음파기와 제대로 된 심도자기 하나 없던 시절을 지나 우리나라 최초로 심장혈관센터가 생겨서 소아심장과가 소아과의 또 다른 한 임상과로 자리잡는 개화기까지…. 소아심장 환자의 진단과 치료를 주도할 수 있었다.

그리고 연세대학교 농구부 부장, 당시 최희암 감독이 나를 보고 감독, 코치보다도 더 열심히 체육관을 지킨다고 혀를 내두를 정도로 농구에 심취했고 '농구 슈팅학'이라는 책도 발간했다. 2000년에는 당시 의료원장의 제안으로 스포츠 의학과장을 맞게 되면서 6년에 걸쳐 생소한 스포츠 의학을 배웠다. 보스턴 대학, UCLA, USC, NYU, 스탠포드 그리고 LA 레이커스 운동 치료 담당부 등에서는 신체의 기본을 중시하면서 그 위에 강도 높은 훈련을 권장하고 있었다.

당시 스포츠 의학을 전공하는 사람들 사이에선 신체자세의 형태, 움직임의 역학 등을 중요시하는 경향이 두드러졌다. 그러나 미국에서도 이에 대한 연구를 실험하는 시기여서 저널이나 서적들이 앞서 나가고 있었고, 병원에서의 실행은 시험단계 정도였다.

정년퇴임식 맞춰 나온 책 '신체 리모델링' 대견스러워.
질병검진에 '운동능력검진' 포함돼야 진정한 검진

미국에서 제일 어려웠던 일은 영어를 공부하는 것이었다. 워낙 실력이 부족했던 나는 우선 옛날 미국 연속극의 DVD로 공부하기로 결심하고 '컴뱃(전투)' '맥가이버' '달라스' '형사 콜롬보' 등을 먼저 영어 자막과 함께 본 다음에 자막 없이 보기를 반복했다. '컴뱃'을 계속해서 보다보면 조금씩 영어가 들리는데 드라마를 바꿔 '맥가이버'를 보면 또 달랐다. '달라스'는 남부 억양이 많아 다른 영어를 배우는 기분이 들 정도였다. 조그마한 우리나라도 제주도 말이 확연이 다른데 하물며 그 큰 나라야… 이렇게 해서 내가 본 DVD가 거의 5000장에 이르렀다. 지금 내 방의 서재와 서랍을 다 채우고도 모자라서 구석구석 쌓여있다.

몇 년 전 운동치료 클리닉을 세브란스 병원에서 시작하려 했지만 반대에 부딪혀 중단했다. 그리고 2010년에야 비로소 시작했지만 병원 내의 인식 부족으로 아직 활성화되지 못한 상태다. 하지만 점차 운동치료로 효과를 보는 사람이 늘면서 운동능력 검진이 도움이 된다는 인식이 살아나고 있다. 허리 디스크가 심해 걷지도 못하고 우울증에 걸린 사람, 허리 수술을 받고도 지팡이에 의지하던 사람들이 건강과 웃음을 되찾는 것을 보면서 운동치료의 미래가 밝고, 새로운 의학 장르로 자리잡을 수 있다는 확신을 얻었다.

2014년 3월 신촌 세브란스 병원에서 서울역 연세대학교 세브란스 빌딩으로 이전해 연세대학교 건강검진센터(세브란스 체크업) 내에 신체리모델링 센터를 세우고 '진정한 건강인' 즉 질병이 없는 신체적·정신적 건강을 추구하면서 타 병원과의 차별화를 이루려했다.

같은 해 5월에는 골프리모텍을 신설해 기술적·신체적 부분을 함께 점검하는 명실상부한 골프시스템을 구축해온지 거의 1년이 지나고 있다.

그동안 신체리모델링 센터의 박미경 운동치료사, 김은정, 신세미, 이현아 간호사와 최송이 프로골퍼 그리고 도움을 주고 있는 채하나, 김송희 프로 등 함께 일하고 있는 그들이 있어 나는 더욱 행복하다.

아직도 의료계는 물론 연세의료원 내에서도 신체리모델링을 이해하지 못하는 사람들이 대부분이다. 부정적인 시각으로 보는 경우도 있다. 이는 그들의 잘못이 아니다. 내가 '운동치료 클리닉 신체리모델링'이 의학에서 떠오르는, 앞으로 반드시 필요한 장르임을 입증해야 할 책임을 통감한다.

이렇듯 수많은 과정을 거쳐 왔다. 힘든 일도 많았지만 인생은 앞을 보고 자신감을 갖고 나가야 한다고 생각한다. 좌절과 실패를 딛고 살아가야 자긍심 있는 생을 이룰 수 있지 않을까? 나의 솔직한 이야기가 다른 사람들에게 조금이나마 도움이 될 수 있기를 간절히 바란다. +